Bircher-Benner Diätbücher

Handbuch für die Familie und das Kind

Die Beziehung der Eltern
Die Entwicklung des Kindes
und der Familie
Die gesunde Ernährung der Familie
eingehende Ratschläge
aus einem ärztlichen Zentrum
modernster Heilkunst

Dr. med. Andres Bircher
und Mitarbeitende des
Bircher-Benner Zentrums
Lilli Bircher, Pascal Bircher,
Anne-Cécile Bircher

EDITION BIRCHER-BENNER
CH-8784 BRAUNWALD

Bircher-Benner Diätbücher

1. Handbuch für Multiple-Sklerose-Kranke, Morbus Parkinson und andere neurodegenerative Leiden
2. Handbuch für Leber- und Gallenkranke
3. Handbuch für die Familie und das gesunde Kind
4. Handbuch für Frischsäfte, Rohkost und Früchtespeisen
5. Handbuch zur Steigerung der Abwehrkräfte und gegen Infektionskrankheiten
6. Handbuch für Bergsteiger und für den Sport
7. Handbuch für Diabetiker
8. Handbuch zur Verhütung und unterstützenden Therapie bei Lungenkrankheiten
9. Essensfreude ohne Kochsalz
10. Handbuch für Rheuma- und Arthritiskranke
11. Handbuch für Männer mit Prostataleiden
12. Handbuch für Nieren- und Blasenkranke
13. Handbuch für Venenleiden
14. Handbuch für Magen- und Darmkranke
15. Handbuch für die Ernährung in Schwangerschaft und Stillzeit
16. Handbuch für Frauenleiden und die Wechseljahre
17. Handbuch zur Verhütung und begleitenden Therapie der Krebskrankheit
18. Handbuch für Kopfschmerzen und Migräne
19. Handbuch für Bluthochdruck, Herz- und Arteriosklerosekranke
20. Handbuch zur Überwindung von Angst und Depression
21. Handbuch für Hautkranke und Hautempfindliche
22. Handbuch für Stresskranke
23. Handbuch für Allergiekranke
24. Handbuch zur Verhütung von Demenz und Alzheimerkrankheit
25. Handbuch zur inneren Behandlung der Augenkrankheiten
26. Handbuch zur Heilung von Gewichtsproblemen, Adipositas und Anorexie

Die Ergebnisse weltweiter Forschung sind in diesen Handbüchern ebenso berücksichtigt, wie die über 100-jährige Entwicklung ärztlicher Kunst und Erfahrung in der bekannten Bircher-Benner Klinik. Der Leser spürt auf Schritt und Tritt die hilfreiche Art des kundigen Arztes.

1.Auflage 2023

info@bircher-benner.com www.bircher-benner.com

Buchbestellungen: edition@bircher-benner.com

Printed in Germany

Satz: Eberl & Koesel Studio, Kempten
Druck und Bindung: Pustet, Regensburg

Inhalt

Vorwort

Dieses Buch hat den Sinn, jungen Menschen nützlich zu sein, welche die Verantwortung auf sich nehmen, eine Familie zu gründen. Diese Verantwortung ist gross und gleichzeitig eine der denkbar schönsten und lebendigsten Aufgaben. Eine Fachärztin für Anästhesie und Rettungswesen, welche die Betreuung ihrer Kinder mit ihrem Ehemann teilte, sagte einst: „Die Aufgabe der Betreuung der Kinder ist unendlich schwieriger als mein Beruf". Heinrich Pestalozzi schrieb einst dazu: *„Eine rechte Mutter sein, das ist ein schwer Ding, es ist wohl die höchste Aufgabe im Menschenleben"*. Und doch ist die Möglichkeit für uns Eltern, Kinder in ihrer ganzen Entwicklung zu begleiten und zu erleben, von der Schwangerschaft bis hin zum Erwachsensein, das Grösste und Schönste, was uns Menschen geschehen kann. Dies erlebte auch Pestalozzi mit seinen Waisenkindern, denn er schrieb: *„Ohne Kinder wäre die Welt eine Wüste"*. Ihre Treue, ihr Vertrauen, ihre Ehrlichkeit, ihre Fantasie ist der Spiegel all dessen, was sie mit uns erleben. Als Vater, „Mutter" und Lehrer vieler Waisenkinder zugleich wusste Pestalozzi, wie sehr einem Waisenkind eine Mutter fehlt, als er schrieb: *„Eine Mutter ist der einzige Mensch auf der Welt, der dich schon liebt, bevor er dich kennt"*, und *„Eine glückliche Mutter ist für die Kinder segensreicher als 100 Lehrbücher über die Erziehung"*. Nicht als Einziger hatte er erkannt, dass eine gesunde mütterliche Liebe der Ursprung aller Menschlichkeit auf dieser Erde ist, als er schrieb: *„Welche Kraft kann einflussreicher, anspornender sein als die mütterliche Liebe, die sanfteste und zugleich unerschrockenste Kraft in der ganzen Naturordnung"*. Wohl hatte er mit den Waisenkindern erlebt, dass nicht Reichtum, sondern Einfachheit und Bescheidenheit glücklich macht, ein einfaches, bescheidenes Leben, als er schrieb: *„Wohl denen, die ihren Kindern den Sinn dafür bewahren, dass kleine Dinge sie freuen"*. Als grosser Pädagoge hatte er erkannt, dass Kinder nicht durch belehrende Worte zu gebildeten, verantwortungsvollen Menschen heranwachsen, sondern durch ein direktes Erleben der Dinge und der Wunder der Welt, als er für Lehrer und für die Eltern schrieb: *„Nehmen sie ihr Kind bei der Hand und führen sie es in die grossartigen Szenerien der Natur. Lehre es auf dem Berg und im Tal. So wird es besser auf deine Lehre hören; Die Freiheit wird ihm mehr Kraft geben, Schwierigkeiten zu überwinden. Aber in diesen Stunden der Freiheit sollte es eher die Natur sein, die lehrt als Sie. Wage es nicht, dich für das Vergnügen des Erfolgs in deinem Unterricht durchzusetzen; oder im Geringsten zu wünschen, fortzufahren, wenn die Natur es ablenkt; nimm nicht das geringste Vergnügen weg, das sie ihm bietet. Lassen*

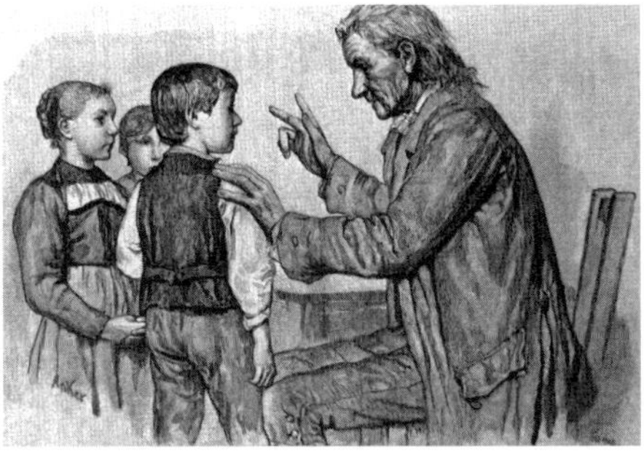

Heinrich Pestalozzi gibt Unterricht

Sie es vollständig erkennen, dass es die Natur ist, die lehrt, und dass Sie mit Ihrer Kunst nichts weiter tun, als leise an deren Seite zu gehen. Wenn es ein Vogelgezwitscher oder ein Insektenbrummen auf einem Blatt hört, hören Sie auf zu reden. Jetzt lehrt der Vogel und das Insekt; Ihre Sache ist, nun zu schweigen". Damit hat Pestalozzi die Grundlagen zur Elementarbildung gelegt, zu einer Pädagogik, welche dem Kind nicht Theorien lehrt, sondern die es an die Wahrheiten des Lebens heranführt und an die Ehrfurcht vor den Wundern des Lebens. Für uns Eltern ist, mit unseren Kindern diesen Weg zu gehen, das schönste Glück, das wir erleben können. Schon vor mehr als 200 Jahren hatten die grossen Aufklärer der Menschheit erkannt, wie sehr die Ansprüche der Gesellschaft die Seelen der Kinder verdirbt, sodass auch sie dereinst danach trachten werden, reich zu sein durch Missgunst und Neid, zu lügen, andere zu hintergehen und zu übervorteilen. Das ist die Welt der Erwachsenen und sollte sie dereinst besser werden, so kann dies einzig davon ausgehen, wie wir unsere Kinder erziehen, sodass sie nicht zum „Primatentier Mensch" werden, sondern zu einem mitfühlenden, kreativen und verantwortungsvollen Menschen heranwachsen, welcher sich nicht im Strom bewegt, in den Illusionen und den Vorurteilen der Massen, sondern zu einem eigenständig denkenden und für die Gemeinschaft wertvollen Menschen heranwächst.

Dr. med. Andres Bircher

Am Anfang steht die Partnerwahl

Einen wirklich geeigneten Partner zu finden, ist die grundlegende Voraussetzung für eine glückliche Familie und ein glückliches Aufwachsen der Kinder. Manchmal fühlt man sich von jemandem besonders angezogen, den man als ganz anders empfindet als sich selbst. Dies kann anfangs faszinierend sein, doch scheitern solche Beziehung in aller Regel nach kurzer Zeit. Darum ist es ganz wichtig, vor der Partnerwahl gründlich über sich selbst nachzudenken, über die Eltern, über die Familie, in der man aufgewachsen ist. Kommt es zu einer Freundschaft, so sollte man sich in der Familie des Freundes oder der Freundin so wohlfühlen, als wäre es die eigene Familie. Junge Frauen ähneln, wenn sie älter werden, oft ihrer Mutter, junge Männer dem Vater. Es lohnt sich, die Eltern und Geschwister des Freundes gut kennenzulernen. Natürlich hat man Erwartungen und hofft, diese erfüllen zu können. Doch sind gerade feste Erwartungen und Vorstellungen oft ein grosses Hindernis, sodass man den richtigen Partner nicht findet, mit dem man glücklich sein wird. Es kann sich lohnen zu notieren, was für einen Partner man sich wünscht, sein Aussehen, seine Charakterzüge, sein beruflicher und wirtschaftlicher Erfolg. Dann soll man alle Eigenschaften wegstreichen, auf welche man, wenn es nicht anders geht, verzichten kann, sodass nur diejenigen Eigenschaften übrig bleiben, die wirklich unentbehrlich sind.

Bleibt man in der Freizeit am liebsten zu Hause, so muss man sich nicht wundern, wenn nichts passiert. Es ist ganz wichtig, dass man Gelegenheiten schafft, um Menschen kennenzulernen – durch Beschäftigungen in der Freizeit, die Begegnungen schaffen. Auch gibt es Begegnungszentren und Wandergruppen, die ganz besonders für Menschen organisiert werden, die nicht mehr alleine leben möchten. Hat man den Mut gefasst jemanden anzusprechen und wird abgewiesen, so ist dies kein Grund, entmutigt zu sein, denn es gibt sehr viele Gründe abgewiesen zu werden, die absolut nichts mit einem selbst zu tun haben. Da soll man nicht lange darüber nachdenken, sondern den Nächsten oder die Nächste ansprechen, die einem gefällt. Online-Partnervermittlungen versprechen meistens viel und verlangen viel Geld und nur ganz wenige sind seriös. Da muss man sorgfältig hinschauen. Nur selten gelingt eine solche Partnervermittlung wirklich, sodass man danach glücklich ist.

Nach jeder Enttäuschung ist man entmutigt. Da ist es wichtig, daran zu denken, dass das ganz einfach nicht der Richtige, oder die Richtige war, sodass man einmal mehr von einer unglücklichen Partnerschaft verschont geblieben ist. Dadurch kann man sich wieder frei fühlen und zweifelt nicht mehr an der eigenen Attraktivität. Wartet man auf die „Liebe auf den ersten Blick", so kann auch diese romantische Vorstellung zum Hindernis werden, denn nur selten geht sie in Erfüllung. Bei der Suche nach dem richtigen Partner ist es wichtig, ganz offen zu sein und möglichst viele verschiedene Menschen kennenzulernen, solange, bis man sieht, dass man sich mit jemandem wirklich wohlfühlt.

Viele Frauen denken, dass der Mann den ersten Schritt machen müsse, doch ist dies heute nicht mehr so. Wenn man als Frau nicht selbst die Initiative ergreift, kann dies ein grosses Hindernis sein. Gerade schüchterne Männer wirken oft zu Unrecht abweisend und doch können gerade sie besonders wertvolle Menschen sein. Auch von schüchternen Frauen fühlt man sich leicht zu Unrecht abgewiesen. Da ist es ganz wichtig, diese Schüchternheit zu überwinden, indem man liebevoll, respektvoll und höflich auf sie zugeht und ein einfaches, unaufdringliches Gespräch sucht. Es ist ganz wichtig, den Mut zu finden, andere Menschen anzusprechen, und falls es dann wirklich zu Näherem kommt, den Mut zu finden, auch persönlichere Fragen zu besprechen, Zärtlichkeiten zu geben und zu erlauben, wenn man dies mag und als richtig empfindet.

Die wichtigste Voraussetzung für das Finden des richtigen Partners ist die, dass man sich selbst gut beobachtet und sich gut kennenlernt, dass man seine Besonderheiten und Qualitäten erkennt und weiss, dass man auf diese auch stolz sein darf, und dass man auch seine Schwächen erkennt. Auch ist es ganz wichtig, dass man die eigene Ausstrahlung erkennt, schätzt und pflegt und dass man sich selber lieb gewinnt, auch beim Blick in den Spiegel, sodass man Selbstvertrauen und Mut findet. Gar zu leicht gibt man sich selbst die Schuld, wenn nichts passiert. Doch gerade dies wirkt sich negativ auf die eigene Ausstrahlung aus und kann zu einem Hindernis werden.

Oft haben besonders hübsche Frauen es ganz schwer, den richtigen Partner zu finden. Gar zu leicht verlieben sich Männer in ihr Aussehen und ihre Attraktivität und nicht wegen ihrer Persönlichkeit, sodass man in der Beziehung einsam bleibt, bis diese scheitert.
Wenn es zu einer schmerzhaften Trennung kommt, bleibt immer ein Spinnennetz von Enttäuschung, Trauer, Wut und Schuldgefühlen zurück. Dies ist ganz natürlich, doch sind gerade diese Gefühle das Zeichen, dass es noch nicht gelungen ist, sich von der letzten Beziehung zu lösen. Man darf nicht darin gefangen bleiben. Solange solche Gefühle dominieren, besteht die Gefahr, dass man sie auf die Nächste oder den Nächsten überträgt und dass sie verhindern, dass man sich einem neuen Menschen wirklich öffnen kann.

Zur Bedeutung der Verlobung

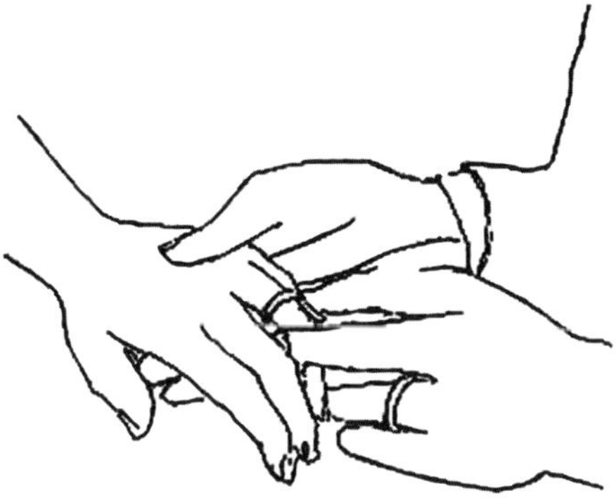

Die Verlobung

Viele Menschen möchten sich heute weder verloben, noch heiraten. Lernt man jemanden kennen, so geschieht alles auf einmal. Die Verlobungszeit hatte ihren grossen Sinn. Während vielleicht zwei Jahren lernt man sich wirklich gut kennen, bevor man gemeinsam die Familie gründet. In dieser Zeit darf die Beziehung besonders romantisch sein, mit viel Zärtlichkeit, obschon man auf den Geschlechtsverkehr noch wartet. Hat man mit jedem Freund, mit dem es Nähe gibt, Geschlechtsverkehr, so besteht die Gefahr, sich zu infizieren. Jedes Jahr verursachen spitze Kondylome durch Hochrisiko-HP-Virustypen weltweit rund 600 000 Erkrankungen an einem invasiven Gebärmutterhalskrebs und jede zweite Frau verliert daran ihr Leben[1]. Spitze Kondylome sind sehr häufig geworden. Sowohl diese Präkanzerose, als auch der Gebärmutterhalskrebs sind Geschlechtskrankheiten, denn sie werden ausschliesslich durch den Geschlechtsverkehr übertragen. Ob die HPV-Impfung dagegen wirkt, ist wissenschaftlich umstritten, und sie hat viele, zum Teil gefährliche Nebenwirkungen. So wird nicht der Mann, sondern die Frau oft zum Opfer eines zu frühen Geschlechtsverkehrs, durch Infektionen und die Nebenwirkungen der hormonellen Empfängnisverhütung. Diese Verhütung mit der „Pille" ist nie ganz zuverlässig, denn bei einem Pearl-Index von 0,1 – 0,9 entsteht jedes Jahr bei fast jeder tausendsten Frau eine unerwünschte Schwangerschaft. Nicht umsonst ist der Ruf nach dem Recht auf freie Abtreibung in aller Frauen Munde. Doch wissen gerade junge Frauen nicht, wie gross und tief die Schuldgefühle sind, die jede Abtreibung hinterlässt. Anfangs verdrängt man sie, um diesen Schritt gehen zu können. Doch irgendwann im Leben melden sie sich aus den Tiefen der unbewussten Seele und verursachen grosses Leid. Verzichtet man während einer Verlobungszeit auf den Geschlechtsverkehr, so können alle anderen Zärtlichkeiten romantisch ausgelebt werden, sodass man die sexuellen Wünsche gegenseitig kennenlernt und sie erleben kann. Durch eine Verlobungszeit gewinnt jede Frau in ihrer Beziehung an Respekt und Würde und schützt sich vor gefährlichen Krankheiten und einer unerwünschten Schwangerschaft.

Zur Bedeutung der Ehe und des Konkubinats

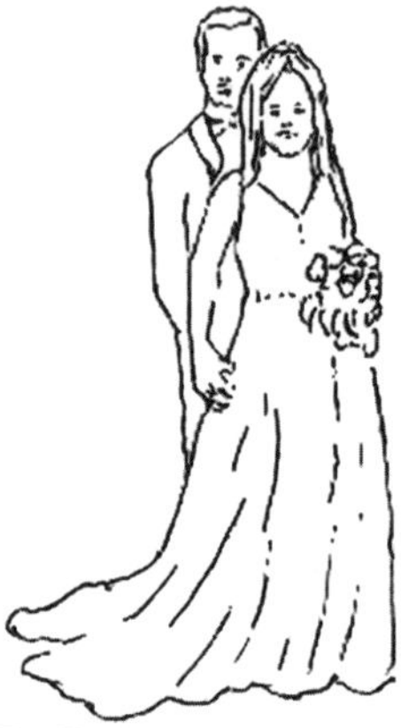

Die Hochzeit

Derzeit werden in Deutschland und in der Schweiz zwei von fünf Ehen geschieden und in den USA 46 %. Heute sind viele Frauen und Männer entmutigt und ziehen es vor, gar nicht zu heiraten. Doch ist das Konkubinat, im Gegensatz zur Ehe, heute rechtlich noch keine klar abgesicherte Lebensgemeinschaft. Dies wirkt sich bei einer Trennung, einem Todesfall und bei der Altersvorsorge für beide Partner ungünstig aus. Noch pflegen die Kirchen teils falsche Vorstellungen zur Ehe –die Vorstellung, dass die Frau dem Mann untertan sein müsse. Glaubt eine Frau an solche Vorstellungen, so kann man ihre Angst vor einer Ehe verstehen. Doch kann man sich von Anfang an gegenseitig durch einen Ehevertrag schützen, sodass eingebrachtes Vermögen getrennt bleibt und man bei einer allfälligen Pfändung des Ehegatten oder nach einer Trennung nicht belangt werden kann.

Für eine gesunde Entwicklung der Kinder ist es ganz wichtig, dass sie durch eine stabile Beziehung der Eltern geschützt sind. Auch eine Ehe gibt diesen Schutz nur am Anfang, solange, bis erste, ernsthafte Konflikte entstehen. So stellt sich die Frage, ob ein Konkubinat die Kinder gleich gut vor einem Zerwürfnis der elterlichen Beziehung schützt, wie die Ehe. Immerhin steht am Anfang jeder Ehe ein Entschluss beider Eltern, einander treu zu sein und ihr Leben gemeinsam zu gestalten. Dass dies so oft nicht gelingt, liegt eigentlich immer daran, dass man den Partner ändern will, da man ihn so haben will, wie man ihn sich wünscht. Dieses Ändernwollen ist der häufigste Grund für eine Scheidung, ob Konkubinat oder Ehe. Die meisten Menschen wissen nicht, dass man einen Menschen nicht ändern kann. Man kann ihm höchstens dazu verhelfen, dass er in seinen Gedanken freier wird und seine Begabungen besser entfalten kann. Geschieht dies in einer Beziehung gegenseitig, so wird die Ehe nicht scheitern und werden die Kinder in der für sie notwendigen Sicherheit aufwachsen können, in der Sicherheit, dass keiner der Eltern sie verlassen wird und dass die Eltern einander schätzen und beschützen. Dies ist das grösste Geschenk, das man einem Kinde geben kann: Eine elterliche Beziehung, die für das ganze Leben des Kindes als Vorbild dienen kann.

In vielen Ländern wurde nun die Ehe für homosexuelle Paare eingeführt, als politischer Entscheid gegen die Diskriminierung homosexueller Menschen. Eine homosexuelle Ehe mag durchaus ihre

Romantik haben. Doch werden dabei die Kinder vergessen. Kinder leiden sehr stark, wenn ihr Vater oder ihre Mutter fehlt. Sie benötigen die Identifikation mit ihrer Mutter und ihrem Vater, um sich gesund entwickeln zu können. Auch tut man einem Mann grosses Unrecht, wenn man ihn nur gerade einmal als Samenspender verführt. Hier geht es nicht um politische Novitäten und neue, moderne Normen, sondern um die Würde jedes einzelnen Menschen und ganz besonders um die Würde und Gesundheit der Kinder. An sich sind homosexuelle Kontakte neben einer ehelichen Beziehung möglich, doch ist es sehr selten, dass dies vom Ehepartner akzeptiert wird, denn meistens wird dies von einer Frau, genauso wie von einem Mann, als Verletzung der Würde, als tiefe Kränkung empfunden. Homosexualität zu akzeptieren ist ganz wichtig. Eine sexuelle Orientierung kann man nie ändern und man kann auch in einer homosexuellen Beziehung Vertrauen finden. Doch darf man die Kinder nicht den Schäden aussetzen, die durch ein gleichgeschlechtliches Elternpaar entstehen. Dass die Kinder eine Mutter und einen Vater brauchen, um sich seelisch gesund entwickeln zu können, ist biologisch vorgegeben. Dies kann nicht durch modische, politische Entscheidungen geändert werden.

Zur Beziehung der Eltern in der Zeit, bevor sie Kinder haben

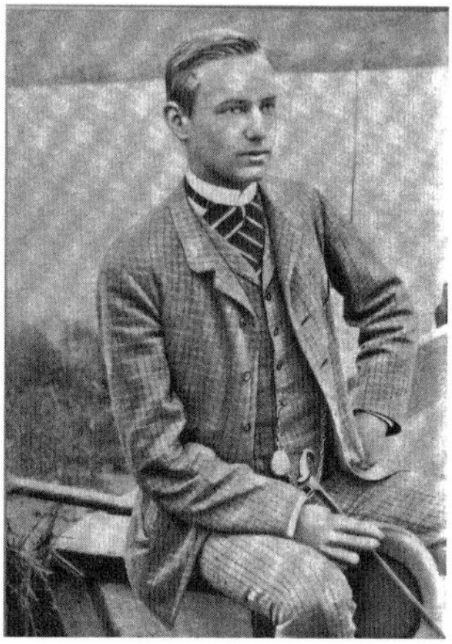

Christian Morgenstern

Diese Zeit kann sehr romantisch sein, eine Zeit ungestörter Verliebtheit. Es ist sinnvoll, diese Zeit zum Heilen hergebrachter Traumen zu nutzen. Ein jeder hat in seiner Kind- und Jugendzeit Traumen erlebt. Für den Partner die Rolle eines Therapeuten zu übernehmen, ist nicht möglich, doch kann man ihm zuhören und versuchen, ihn zu verstehen. In meinen 45 Jahren ärztliche Sprechstunde war immer wieder die Rede von Liebe. Da stellte ich oft die Frage, was Liebe denn eigentlich sei und erhielt die verschiedensten Antworten. Dabei habe ich viel über eine Definition der Liebe nachgedacht. Auch in der Bibel ist gar viel von Liebe die Rede. Einst schrieb Christian Morgenstern: „Man ist nicht dort zu Hause, wo man sein Domizil hat, man ist dort zu Hause, wo man verstanden wird." Als ich dies las, wurde mir klar, dass Liebe nur eines sein kann: zu verstehen und verstanden zu werden. Wir lieben, wenn wir den anderen verstehen und wir sind geliebt, wenn wir verstanden werden. Und dies ist die Grundlage für jegliches Vertrauen.

Oft hat man Gedanken, Gefühle und Wünsche, die einem wichtig sind, die man sich aber nicht getraut, dem Ehepartner mitzuteilen, da einen das Gefühl daran hindert, dass er oder sie dies nicht verstehen wird. Doch ist es für die Beziehung ganz wichtig, dass man den Mut fasst, Gedanken und Gefühle, für die man sich schämt, zur Sprache zu bringen. Gerade dadurch kann man erkennen, ob man den anderen versteht und ob man von ihm verstanden wird.

Der Kinderwunsch

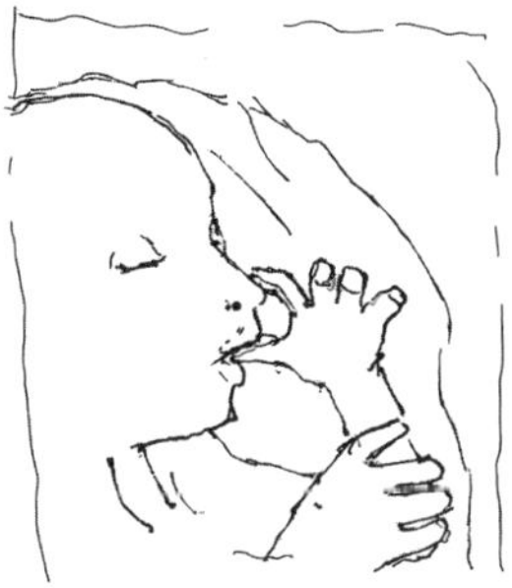

Ein glücklicher Embryo

Nicht selten stehen der Idee, eine Familie zu gründen, andere Interessen im Wege. Manche Frau leidet darunter, dass ihr Mann lieber „das Leben geniessen" will als die Verantwortung für eine Familie auf sich zu nehmen. Seltener kommt es vor, dass eine Frau keine Kinder haben möchte. Ganz anders als für den Mann, gibt es für jede Frau zwei Berufungen. Neben der Aufgabe, sich beruflich zu verwirklichen, gibt es eine immanente Aufgabe, Mutter zu werden, Kinder zu gebären und sie möglichst gut und glücklich aufwachsen zu lassen. Diese zwei Aufgaben in sich zu spüren, kann auch sehr schwer und traurig sein, wenn sich nicht beides realisieren lässt. Entscheidet man sich für die Familie, wird eine berufliche Integration danach oft nicht mehr möglich. Besonders schwierig ist diese doppelte Aufgabe für Frauen, die ihre Kinder allein aufziehen müssen. Oft sind sie geplagt von Sorgen und Armut und leiden darunter, dass der Vater für die Kinder nicht da ist. Sind sich die Eltern über den Kinderwunsch nicht einig, so muss immer der Entscheid der Frau den Vorrang haben. Kein Mann kann die Mutter ersetzen, noch weniger, als eine Mutter den Vater ersetzen kann.

Als unerwünschtes Kind zur Welt gekommen zu sein ist ein grosses Trauma, an dem man das ganze Leben lang zu leiden hat. Wo immer man sich im Leben befindet, man fühlt sich nie wirklich willkommen. Darum ist eine sorgsame und verantwortungsvolle Planung der Familie ganz wichtig. Dabei geht es nicht nur um die Verhütung einer unerwünschten Schwangerschaft, sondern genauso um das Planen einer erwünschten Empfängnis.

Zur Bedeutung der Familie

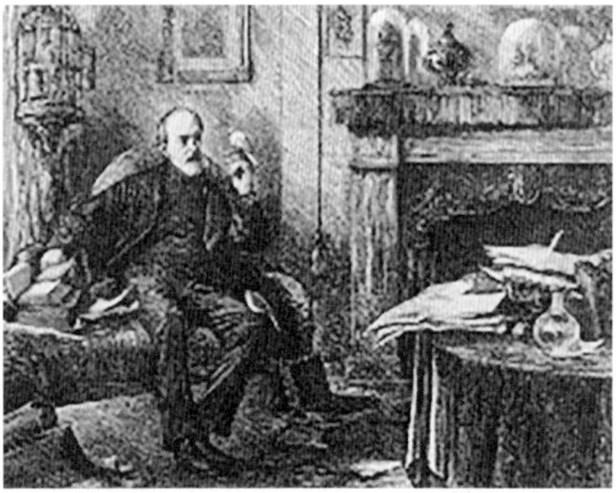

Giuseppe Mazzini

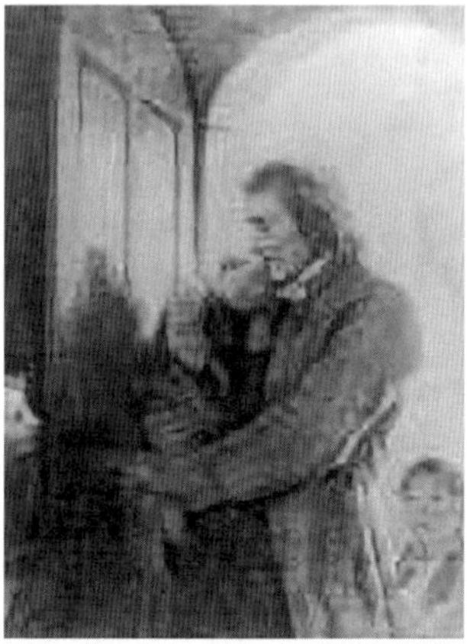

Heinrich Pestalozzi

Giuseppe Mazzini war ein italienischer Freiheitskämpfer des Risorgimento. Vor 175 Jahren schrieb er: „Die Familie ist die Heimat des Herzens". Während Jahrhunderten hatte das italienische Volk unter Fremdherrschaft gelitten. Mazzinis politisches Ziel war das Recht der europäischen Völker auf Selbstbestimmung und dass die italienischen Staaten unabhängig und als Republik geeinigt werden. Zur Zeit Mazzinis war Italien unter die Herrschaft des spanisch-bourbonischen Königreichs beider Sizilien, des österreichischen Königreichs Lombardo-Venetien, des päpstlichen Kirchenstaates, des Königreichs Sardinien-Piemont und in weitere Territorien unterteilt. Mazzini war überzeugt, dass die Freiheit des Menschen nur in gesunden Familien entstehen kann und dass dies in Italien nur möglich sei, wenn sich das Volk erhebt und die fremden Besatzungsmächte vertreibt.

Heinrich Pestalozzi, der sein ganzes Leben den Waisenkindern widmete, lernte von seinen Waisenkindern, was es bedeutet, keine Eltern zu haben. Er schrieb, wie schon gesagt: *„Eine Mutter ist der einzige Mensch auf der Welt, der dich schon liebt, bevor er dich kennt"*; und anderswo schrieb er: *„Lobe keines Menschen Weisheit und Tugend, bis du siehst, wie er für seine Kinder gesorgt und wie diese Sorgfalt ihres Vaters ihnen entspricht"*.

Im Jahr 1845 befasste sich Adolf Kolping mit sozialen Fragen, als er schrieb: *„Das Erste, das der Mensch im Leben vorfindet, das Letzte, wonach er die Hand ausstreckt, das Kostbarste, was er im Leben besitzt, ist die Familie"*. In meinen 45 Jahren ärztlicher Praxis habe ich folgendes gelernt: Wenn immer ein Kind behindert war, gab es zwar viele Therapeuten und Institutionen, die sich um das Kind kümmerten, doch wenn es wirklich darauf ankam, war immer die Mutter diejenige, die dem Kinde wirklich half und es verstand. Eine Gesellschaft kann nur gesund sein, wenn ihre Familien gesund sind und die Kinder

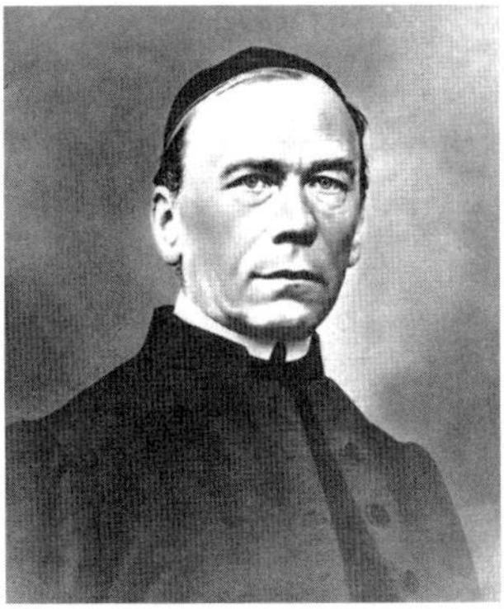
Adolf Kolping

zu eigener Urteilsfähigkeit heranwachsen können. Weder Schulen, Universitäten, noch Politiker können dies bewirken. Die Familie ist der Keim, wo gesundes Leben und Denken entstehen kann. Wenn wir als Eltern die Verantwortung übernehmen, eine Familie zu gründen und Kinder aufzuziehen, so leisten wir den grösstmöglichen Beitrag zur Genesung der kranken und korrupten Gesellschaft. Da ist es ganz wichtig, dass jedes Kind, das wir empfangen, nicht durch Zufall entsteht, sondern dass es als ein erwünschtes Kind aufwachsen kann.

Die Empfängnisregelung

Schon im Altertum wurde auf vielfältige Weise versucht, die Empfängnis zu verhindern. Doch stehen erst seit dem 20. Jahrhundert relativ verlässliche Methoden zur Verfügung. Der Pearl-Index bezeichnet die Anzahl Schwangerschaften, die bei 100 Frauen, trotz einer bestimmten Verhütungsmethode, entstehen. Bei regelmässigem Geschlechtsverkehr ohne jegliche Empfängnisverhütung, beträgt der Pearl-Index für 19–26-jährige Frauen 82, für Frauen zwischen 27 und 34 Jahren 86–97 und für Frauen zwischen 35 und 39 Jahren 82. Ab einem Alter von 50 Jahren setzt mit der Menopause die Fruchtbarkeit aus.

Als häufigste Verhütungsmethode wird der Eisprung gehemmt (Ovulationshemmung) oder die Spermien werden daran gehindert, die Eizelle zu erreichen, oder die Einnistung wird gehemmt (Nidationshemmung). Die Sicherheit der Verhütung der meisten Methoden hängt entscheidend davon ab, dass sie richtig angewendet wird, denn die meisten Ursachen eines Versagens sind Anwendungsfehler.

Die Sicherheit verschiedener „natürlicher" Verhütungsmethoden

Methode	Beschreibung	Pearl-Index
Die Hormonmessung	Messung der am Zyklus beteiligten Hormone mittels Teststreifen im morgendlichen Urin zur Bestimmung des Eisprungs	5–6
Die Temperaturmethode	Beobachtung der morgendlichen *Basaltemperatur*	0,8–3
Die Billings-Methode	Beobachtung der Beschaffenheit des *Zervixschleims*	5–15
Die Symptothermale Methode	Kombinierte Auswertung von Temperatur und Schleim nach den Regeln der NFP	0,26–2
Die Kalendermethode nach Knaus-Ogino oder mittels Geburtenkontrollkette	Kalendermethode, welche die fruchtbaren Tage aus dem Zyklus abschätzt, wird in der „Dritten Welt" in Form der Geburtenkontrollkette verwendet	9–40
Coitus interruptus	Der Samenerguss findet ausserhalb der Vagina statt. Es können aber schon vor dem Samenerguss Spermien austreten	4–18
Laktationsamenorrhoe Methode LAM (Stillinfertilität)	Während der Stillzeit (1–6 Monate nach der Geburt) wirkt das Hormon Prolaktin als Ovulationshemmer	2

Mechanische Verhütungsmethoden

Die mechanischen Methoden haben das Ziel, das Eindringen der Spermien in die Gebärmutter zu verhindern.

Methode	Beschreibung	Pearl-Index
Für den Mann		
Kondom	Hülle aus *Latex*, die über den *erigierten* Penis aufgerollt wird	2–14
Für die Frau		
Femidom	Kondom für die Frau	5–25
Scheidendiaphragma (Pessar)	Barriere im Scheidengewölbe; Schutz sehr erfahrungsabhängig, höhere Sicherheit in Kombination mit Spermiziden	1–20
Portiokappe	aus Latex oder Silikon, Verschluss des Gebärmutterhalses, höhere Sicherheit in Kombination mit Spermiziden	6
Verhütungsschwamm	kleiner Schwamm aus Polyurethanschaum, der mit einem Spermizid getränkt ist; wird vor dem Verkehr in die Scheide eingeführt und vor dem Muttermund platziert	5–10
LEA-Kontrazeptivum	Barriere-Verhütungsmittel, sicherer in Kombination mit Spermizid (Sicherheit wird durch Hersteller als wesentlich besser angegeben als durch FDA)	> 15 (Hersteller geben zu tiefen Pearl-Index an)

Das Kondom und das Femidom sind derzeit die einzigen Verhütungsmittel die, wenn auch nur teilweise, vor der Übertragung sexuell übertragbarer Krankheiten schützen, wie zum Beispiel dem HI-Virus (AIDS), der Gonorrhoe (Tripper), der Syphilis (Lues) und dem Humanen Papilloma Virus (HPV), das die Feigwarzenkrankheit überträgt, die sich in einen Gebärmutterhalskrebs verwandeln kann. Bei der Indikation, die Übertragung dieser Krankheiten zu verhüten, müssen sie zusätzlich und unabhängig von anderen Verhütungsmitteln angewandt werden.

Hormonelle Verhütungsmethoden

Die Pille für die Frau

Bei ihr werden Östrogene und Gestagene (Progesteron) eingesetzt, und zwar jeweils die synthetischen Analoga der natürlichen Hormone, da diese die kontrazeptive Wirkung in deutlich geringerer Dosis und mit weniger Nebenwirkungen erreichen.

Kombinationspillen enthalten ein Östrogen und ein Gestagen (Progesteron). Heute wird vor allem die sogenannte *„Mikropille“* verschreiben, die das Östrogen Ethinylestradiol enthält. Je nach dem Gestagen, das beigefügt ist, unterscheidet man zwischen einer ersten Generation, mit Norethisteron (was als veraltet gilt) oder einer 2. Generation: Lynestrenol, was heute noch weitverbreitet ist, oder mit Levonorgestrel. Als 3. Generation bezeichnet man die Kombination des Östrogens mit Desogestrel, Gestoden oder Norgestimat und als 4. Generation, die Kombination des Östrogens mit Dienogest, Drospirenon, Chlormadinonacetat oder Cyproteronacetat. Das Thromboserisiko bei Mikropillen der 3. und 4. Generation ist deutlich höher als für Mikropillen der 2. Generation[2]. Das Wirkprinzip aller Mikropillen ist die Verhinderung des Eisprungs (Ovulationshemmung). Sie verändern zudem die Konsistenz des

Schleimpfropfs im Muttermund (Zervixschleim), sodass die Passage von Spermien erschwert wird.

Die *Minipille* als Monopräparat enthält nur ein Gestagen, die Herkömmlichen Levonorgestrel. Sie wirken nur auf die Gebärmutterschleimhaut und den Zervixschleim, wodurch der Pearl-Index signifikant höher ist, als bei der mit einem Östrogen kombinierten Mikropille. Die sogenannte *„Neue Minipille"* enthält den Wirkstoff Desogestrel. Sie verhindert auch den Eisprung zuverlässig, wodurch ein Pearl-Index entsteht, der mit der Mikropille vergleichbar ist.

Die Pille danach wird als Notfall-Kontrazeption verwendet, falls ein ungeschützter Coitus vollzogen wurde, ohne Kinderwunsch. Je früher sie danach eingenommen wird, desto wirksamer ist sie. Ihr Wirkprinzip ist die Ovulationshemmung. Man ist nicht sicher, ob sie nicht auch die Nidation hemmt. Bei Adipositas ist die Pille danach mit dem Wirkstoff Levonorgestrel viermal weniger wirksam als bei Normalgewicht. Auch diejenige mit dem Wirkstoff Ulipristalacetat ist bei Adipositas weniger wirksam[3]. Manchmal wird in dieser Situation nachträglich ein Kupfer-Intrauterinpessar eingesetzt, dessen Wirkung aber unsicher ist.

Methode	Beschreibung	Pearl-Index
Mikropille	Östrogen und Gestagen, primär Ovulationshemmung, zudem Veränderung des Zervixschleims und der Gebärmutterschleimhaut	0,1–0,9 bei idealer Anwendung 1–12 Praxiswert bei typischer Anwendung
Minipille	Levonorgestrel als Gestagen (28 mini, Microlut, Mikro-30 Wyeth) Veränderung des Zervixschleims und der Gebärmutterschleimhaut	4,1
Dreimonatsspritze	Medroxyprogesteron (Depo-Clinovir) Norethisteron (Noristerat)	0,3–1,4
Vaginalring	Ethinylestradiol und Etonogestrel (NuvaRing, Circlet); allmähliche Abgabe über die Vaginalschleimhaut; der Ring wird jeweils 21 Tage in der Vagina getragen gefolgt von sieben Tagen Pause	0,25–1,18
Hormonpflaster	Ethinylestradiol und Norelgestromin (Evra) transdermale Wirkstoffabgabe; drei Wochen lang jeweils ein neues Pflaster, dann eine Woche Pause	0,72–0,9
Verhütungsstäbchen	subkutanes Implantat mit Etonogestrel (Implanon NXT) Kunststoffstäbchen wird unter die Oberarmhaut eingesetzt, wirkt bis zu drei Jahre lang, kann auf Wunsch jederzeit entfernt werden	0–0,08
Hormonspirale	Intrauterinpessar mit Levonorgestrel (Mirena oder „Jaydess") T-förmiger Kunststoffkörper, gibt das Hormon direkt in der Gebärmutter ab, wirkt bis zu fünf Jahre, kann auf Wunsch jederzeit entfernt werden; Veränderung des Zervixschleims und Nidationshemmung durch Veränderung der Gebärmutterschleimhaut	0,16–0,7
Pille danach	Levonorgestrel (PiDaNa) Ulipristalacetat (EllaOne) postkoitale Notfall-Kontrazeption	2

Die Pille für den Mann

Ein hormonelles Verhütungsmittel für den Mann, die sogenannte „Pille für den Mann“, gibt es nicht. Eine australische Forschungsgruppe arbeitet derzeit jedoch an einer Kombination des Alpha-Rezeptorblockers Tamsulosin mit einem P2X1-Purinoceptor-Inhibitor, wodurch eine sichere Kontrazeption beim Mann gewährleistet werden soll. Die doppelte Tagesdosis Tamsulosin (0,8 mg/Tag) allein reduziert das Volumen des Samenergusses um fast 90 % und in 35 % der Fälle kommt es zu einer „trockenen“ Ejakulation, doch reicht das für eine sichere Verhütung nicht aus[4]. Auch wurden derzeit Kombinationen aus Testosteron und Progestin erprobt[5].

Die Antibabypille ist, auch über 50 Jahre nach ihrer Zulassung, das am häufigsten verwendete Verhütungsmittel in den westlichen Industrieländern, ganz besonders von Frauen unter 30 Jahren. In Österreich verwenden rund 40 % der Frauen zwischen dem 15. und 45. Lebensjahr die eine oder andere Form der Pille. Trotz der Anwendung können Schwangerschaften eintreten, insbesondere bei Einnahmefehlern oder wenn zusätzlich gewisse Medikamente eingenommen werden, besonders Antibiotika oder Antiepileptika.

Auch bei Magen- oder Darmbeschwerden kann die Wirkung unsicher sein. Muss man innert vier Stunden nach der Einnahme aus irgendeinem Grund erbrechen, so sind die Hormone noch nicht vollständig aufgenommen. Auch bei Durchfall ist die Wirkung unsicher. Immer muss man daran denken, dass die Pille nicht vor sexuell übertragbaren Krankheiten schützt.

Die Nebenwirkungen der hormonellen Antikonzeption

Die hormonelle Antikonzeption ist ein sehr starker Eingriff in die hormonelle Regulation. Der natürliche Zyklus wird stark unterdrückt, sodass, wenn man sich später Kinder wünscht, oft nicht schwanger wird. Sie richtet sich gegen die Bemühung des Körpers um seine Gesundheit und eine normale hormonelle Regulation. Die Energie der Beckenorgane wird unterdrückt, was nicht so leicht wieder gutzumachen ist. Häufige Nebenwirkungen sind Kopfschmerzen, Zyklusstörungen und Blutungsanomalien nach dem Absetzen, Zwischenblutungen, Gewichtszunahme und seelische Verstimmungen. Am meisten zu fürchten sind Thrombosen, die auch in den Hirnvenen entstehen können (Sinusvenenthrombose) oder Schlaganfälle. Dieses Risiko ist noch höher, wenn gleichzeitig weitere Risikofaktoren für Herz-Kreislauferkrankungen vorhanden sind, wie etwa Rauchen, Übergewicht, Bettlägerigkeit, lange Flugreisen, Arteriosklerose und Fettstoffwechselstörungen. Frauen mit erhöhtem Thromboserisiko, Gerinnungsstörungen, oder Diabetes mellitus, muss vor einer hormonellen Antikonzeption durch eine Kombinationspille, den Ring oder ein Pflaster dringend abgeraten werden. Todesfälle kamen vor. Starke Raucherinnen haben immer ein erhöhtes Thromboserisiko, sodass von der Pille dringend abgeraten werden muss. Bei hormonabhängigen Tumoren (Brustkrebs, Eierstockkrebs, Endometriumkarzinom) ist eine hormonelle Antikonzeption sowieso kontraindiziert. Wir empfehlen allen Frauen, die hormonelle Antikonzeption durch die natürliche Empfängnisregelung nach der Symptotherm-Methode zu ersetzen.

Chemische Methoden der Antikonzeption

Spermizide gibt es als Salben, Gel, Zäpfchen, Schaum oder Sprays. Die meisten Präparate basieren auf dem Wirkstoff Nonoxinol, seltener auf Milchsäure, Borsäure oder Salicylsäure. Man führt sie vor dem Geschlechtsverkehr in die Scheide ein. Sie töten Spermien ab oder vermindern ihre Beweglichkeit so stark, dass sie die Eizelle nicht mehr erreichen können. Wendet man Spermizide alleine an, so ist die Verhütung unsicher. Darum werden sie oft mit Kondomen, Pessaren oder Portiokappen kombiniert. Das „Spermicid muss wasserlöslich sein, denn Präparate auf Öl- und Fettbasis greifen die Gummibarriere an, sodass sie durchlässig wird. Auch reizen sie oft die Schleimhaut. Der Pearl-Index beträgt 3–21, je nach Präparat.

Chirurgische Verhütungsmethoden

Beim Mann wird der Samenleiter im Hodensack durchtrennt. Dennoch ist der Pearl-Index nicht 0, sondern 0,1–0,25. Oft leiden die Männer danach an Schmerzen durch die Narben des Eingriffs an dieser empfindlichen Stelle. Bei der Sterilisation der Frau werden die Eileiter unterbunden oder durchtrennt. Der Pearl-Index ist danach 0,01–0,3. In Österreich ist die Sterilisation oder Vasektomie ohne evidente medizinische Indikation an Personen, die das fünfundzwanzigste Lebensjahr noch nicht vollendet haben, strafrechtlich verboten[6].

Intrauterinpessare

Intrauterinpessare (IUP) werden in die Gebärmutter der Frau eingelegt. Durch eine chronische Reizung der Gebärmutterschleimhaut, sollen sie die Nidation verhindern. Kupferhaltige „Spiralen" sondern zudem kleine toxische Mengen Kupfer ab, welche die Spermien abtöten oder deaktivieren. IUP gelten offiziell als sehr sichere und langfristig anwendbare Verhütungsmethoden. Die ein Hormon abgebenden Spiralen wurden bei der hormonellen Antikonzeption beschrieben.

Methode	Beschreibung	Pearl-Index
Kupferspirale	Kunststoffobjekte mit Kupfer in der Gebärmutter, nidationshemmend	0,9–3
Kupferkette GyneFix	Alternative zur herkömmlichen Kupferspirale. GyneFix besteht aus an einem Faden aufgereihten Kupferzylindern und wird an der Gebärmutterwand fixiert, sodass ein Verrutschen oder Ausstossen wesentlich unwahrscheinlicher wird.	0,1–0,5
Kupferperlenball	Eine neuere Bauform der Kupferkette, welche sich ballförmig in der Gebärmutter verspreizt, dadurch keine Fixierung in der Gebärmutterwand benötigt und damit besonders schonend sein soll	0,3–0,8
Goldspirale	Wie die Kupferspirale, jedoch mit Goldkern für eine bessere Verträglichkeit.	0,1–0,5

Alle Intrauterinpessare sind toxisch und bedeuten ein bedeutendes Störfeld. Nach unserer Erfahrung sind sie keine gute Lösung. Wir mussten sehr oft Pessare entfernen lassen. Weil sie Dysmenorrhoe, Kreuzschmerzen und rheumatische Beschwerden verursachten, wonach diese immer sofort abgeklungen sind.

All diese Eingriffe richten sich gegen die Würde und die Gesundheit der Frau und haben ein bedeutendes Nebenwirkungspotenzial. Nach unserer Erfahrung ist die natürliche Empfängnisregelung die einzige Methode, die wir wirklich empfehlen können. Sie ist eine gemeinsame Sache zwischen Mann und Frau, eine Methode, welche die Würde der Frau respektiert, ihre Gesundheit fördert und die Fruchtbarkeit pflegt und erhält. Wenn noch kein Kinderwunsch da ist, gewährt sie eine ebenso hohe Sicherheit der Empfängnisverhütung wie die Pille und bewirkt eine hohe Empfänglichkeit, wenn dieser dann entsteht.

Die natürliche Empfängnisregelung durch die Symptotherm-Methode

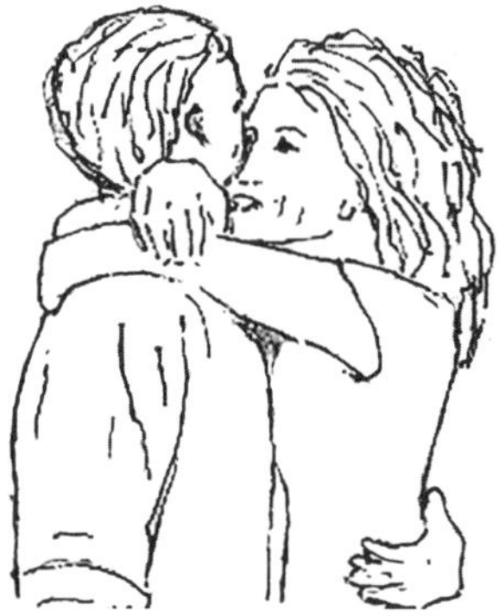

Für gegenseitiges Verständnis und für die Würde der Frau

Die Natürliche Empfängnisregelung (NER) ist ein Weg, der es erlaubt, eine Schwangerschaft anzustreben oder sie zu vermeiden. Sie beruht auf der wissenschaftlichen Tatsache, dass im Zyklus der Frau die meisten Tage unfruchtbar sind. Diese Methode kann im gesamten „fruchtbaren Leben" angewandt werden, auch bei unregelmässigem Zyklus, bei Schichtdienst, in der Stillzeit nach der Geburt, bei Kinderwunsch und im Präklimakterium. Die Anwendung ist einfach. Der tägliche Aufwand beträgt nur ein paar Minuten. Mit einem analogen Thermometer misst man morgens die Aufwachtemperatur. Und abends überlegt man sich, ob tagsüber Zeichen der Fruchtbarkeit vorhanden waren und notiert diese in ein Zyklusblatt. Eines der wichtigsten Zeichen der Fruchtbarkeit ist eine vermehrte schleimige Absonderung aus der Scheide. Diese nennt man „Zervixschleim". Der Gebärmutterhals, die Cervix, bildet diesen an jedem fruchtbaren Tag.

Man notiert die Spinnbarkeit des Schleims. Man nimmt ihn zwischen zwei Finger und spreizt diese auseinander, um zu sehen, ob er lange Fäden zieht. Zur Sicherheit ertastet man noch den Zustand des Gebärmutterhalses. Obwohl nur etwa sechs bis sieben Tage im Zyklus fruchtbar sind, gibt es keine Methode, mit der diese Tage ganz exakt bestimmt werden können. Mit der Symptotherm-Methode können sie, bei regelmässigem Zyklus, auf zwölf bis vierzehn Tage genau bestimmt werden.

Durch das Kennenlernen der Vorgänge im eigenen Körper wird einem die eigene Fruchtbarkeit immer mehr bewusst. Man versteht den Rhythmus von fruchtbaren und unfruchtbaren Tagen, so wie er sich bei jeder Frau persönlich abspielt. Man weiss nun, wann man neues Leben empfangen kann und erkennt die sicher unfruchtbaren Tage. Dieses Wissen bringt innere Ruhe und Selbstvertrauen. Man kann nun die biologischen Vorgänge positiv erleben. Frauen bringen dies oft zum Ausdruck, indem sie sagen: „Der Ablauf meines Zyklus ist Teil meiner Person".

Der „Pearl-Index" gilt, wie schon erklärt, als Mass für die Zuverlässigkeit einer Verhütungsmethode. Er gibt die Zahl der Schwangerschaften an, die bei hundert Frauen, trotz der Anwendung einer bestimmten Verhütungsmethode während eines Jahres, entstanden sind. Die natürliche Empfängnisregelung nach Prof. Josef Rötzer erreicht nicht nur die Verlässlichkeit der hormonellen Empfängnisverhütung (Pille). Bei sorgsamer Durchführung ist der Pearl-Index noch tiefer. Die Voraussetzungen für diese hohe Zuverlässigkeit sind das nötige Grundwissen, das Führen von Aufzeichnungen und das Einhalten der entsprechenden Regeln. Ein Pearl Index von 0, also eine 100 %ige Sicherheit, besteht in der Zeit der „etablierten Temperaturhochlage". Diese kann man, wenn man die Auswertungsregeln kennt, einfach und sicher bestimmen. Man hat die Möglichkeit, zusätzliche unfruchtbare Tage des Zyklusbeginns anzunehmen. Auch hierzu gibt es Auswertungsregeln. Für diese Zeit des Zyklus beträgt der Pearl Index 0,2 bzw. 0,9, je nach den Tagen. Man entscheidet gemeinsam mit dem Lebenspartner, welche Sicherheit der Verhütung, welchen Pearl-Index man wünscht. Diese Angaben zur Zuverlässigkeit der natürlichen Empfängnisregelung wurden durch wissenschaftliche Studien erhoben und durch die Aufzeichnung von zehntausenden Zyklen, die dem Institut für Natürliche Empfängnisregelung (INER) vorliegen, bestätigt[7,8,9,10,11].

Heute gibt es auch Programme, die man ins Handy laden kann. Gibt man die Beobachtungen zuverlässig ein, so zeigt es die Tage der relativen und absoluten Fruchtbarkeit an. Die natürliche Empfängnisregelung ist die gesündeste Art, die Empfängnis zu regeln. Sie ist ökonomisch und ökologisch zugleich, denn sie vermeidet, dass das Grundwasser noch mehr durch Hormone belastet wird. Mit anderen Verhütungsmethoden ist die Frau allein gelassen. Die natürliche Empfängnisregelung bezieht den Partner mit ein. Dies ist für die Beziehung ganz wichtig. Sobald beide sich ein Kind wünschen, ermöglicht sie beiden, eine Empfängnis bewusst zu fördern. Das Bewusstsein über die eigene Fruchtbarkeit und ein gesunder, von anderen Verhütungsmitteln unbelasteter Körper, sind optimale Voraussetzungen dafür, dass die Befruchtung gelingt. Die ganz besonders fruchtbaren Tage erkennt man vor allem am Zervixschleim. Sind Zyklusprobleme vorhanden, so können die Aufzeichnungen dem Frauenarzt wertvolle Hinweise geben. Auch erkennt man eine Schwangerschaft durch die Aufzeichnungen frühzeitig und man hat mehr Sicherheit bei der Berechnung des Geburtstermins.

Die natürliche Empfängnisregelung ist ab dem ersten beobachteten Zyklus anwendbar. Durch die Kenntnis der fruchtbaren und unfruchtbaren Tage gibt es in jedem Zyklus eine Zeit des Umwerbens und eine Zeit der Hingabe. Mit ihrer Hilfe wird die Partnerschaft abwechslungsreich und spannend. Die Methode ist gesund, zuverlässig, hat keine Nebenwirkungen und belastet weder den eigenen Körper, noch die Umwelt mit Hormonen und chemischen Wirkstoffen. Die Beobachtung des Zyklus macht schon lange vor ihrem Einsatz zur Empfängnisregelung Sinn. Mädchen erleben dadurch ihre körperlichen Veränderungen als faszinierendes Geschehen, und gewinnen an Selbstvertrauen. Viele Paare erleben die Anwendung der symptothermalen Methode als wertvolle Bereicherung. Sie reden nun miteinander über den Fruchtbarkeitsrhythmus. Sie lernen mit der Natur zu leben, statt gegen sie zu arbeiten. Dies ist für die Gesundheit sehr wichtig. Es wächst gegenseitiges Vertrauen und Wertschätzung. Dass man, wann nötig, mit dem Coitus zuwarten kann, fördert das gegenseitige Verständnis und die Zuneigung. Liebe ist, wenn man den Anderen versteht. Bei dieser Methode gibt es keine Tage ohne Liebe.

Es lohnt sich, diese Methode zu lernen. Am Institut für natürliche Empfängnisregelung (INER) wurden im deutschsprachigen Raum viele Lehrkräfte ausgebildet. Man kann einen Grundkurs besuchen oder sich einzeln beraten lassen. Kontaktadressen und Kurse findet man unter *www.iner.org.* Auch gibt es ein einfaches und gut verständliches Lehrbuch, womit man diese Methode auch selbst erlernen kann[12].

Die Schwangerschaft (Gestation)

Über die Schwangerschaft besteht viel Unkenntnis. Für beide Eltern ist es aber ganz wichtig, dass sie wissen, was in jeder Woche der Schwangerschaft beim Kinde und bei seiner Mutter geschieht. Die Schwangerschaft ist ein Meisterwerk der Natur, das wir nur mit Staunen bewundern können, und es ist ganz wichtig, dass wir jeder schwangeren Frau mit grossem Respekt, Zuneigung, Schonung und Empathie begegnen. Der Beginn der Schwangerschaft kann erst ein paar Tage nach dem Geschlechtsverkehr nachgewiesen werden. Als Abgrenzung zu einer „Scheinschwangerschaft" unterscheidet man unsichere, wahrscheinliche und sichere Schwangerschaftszeichen.

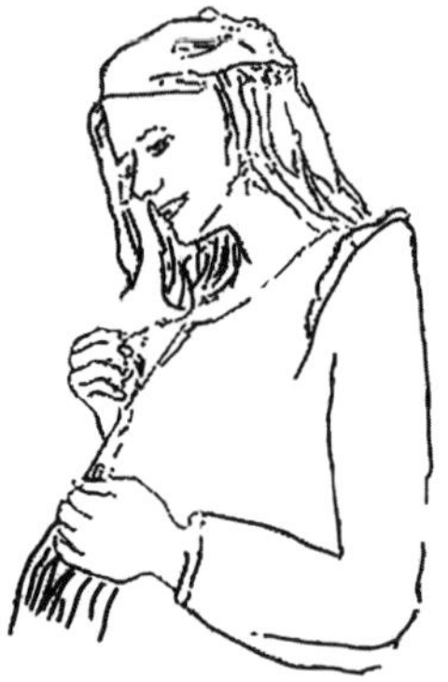

Die Schwangerschaft, ein Meisterwerk der Natur

Das Ausbleiben der Monatsblutung, morgendliches Erbrechen und Übelkeit sind typische unsichere Schwangerschaftszeichen. Der Beta-hCG-Test im Blut oder im Urin gilt als wahrscheinliches, nicht als sicheres Schwangerschaftszeichen. Er liefert etwa zwei Tage nach Ausbleiben der Regel und ca. 14 Tage nach der Befruchtung ein recht sicheres Ergebnis. Die Verlässlichkeit wird mit 90–99 % angegeben. Urintests sind in allen Apotheken und Drogerien erhältlich oder der Hausarzt kann ihn durchführen. Bis zum Anfang der fünften Schwangerschaftswoche kann man im Ultraschall eine Schwangerschaft noch nicht sicher darstellen, besonders, wenn die Nidation in der Nähe eines Eileiters stattgefunden hat.

Als unsichere Schwangerschaftszeichen gelten Übelkeit, Erbrechen, veränderte Geruchs- und Geschmackswahrnehmung, „abnorme" Gelüste, Heisshungerattacken, Speichelfluss, Zahnfleischbluten, vermehrter Ausfluss, Schwindel, Benommenheit, Vergrösserung und Spannungsgefühl der Brüste, Empfindlichkeit und Verfärbung der Brustwarzen, häufiges Wasserlassen, Obstipation, Müdigkeit, Schlafbedürfnis, Kopfschmerzen, ein Einnistungsschmerz, der wie ein Mittelschmerz empfunden wird, eine Einnistungsblutung 6–10 Tage nach dem Eisprung. Diese Zeichen zeigen eine mögliche Schwangerschaft an, können aber auch bei der Ovulation oder durch das prämenstruelle Syndrom entstehen. Für den Geburtshelfer gelten als unsichere Schwangerschaftszeichen das Ausbleiben der erwarteten Menstruation, eine erhöhte Basaltemperatur während mehr als 18 Tagen, Veränderungen am Muttermund, eine lividbläuliche Verfärbung der Schamlippen und der Vagina und spürbare Pulsationen der Arteria uterina.

Als sichere Schwangerschaftszeichen gelten der Nachweis einer Fruchtblase oder eines Embryos im Ultraschall (ab der 5. Schwangerschaftswoche), der Nachweis von Choriongonadotropin (β-HCG) mit dem qualitativen Schnelltest oder dem quantitativen Immunoassay, der Nachweis einer embryonalen Herztätigkeit im Ultraschall (ab der 7.–8. SSW), Kindsbewegungen (ab der 18.–20. SSW), das Hören der kindlichen Herztöne (ab der 18. SSW) und das Fühlen von Kindsteilen durch die Bauchdecke hindurch (ab der 18. SSW).

Die Berechnung des Geburtstermins

Die normale Schwangerschaft dauert von der Befruchtung bis zur Geburt im Mittel 38 Wochen oder 268 Tage. 36–40 Wochen gelten als normal. In den ersten acht Wochen wird das Kind als Embryo bezeichnet, ab der neunten Woche als Fetus, da die Organe ausgebildet sind. Die Berechnung des Termins nach der Naegele-Regel ist aber anders. Sie berücksichtigt teilweise die Periodendauer, indem sie die Schwangerschaftsdauer ab dem ersten Tag der letzten Periode berechnet. Dadurch kommt man auf eine durchschnittliche Dauer von 280 Tagen oder 40, statt 38 Wochen. Nur 4 % der Kinder kommen exakt am berechneten Termin zur Welt, 26 % bis drei Tage vor und drei Tage nach dem errechneten Termin und 66 % innerhalb von zehn Tagen vor und zehn Tagen nach dem errechneten Termin. Kommt ein Kind vor der 37. Schwangerschaftswoche, bzw. mehr als 21 Tage vor dem Termin zur Welt, wird es als Frühgeburt bezeichnet. In industrialisierten Ländern wird die Schwangerschaft, besonders im frühen Stadium, regelmässig durch Ultraschalluntersuchungen überwacht.

Der Schwangerschaftsverlauf wird in drei Abschnitte eingeteilt, zu je 13 Schwangerschaftswochen bzw. drei Monaten (Trimenon). Da der Tag der Befruchtung selten genau festgelegt werden kann, rechnet man in der Medizin, wie schon gesagt, vom ersten Tag der letzten Periode an, (post menstruationem, p.m.). Das Kind ist also immer zwei Wochen jünger als die angegebene Schwangerschaftswoche (SSW).

Wir empfehlen allen werdenden Eltern die Kapitel über die Schwangerschaft, die Geburt und die Stillzeit in unserem Bircher-Benner Handbuch Nr. 16: „Für Frauenleiden und die Wechseljahre“ sorgsam zu studieren. Darin ist die Schwangerschaft Woche für Woche beschrieben, sodass man jederzeit weiss, wie das kindliche Leben sich in der Gebärmutter entwickelt. Auch sind die Veränderungen, welche die Mutter erlebt, beschrieben und was man gegen alle möglichen Beschwerden tun kann, ohne das Kind zu gefährden. Die Krankheiten, die in der Schwangerschaft entstehen können, sind sorgsam beschrieben und wie man sie verhüten kann, und falls sie schon entstanden sein sollten, wie man sie natürlich behandeln kann. Man muss unbedingt von Anfang an wissen, wie eine Schwangerschaftsvergiftung, eine Präeklampsie, entsteht, wie man diese zuverlässig verhüten kann und falls sie schon begonnen hat, sie heilen kann, sodass weder das Kind, noch die Mutter gefährdet sind. Man muss über die Schäden, die beim Kind durch kleinste Mengen Alkohol entstehen informiert sein. Man muss unbedingt wissen, wie Medikamente, welche der Mutter allenfalls verschrieben werden, auf das Kind wirken und welche Gewürze und Naturheilmittel man meiden muss, um nicht Fehlbildungen oder eine Frühgeburt zu riskieren. Dieses Wissen wird in der Regel weder von den betreuenden Ärzten, noch in Büchern vermittelt. Das zweite Buch, dessen Lektüre wir dringend empfehlen, ist das Bircher-Benner Handbuch Nr. 15: „Für die Ernährung in der Schwangerschaft und Stillzeit.“ Mit den Kenntnissen, welche dieses Buch vermittelt, kann man grosse Risiken und grossen Schaden vermeiden und der Mutter und dem Kind zu kräftiger Gesundheit verhelfen.

Die Risikoschwangerschaft

Risikoschwangerschaften sind heute sehr häufig. Dies sind Schwangerschaften, bei welchen häufiger Komplikationen entstehen. Der Anteil an Risikoschwangerschaften ist von 2001–2010 von 68,5 auf 73,4 Prozent angestiegen[13]. Trotzdem kommen 95 % der Kinder gesund zur Welt. Der hohe Anteil an „Risikoschwangerschaften" entsteht heute, da viele Paare erst spät Kinder haben wollen. Als Risikoschwangerschaft gelten folgende Bedingungen: Ein Alter unter 18 Jahren oder über 35 Jahren bei Erstgebärenden und über 40 Jahren bei weiteren Schwangerschaften, Mehrlingsschwangerschaften, eine Schwangerschaft, nachdem bereits mehr als vier Kinder geboren wurden, eine Schwangerschaft nach einer Sterilitätsbehandlung, eine Schwangerschaft nach zwei oder mehr Fehlgeburten, Komplikationen bei früheren Geburten, eine Rhesus-Inkompatibilität, Lageanomalien des Kindes, ein Schwangerschaftsdiabetes, ein Bluthochdruck in der Schwangerschaft, eine regelmässige Einnahme von Medikamenten, ein Konsum von Alkohol-, Nikotin- oder anderer Drogen, ein verzögertes Wachstum oder ein abnorm grosses Kind, eine Veränderung des Fruchtwassergehalts, eine akute Allgemeinerkrankung oder Infektion, eine Schwäche des Gebärmutterhalses (Cervixinsuffizienz), eine Niereninsuffizienz oder das Fehlen einer Niere und Gerinnungsstörungen.

Krankheiten, die in der Schwangerschaft entstehen können, sind in unserem Bircher-Benner Handbuch Nr. 16: „Für Frauenleiden und die Wechseljahre" eingehend beschrieben, mit allen Möglichkeiten, sie zu verhüten und zu heilen. In diesem Buch ist auch die Geburt eingehend beschrieben und die Möglichkeiten, diese mit natürlichen und homöopathischen Mitteln zu begleiten. Wir empfehlen wirklich allen Eltern, dieses Buch zu lesen und ebenso das Bircher-Benner Handbuch Nr. 15: „Für die Ernährung in der Schwangerschaft und Stillzeit". Es gibt so viel Unwissen über das Wesen der Schwangerschaft, Geburt und Stillzeit. Darum sind diese beiden Bücher ganz wichtig für alle Eltern, zum Schutz ihrer Kinder.

Die Geburt (Partus, Niederkunft)

Auch die Geburt ist ein Meisterwerk der Natur. Sie wird nicht von der Mutter, sondern vom Fötus eingeleitet. Im Durchschnitt dauert die Schwangerschaft 266 Tage. Dies sind knapp 9 Monate. Die meisten Kinder werden zwischen zwei Wochen vor und zwei Wochen nach dem errechneten Termin geboren. All diese Kinder sind Termingeburten. Nur 1 % der Kinder kommen genau am Tag des errechneten Termins zur Welt. Frühgeburten sind unreif und bedürfen besonderer Pflege. Wenn die Geburt zwei Wochen nach dem errechneten Termin nicht beginnt, besteht die Gefahr, dass sich aus dem Darm des Kindes grünes Kolostrum in die Amnionflüssigkeit entleert, welches die Atmung des Neugeborenen behindern kann. Darum kommt man bei zu langer Dauer der Schwangerschaft nicht darum herum, die Geburt einzuleiten.

Vor der Geburt stellt sich bei 92 % aller ausgetragener Schwangerschaften der Kopf des Kindes in das Becken der Mutter ein, in eine vordere Hinterhauptslage. Dies kann die Mutter spüren. Dann kündigt sich die Geburt durch regelmässige Eröffnungswehen an, die alle 10 Minuten einsetzen und 30–60 Sekunden dauern. Dann löst sich der Schleimpfropf vom Muttermund, oft mit leicht blutigem Ausfluss. Man nennt dies Zeichnungsblutung. Das kann auch schon einige Tage vor der Geburt geschehen. Dann folgt der Blasensprung, bei dem sich die Amnionflüssigkeit entleert. Danach muss die Geburt rasch erfolgen. Manchmal gibt es etwas Durchfall oder Erbrechen. Die Fruchtblase kann aber auch erst später, während jeder Geburtsphase springen. Sehr selten

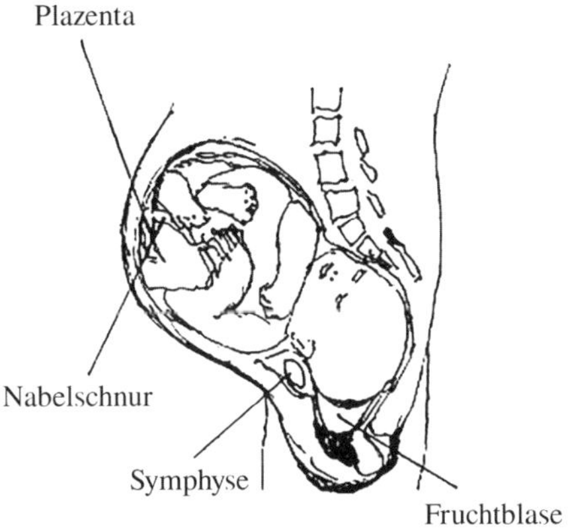

bleibt die Fruchtblase intakt, bis der Kopf geboren ist. Dann spricht man von einer „Glückshaube".

Nach der medizinischen Definition beginnt die Geburt, sobald die Wehen regelmässig sind und der Muttermund 5 cm weit geöffnet ist, was man manuell austasten kann. Lange Zeit war unbekannt, was den Geburtsvorgang auslöst. Dann wurde an Tiermodellen nachgewiesen, dass das sogenannte Surfactant-Protein A, welches für die Lungenreifung des Kindes verantwortlich ist, über eine Reihe von biochemischen Reaktionen Wehen auslösen kann[14]. Dieses Protein entsteht im Kinde, um die Lungen für die Atmung auszureifen. Während der ganzen Schwangerschaft hatte das Schwangerschaftshormon Choriongonadotropin (HCG) die Bildung des Wehenhormons Oxytocin in der Hypophyse unterdrückt, damit keine vorzeitigen Wehen entstehen konnten. Bei Geburtsreife hört die Plazenta auf, das

Schwangerschaftshormon HCG zu bilden, sodass Oxytocin gebildet wird, das die Geburtswehen erzeugt.

Die Dauer der Geburt ist sehr unterschiedlich. Bei Erstgebärenden (Primipara) beträgt sie durchschnittlich 13 Stunden, bei weiteren Geburten (Multipara) acht Stunden. Noch vor 50 Jahren galten doppelt so lange Geburtszeiten als normal. In der Klinik wird der Geburtsverlauf in einem sogenannten Partogramm dokumentiert. Die Frauen empfinden die Geburt meist als länger, da sie den Beginn der Wehen oder den Eintritt ins Krankenhaus als Geburtsbeginn empfinden. Um drei Uhr morgens verzeichnet man am meisten Geburten.

Den natürlichen Ablauf der Geburt, mögliche Komplikationen und wie man diese mit natürlichen Mitteln verhüten kann, haben wir in den entsprechenden Kapiteln unseres Bircher-Benner Handbuchs Nr. 16: „Für Frauenleiden und die Wechseljahre“ eingehend beschrieben, auch besondere Arten der Geburt und die Indikationen zum Kaiserschnitt. Dieses Buch beantwortet alle wichtigen Fragen, die man sich zur Geburt stellen mag. Wir empfehlen diese Lektüre auch jedem werdenden Vater. Dadurch wird er seine Frau viel besser verstehen und während der Schwangerschaft und Geburt begleiten können. Ein Buch, das sich für beide lohnt.

Das Stillen

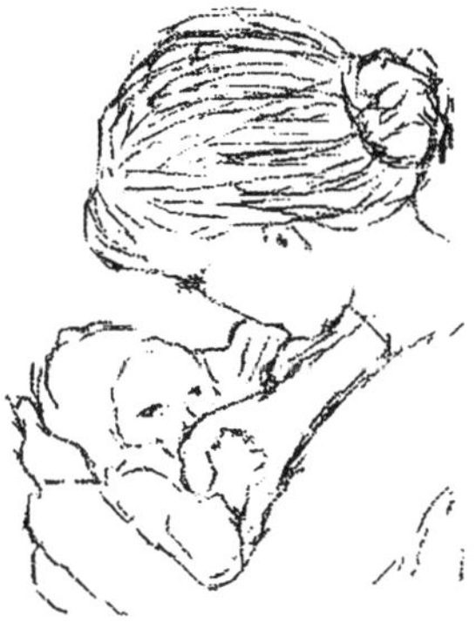

Das Stillen und dessen grosse Bedeutung für die Mutter und das Kind haben wir in unseren beiden Bircher-Benner Handbüchern Nr. 15: „Für die Ernährung in der Schwangerschaft und Stillzeit" und Nr. 16: „Für Frauenleiden und die Wechseljahre" eingehend beschrieben. Wir empfehlen allen Eltern, diese beiden Bücher sorgsam zu studieren, denn es gibt so viel Unwissen, welches das Kind und die Mutter gefährdet. Viele Eltern wissen nicht, wie toxisch kleinste Mengen Alkohol für ein ungeborenes Kind sind, dass viele Naturheilmittel, Pflanzen und Kräuter, die allgemein verwendet werden, Fehlbildungen oder eine Frühgeburt verursachen können. In diesen Büchern ist auch der ganz besondere Gehalt der Muttermilch an Abwehrstoffen für das Kind, an mehrfach ungesättigten Lipiden, Vitaminen und anderen Vitalstoffen eingehend beschrieben. Die besondere Qualität der Muttermilch lässt sich durch nichts ersetzen. Ganz wichtig ist es, darauf hinzuweisen, dass das Kind sowohl beim Stillen, wie auch bei einer Ernährung mit der Flasche den Blick auf die Augen der Mutter richtet. Dadurch entsteht eine erste Verinnerlichung des Wesens seiner Mutter. Schaut man dabei fern, liest oder unterhält man sich mit anderen Leuten, so wird diese Verinnerlichung verhindert und kann es beim Kind zu narzisstischen Störungen kommen. Wir beschreiben nun zuerst die seelische Entwicklung des Kindes und anschliessend die Ernährung für eine kräftige Gesundheit der ganzen Familie.

Zum Wesen der Seele und zur seelischen Entwicklung

Die Zellzahl des Menschen wird auf rund 15 Billionen geschätzt. Jede dieser Zellen ist ein Lebewesen, das sich damit einverstanden erklärt hat, sich in einen Organismus einzuordnen. Jede Zelle enthält ihre eigene biologische Information ihr eigenes Lebensgefühl. Als man nach und nach die biochemischen Vorgänge und Zyklen im Stoffwechsel der Zellen entdeckte, konnte man nur staunen ob deren Komplexität und Ordnung. Wie ist es möglich, dass eine Messenger-Ribonukleinsäure (mRNA) weiss, wo sie sich an ein Gen der Erbsubstanz andocken muss, um einen Baustein in ein bestimmtes Eiweissmolekül einzubauen? Alle grösseren, komplexen Moleküle und Ordnungen stammen aus dem Inneren lebender Zellen. Jede Zelle ist erfüllt von Licht, von Photonen. Photonen sind stehende Lichtwellen mit ganz hoher Energie. Das Licht stammt aus der Fotosynthese und gelangt über die Nahrung aus lebendigen Pflanzen, welche zur Fotosynthese fähig sind, in unsere Zellen hinein.

Das Innere lebendiger Zellen ist der einzige Ort, wo aus Chaos Ordnung entsteht, wo aus einfachen Elementen hochgeordnete Strukturen und Moleküle entstehen. Ganz anders ist die unbelebte Natur. Ausserhalb der lebenden Zellen gilt das Chaosprinzip nach dem zweiten Hauptsatz der Thermodynamik. Dort laufen alle mechanischen und chemischen Vorgänge nur unter der Bedingung ab, dass Energie höherer Ordnung in Energie tieferer Ordnung übergeht. Der Ordnungsgrad der Energie geht verloren. Alles strebt dem Chaos zu.

Anders ist das im Innern lebendiger Zellen. Zellen sind dissipative Systeme. Dies sind Systeme, in denen spontan aus Chaos Ordnung entsteht. Der russisch-belgische Biophysiker und Nobelpreisträger Ilya Prigogine wies nach, dass die Energie in allen lebenden Zellen sehr hoch ist, nämlich so hoch, dass sie so weit vom thermodynamischen Gleichgewicht entfernt ist, dass der Zweite Hauptsatz der Thermodynamik teilweise ungültig wird und aus Chaos Ordnung entsteht. Dieses sich selbst ordnende, dissipative System nannte er „Kohärenzprinzip" und stellte es dem Gegenteil, dem Chaosprinzip der anorganischen Natur entgegen. Wir können keine andere Möglichkeit finden, um zu erklären, dass die Energie in den Zellen derart hoch ist, als die Energie der in ihnen gespeicherten Photonen.

Das Licht in den Zellen wird nicht nur gespeichert, sondern nach dem LASER-Prinzip rhythmisch verstärkt. Mit unseren Augen können wir dieses Licht nicht sehen, denn es handelt sich um Lichtspektren im ultravioletten Bereich. Im Licht in den Zellen ist die komplexe biologisch wirksame Information aus dem Sonnenlicht gespeichert, die für das Wachstum und die Regeneration aller Lebewesen auf dieser Erde notwendig ist. Damit ein LASER das Licht rhythmisch verstärken kann, muss er eine minimale Energie erhalten. Die Physiker nennen dies „LASER-Schwelle". Da wir Menschen über keine Fotosynthese verfügen, sind wir darauf angewiesen, uns mit lebendigen Nahrungsmitteln aus Pflanzen zu ernähren, welche über die Fotosynthese verfügen. Nur so können wir die Lichtenergie in unseren Zellen stets über der LASER-Schwelle halten.

Die im Licht gespeicherte Information in unseren Zellen bewirkt deren Regeneration. Es unterhält die biologische Ordnung in unseren Zellen nach dem Kohärenzprinzip von Prigogine. Wohl verspüren wir bei direkter Sonnenbestrahlung eine deutliche beruhigende und antidepressive Wirkung. Doch genügt dies alleine nicht, um das dissipative System unserer Zellen über der LASER-Schwelle zu halten. Darum sind wir auf lebendige Nahrung aus Pflanzen angewiesen, mit ihrem hohen Potenzial an Energie aus der Fotosynthese. Diese Energie hat eine starke regenerierende und antidepressive Wirkung.

Die Biophysik lehrt uns, dass das Leben ein ständiger Kampf ist gegen das Chaos. In seiner Nobelpreisrede sagte Ilya Prigogine dazu: „Wir wachsen in direkter Proportion zur Menge an Chaos, die wir aushalten und auflösen können." Das Licht, der Gehalt an Photonen in unseren Zellen, ist unser Lebensprinzip. In ihm ist die biologische Information gespeichert. Eine Minute vor und eine Minute nach dem Tod sind wir biochemisch gesehen noch praktisch gleich, aber das Licht, unsere Lebensinformation, ist verschwunden. Unsere Wahrnehmungen, unsere Empfindungen und Gefühle, unsere Gedanken

> WE GROW IN DIRECT PROPORTION TO THE AMOUNT OF CHAOS WE CAN SUSTAIN AND DISSIPATE

und unsere Erinnerungen, unsere Intuition und Fantasie, unsere Ängste, unser ganzes Lebensgefühl ist im Licht in unseren Zellen gespeichert. Die Information in diesem Licht in unseren Zellen ist unsere Seele. Das ist nicht Esoterik, sondern reine Biophysik.

Für unser seelisches Empfinden und unsere seelische Entwicklung ist die Gesundheit jeder einzelnen unserer 15 Billionen Zellen wichtig, denn das Lebensgefühl jeder einzelnen Zelle dringt in unser Bewusstsein ein, als unser Lebensgefühl. Traumen, Kränkungen, Enttäuschungen prägen sich als Information in unsere Zellen ein und bestimmen unser Lebensgefühl und unsere Stimmung. Jede Erkrankung oder Verletzung von Gruppen von Zellen oder Organen beeinträchtigt unser Lebensgefühl. Darum ist eine Ernährung aus lebendiger pflanzlicher Kost eine ganz wichtige Voraussetzung für die Genesung körperlicher und seelischer Probleme, für das Ausheilen von Ängsten und die Heilung jeder Art von Depression.

Die Beziehung zum Höheren als wir selbst

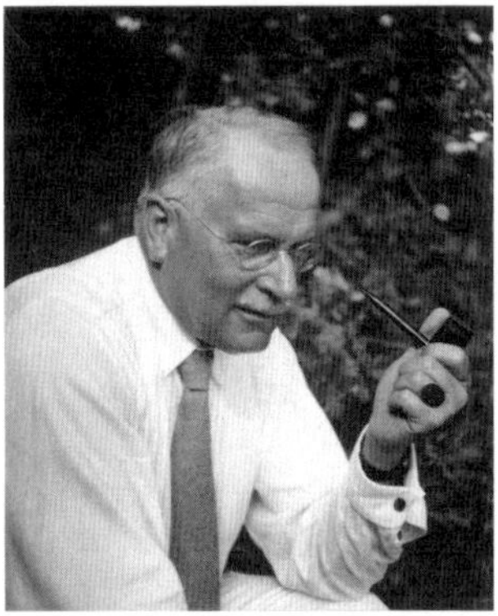

Carl Gustav Jung

Für Eltern und ihre Kinder ist es ganz wichtig, dass die Eltern sich über ihre persönliche Beziehung zum Höheren als sie selbst, im Klaren zu sind. Was ist höher als wir selbst? Freuds Schüler Carl Gustav Jung erforschte die Beziehung des Menschen zum Göttlichen. Er nannte es „Numinosum". Durch seine Arbeit mit schizophrenen Patienten, ihren Träumen und Bilderlebnissen und durch das Studium vieler Religionen, erkannte er, dass jeder Mensch, auch wenn er noch so sehr glaubt, Atheist zu sein, an etwas Höheres glaubt. Bei schizophrenen Menschen ist dieser Glaube erschüttert. Am Beispiel Friedrich Nietzsches Zarathustra zeigte er, dass jeder Mensch, wenn er seinen Glauben an etwas Höheres verliert, sodass er selbst zum Höchsten und gottähnlich würde, schizophren wird.

Wenn man glaubt, Atheist zu sein, bedeutet das lediglich, dass man nicht an eine Gottheit glaubt. Dann ist es der Glaube an eine sich selbst regulierende globale Marktwirtschaft, an einen Segen durch die Digitalisierung für die Menschheit, an ein Seligwerden durch immer grösser werdenden Reichtum, an Idole aus der Politik oder Grössen des Sports. Religionen, die den Menschen Trost versprachen, wurden zu grossen Weltreligionen. Doch verursachten sie furchtbare Kriege, denn wenn man glaubt, folgt man keiner Logik. Darum ist eine Verständigung mit Andersgläubigen meist nicht möglich. Atheistische Glaubensrichtungen geben den Menschen keinen Trost, keine Geborgenheit. Kinder brauchen einen Glauben, der ihnen Trost und Zuversicht vermittelt. Sie müssen erleben können, dass die Eltern und die Lehrer nicht das Höchste sind in dieser Welt. Nachdem C.G. Jung seinen Vortrag: „Psychologie und Religion" an der Hale University vorgetragen hatte, fragte ihn ein Gast: „Herr Jung, glauben Sie?" Da antwortete er, nach einer kleinen Denkpause: „Ich glaube nicht, aber ich sehe eine Kraft, die stärker ist als alles andere." Für Kinder ist es ganz wichtig, dass sie beten können. Dies ist aber nur möglich, wenn man das Höhere als man selbst personifiziert. Dann können sie zu einem Gott sprechen und von ihm Trost empfangen. Zu einer „Kraft, die stärker ist als alles andere", kann man nicht beten. Aber wir können ihnen einen starken Bezug zu den Phänomenen und dem Wunder der Natur vermitteln. So können sie das Höhere als sie selbst jeden Tag erleben und Geborgenheit finden.

Zur Frage der Gerechtigkeit

Vor gut 2000 Jahren begann man damit den Menschen Gerechtigkeit nach dem Tod im Himmel zu versprechen, da es im Leben keine Gerechtigkeit gibt. Und doch glaube ich, eine Art Gerechtigkeit im Leben zu finden: Kein einziger unter den Reichen, die in unsere Sprechstunde kamen, war glücklich. Einer war so unersättlich, dass er sieben Häuser besass, rund um den Erdball verstreut, Segeljachten und ein Privatflugzeug. Aber er war erfüllt von einer paradoxen Angst zu verarmen. Je älter reiche Menschen wurden, desto eher schien das Anhäufen von Geld ein Versuch zu sein, das Sterben vor sich herzuschieben. Am glücklichsten waren diejenigen, die gerade genug hatten zum Leben, die bescheiden und einfach lebten und stets bereit waren, anderen zu helfen, die in Not waren. Mehr Geld haben zu wollen, als man für sein Leben braucht, kann man nur durch Narzissmus und Neid erklären. Neid auf diejenigen, die vielleicht noch mehr haben als man selbst, und im Tiefsten der unbewussten Seele nagt ein schlechtes Gewissen gegenüber denen, die nichts haben und denen, die jeden Tag an Hunger sterben. Teilen, was man zu viel hat, es Bedürftigen zu schenken, macht Sinn. Darum gibt es doch eine Gerechtigkeit, denn Reichtum macht nicht glücklich, aber schenken und helfen macht glücklich.

Die seelische Entwicklung des Kindes, bis zum Erwachsensein

Für Eltern ist es ganz wichtig, die seelischen Entwicklungsschritte ihres Kindes gut zu kennen. Nur so können sie wirklich verstehen, was in ihrem Kinde vorgeht, nur dann sind sie in der Lage, ihm eine Entwicklung zu ermöglichen, bei der sich die körperlichen und die manuellen Fähigkeiten, seine Fantasie, seine Kreativität und seine Intuition und seine Fähigkeit, sich in andere einzufühlen, Schwächere zu verstehen und anderen zu helfen, im Gleichschritt mit seinen kognitiven Fähigkeiten entwickeln.

In den Schulen werden heute fast nur noch kognitive Fähigkeiten beachtet und trainiert und wird die „Intelligenz" des Kindes nach diesen beurteilt. Viele Eltern haben Angst, dass ihr Kind nicht zu den guten Schülern gehören wird, sodass es nicht ins Gymnasium kommen wird. Da ist die Gefahr gross, dass die Fähigkeiten des Kindes sich nicht harmonisch entwickeln können, dass seine Fantasie, seine Intuition, seine kreativen und die manuellen Fähigkeiten und seine Fähigkeit, mit anderen mitzufühlen, verkümmern. Ganz ungünstig erweisen sich Schulen für „Überbegabte" Kinder. Wohl können manche Kinder Klassen überspringen, doch bleibt dabei die seelische Entwicklung zurück. Alle Kinder, die so geschult wurden und die ich kennenlernte, litten unter Ängsten, welche in ihrem Alter längst hätten überwunden sein sollen. Es ist ganz wichtig, dass man „Frühreife" nicht mit besonderer Begabung verwechselt, sonst fügt man dem Kinde enormen Schaden zu. Gerade diejenigen Kinder, welche früh gut rechnen, schreiben und auswendig lernen können, benötigen viel Zeit und Anregung, um ihre Fantasie, ihre Kreativität und ihre Empathie zu entwickeln. Es gibt viele Beispiele von Menschen, die ihre Fähigkeiten erst sehr spät entfalteten und denen sich eine ganz besonders grosse Begabung entwickeln konnte, sodass sie spät im Leben grosse Leistungen vollbracht haben. In England nennt man sie „Late-Bloomers". Mit Strafen kann man bei Kindern nicht viel erreichen. Sogar wenn sie uns berechtigt erscheinen, verletzen sie stets das Vertrauen des Kindes zu seinen Eltern.

Es braucht klare Grenzen, besonders da, wo Dinge nicht für sein Alter sind, wo das Kind das Recht anderer nicht respektieren will, wo es sich selbst oder anderen schadet oder gar gefährdet. Diese Grenzen müssen wir als Eltern setzen, zum Wohl des Kindes und der ganzen Familie. Aber wir können dies liebevoll tun. Mit kleinen Belohnungen kann man viel erreichen, einem Glasschrank mit ganz kleinen, sinnvollen Spielsachen, die man sich verdienen kann, sobald man hundert Sternchen auf ein Blatt kleben durfte, je eines, wenn immer das Kind eine ihm gestellte Aufgabe pflichtgetreu ausgeführt hat. Aber die Anerkennung und Wertschätzung darf nicht an seiner Leistung gemessen werden. In jedem Alter muss das Kind spüren, dass man es lieb hat und seine kleine Persönlichkeit, seine Ideen und seine Meinung achtet, ganz einfach, weil es da ist und nicht weil es dies und das geleistet hat. Oft sind wir selber unerwünscht zur Welt gekommen oder zu frühem Gehorsam dressiert worden. Da ist es ganz wichtig, dafür zu sorgen, dass sich das nicht wiederholt, weder in ähnlicher Weise oder in ihrem Gegenteil. Die Entwicklung des Kindes vollzieht sich nicht durch Dressur und Strafen. Wenn wir in der Lage sind, dem Kind die richtigen Bedingungen zu geben, so vollzieht sie sich nach inneren Gesetzen. Es will sich entwickeln und wird seine Eltern nachahmen und will von ihnen allmählich alles lernen, um erwachsen zu werden.

Von den Anfängen der seelischen Entwicklung

Viel zu wenig ist man sich bewusst, was in einem neugeborenen Kinde, in einem Säugling vorgeht. Da sind die stärksten seelischen Kräfte am Werk und besteht die grösste Gefahr für eine Fehlentwicklung und spätere Krankheit. Darum beschreiben wir die ganz frühe Entwicklung, welche ganz besonders die geniale Kinderpsychoanalytikerin Melanie Klein durch die Spieltherapie mit Kindern erforscht und beschrieben hat und deren Erkenntnisse sich durch unzählige Kinderanalysen bestätigt haben:

Die „paranoid-schizoide Position" des Kindes

Der kleine Säugling kann die Mutter noch nicht als ganze Person erkennen. Er sieht nur Teile von ihr. Seine ganze Aufmerksamkeit ist auf die mütterliche Brust als „Teilobjekt" gerichtet, damit verbunden, von den warmen Händen der Mutter gehalten zu werden. Dabei erlebt das Kind während des Stillens die Brust als „gute Brust". Bei Entbehrung erlebt es den Hunger und das fehlende Erscheinen der Brust als „böse Brust". So entstehen erste, innere Vorstellungen von „gut" und„böse". Diese stehen im Zentrum der weiteren seelischen Entwicklung. Sie bilden einen Anfang des Entstehens des kindlichen „Ich".

Der Säugling befindet sich in gewissem Sinn in einem Ausnahmezustand. Positive Gefühle durch das Halten und die Ernährung durch die Mutter wechseln mit Ängsten ab, einer Angst auseinanderzufallen und von zerstörerischen Gefühlen überwältigt zu werden. Dies projiziert der Säugling nach aussen und er erlebt dies als Verfolgung, da sein „Ich" erst in Ansätzen am Entstehen ist und solche Gefühle noch nicht aushalten kann[15]. Darum ist der Säugling anfangs seinen destruktiven Triebregungen und Fantasien ausgesetzt, die er gegen seine äusseren Bezugspersonen und „Objekte" und deren Verinnerlichung richtet. Dadurch entwickeln sich massive Ängste und die Vorstellung, dass sich die angegriffenen „Objekte" als Vergeltung gegen ihn richten und sein „Ich" zu vernichten drohen. Darum bezeichnete Melanie Klein diese Entwicklungsphase als „paranoid-schizoide Position". Dieser Zustand dauert von der Geburt bis zum Alter von vier bis sechs Monaten. Durch die Verinnerlichung (Introjektion) entsteht im Säugling ein inneres „böses" Objekt, als erste Form des „Über-Ich"[16]. Wird dieses Entwicklungsstadium nicht ganz überwunden, so bildet dies die Grundlage für eine schizoide Persönlichkeit oder einen späteren Ausbruch einer Schizophrenie.

Die depressive Position

Zwischen dem 4. und 6. Lebensmonat geschieht ein ganz wichtiger Entwicklungsschritt. Das Kind beginnt die Mutter und andere Bezugspersonen als ganze Persönlichkeiten zu erkennen. Nun spürt es seine Hilflosigkeit und Abhängigkeit von deren liebevollen Betreuung. Es erkennt nun, dass diese sowohl „gute" als auch „böse" Eigenschaften haben. Erlebte das Kind in der früheren Zeit vor allem die Angst, dass sein ganzes, unbewusstes Wesen, sein „Selbst" nicht überleben könnte, erlebt es nun die Angst, die Bezugsperson, das

„Objekt", zu verlieren. Obschon noch immer auch schizoide Abwehrkräfte vorhanden sind, entwickeln sich nun eine Trennungsangst, erste Schuldgefühle, Gefühle von Trauer und der Wunsch nach Wiedergutmachung.

Das kindlich „Ich" hat nun zunehmend „Gutes" und „Böses" in seine Ich-Strukturen integriert und wird stärker. Die Verfolgungs- und Vernichtungsangst wird also zunehmend von schuldhaft depressiven Ängsten um die von den eigenen destruktiven Fantasien bedrohte Mutter, sein „Objekt", überlagert. Nun wird die Kontrolle über die Bezugsperson allmählich von Trennungsangst abgelöst. Nun ist die weitere Neigung der kindlichen Seele eng mit Verlust und Trauer verbunden. Dabei wird das Kind immer mehr fähig, sich von seinen Bezugspersonen abzugrenzen und entsteht allmählich eine Fähigkeit zur Dankbarkeit. Damit gehen die archaischen Verfolgungsängste immer mehr zurück. Das Erleben von Ängsten vor einem Verlust geliebter Personen und von Schuldgefühlen, bleibt jedoch eine Aufgabe für das ganze Leben[17].

Die seelischen Abwehrmechanismen

Für Eltern ist es eine grosse Hilfe, diese Abwehrmechanismen zu kennen und sie genauso beim Kinde, wie auch bei sich selbst zu erkennen.

Die Verdrängung

Sigmund Freud erkannte die Abwehr durch Verdrängung. Was uns zu sehr belastet, verdrängen wir ins Unbewusste. So werden ständig tabuierte oder bedrohliche Sachverhalte oder Vorstellungen von der bewussten Wahrnehmung ferngehalten. Die Psychoanalyse versteht Verdrängung als ein gewöhnlicher Vorgang, der bei allen Menschen stattfindet. Was wir verdrängen, ist nicht vergessen, stets bleibt es in unserer unbewussten Seele vorhanden und beeinflusst unseren Willen und unser Lebensgefühl. Was wir vergessen, verblasst aus unserem Bewusstsein und geht mit anderen vergessenen Inhalten in eine gemeinsame Erinnerungsspur über. Im Unterschied zum Vergessen ist die Verdrängung ein aktiver Prozess, der einen ständigen seelischen Aufwand bedeutet, eine sogenannte „Verdrängungsarbeit". Was wir verdrängen geht nicht in eine allgemeine Erinnerungsspur hinein, sondern wird zu einem eigenen seelischen Inhalt, welcher die Wahrnehmung der Realität verfälscht und unsere Lernfähigkeit behindert. Verdrängte Inhalte bilden in der unbewussten Seele abgespaltene Komplexe, die mit den Triebregungen verbunden bleiben und unser Denken und unseren Willen beeinflussen, ohne dass wir dessen gewahr werden.

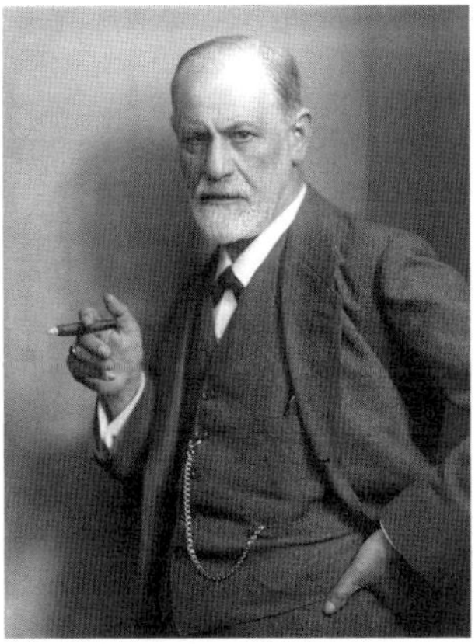

Sigmund Freud
Bild: Max Halberstadt 1921

Freud unterschied eine „Ur-Verdrängung", die den Trieb auf unbewusste Inhalte fixiert und die Basis für spätere Verdrängungsleistungen abgibt, von einer „eigentlichen Verdrängung". Diese ist ohne die Ur-Verdrängung, die den Trieb auf sich richtet, nicht denkbar. So gibt es eine „Wiederkehr des Verdrängten", wobei sich das Verdrängte in Form von Symptomen, Träumen oder Fehlleistungen immer wieder bemerkbar macht. Die Verdrängung geschieht unwillkürlich. Man kann sie nicht willentlich herbeiführen[18].

Die Spieltherapie wurde von Anna Freud begründet. Melanie Klein entwickelte sie sehr viel weiter, denn sie entdeckte, dass auch kleine Kinder, die sich sprachlich noch nicht klar ausdrücken können, psychoanalytisch behandelt werden können. Aus ihrer therapeutischen Arbeit in der Spieltherapie sammelte sie wichtige Er-

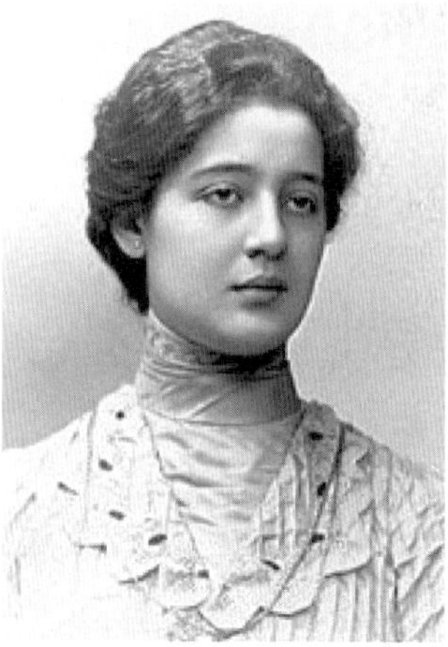

Melanie Klein

kenntnisse über die sich entwickelnde kindliche Psyche. Im Gegensatz zu Freud, der einen starken Schwerpunkt auf die Triebtheorie legte und den Menschen vorwiegend als Einzelwesen verstand, lenkte Melanie Klein die Aufmerksamkeit verstärkt auf die frühkindliche Entwicklung und die Mutter-Kind-Beziehung. Sie erkannte, dass die Art und Weise, wie ein Mensch die Welt wahrnimmt und mit welchen Erwartungen er an sie herantritt, durch seine Beziehung zu wichtigen, frühen Bezugspersonen geprägt wird, die sie „Objekte" nannte. In den unbewussten kindlichen Fantasien erkannte sie frühe Mechanismen der Abwehr- und seelischen Bewältigung. Durch das Erleben der frühen „Beziehungsobjekte", der Eltern, entstehen Emotionen. Sie können gehasst oder geliebt werden. So entstehen intensive Affekte, Impulse, Ängste und erscheinen Bedürfnisse des kindlichen „Selbst"[19]. Das *„Selbst"* besteht unter anderem aus vielen Erinnerungsspuren, es ist die komplexe Vorstellung, die der Mensch von sich selbst hat.

Das seelische Dasein beginnt vor- und mit der Geburt und äussert sich als unbewusste Fantasien. In Melanie Kleins Verständnis der seelischen Entwicklung des Kindes ist der Todestrieb, die Aggression, stärker wirksam als das Lustprinzip, die Libido. Sie beobachtete durch die Spieltherapie, dass die inneren Objekte des Kindes in den unbewussten Fantasien der jeweils vorherrschenden seelischen Position entsprachen und stärker von der Triebbesetzung des Kindes abhängen, als von dem, was in der Realität geschieht[20]. Der „Todestrieb" äussert sich im Unbewussten des Menschen als Angst vor einer Vernichtung des Lebens[21]. Diese Angst entsteht, wenn der Säugling die mütterliche Brust nicht erreicht, sodass er diese als „böse Brust" wahrnimmt, während die Libido aus dem positiven Erleben des Stillens, der „lieben Brust" entsteht. Darum sucht der Säugling die mütterliche Brust voll Angst und Panik.

Projektion und Introjektion

Dies sind die grundlegenden Abwehrmechanismen, mit denen sich das werdende kindliche „Ich" vor der Angst, die es vor seinen frühesten „Objekten" bzw. Bezugspersonen bekommt, schützt. Die Spaltung und die projektive Identifizierung sind die Folge von Projektion und Introjektion. Die Libido ist der Trieb zum Leben. Indem die kindliche Seele ihre „guten" Objektvorstellungen" auf seine Bezugsperson projiziert, kann es diese von seinen aggressiven, „bösen" Objektvorstellungen trennen. Dadurch entsteht für das Kind eine innere Welt des rein Guten, die von einer inneren Welt des bloss zerstörerischen Bösen abgespalten ist. Bei der Projektion versucht man einen als unerträglich empfundenen Anteil oder eine unerträgliche Eigenschaft seiner Selbst, loszuwerden, indem man sie auf eine andere Person projiziert. Im Gegensatz zur Projektion idealisierter Anteile, zwingt man die andere Person nicht, sich mit diesem negativen Anteil, den man auf sie projiziert, zu identifizieren, sodass man akzeptiert, dass diese ihr Verhalten nicht danach richtet.

Die projektive Identifikation

Im kleinen Kind entsteht ein inneres Bild seiner frühen Bezugspersonen und Objekte. Dieses erfüllt sein „Selbst", sein ganzes unbewusstes Wesen. Dieses innere Bild projiziert es auf die Aussenwelt, um sie zu kontrollieren, zu besitzen oder auch ihm zu schaden, wenn es Angst hat. Dies entspricht einer unbewussten Fantasie. So wird der unerträgliche Triebimpuls oder die durch ihn erzeugte unerträgliche Angst durch das im Entstehen begriffene „Ich" auf das „Objekt" bzw. die Bezugsperson projiziert und das Kind möchte, dass sich die reale Bezugsperson mit diesem „Objekt", das es sich innerlich vorstellt, identifiziert und sich genauso verhält, wie es dies wünscht. Melanie Klein nannte diesen Abwehrvorgang *projektive Identifizierung.* In der Fantasie werden „böse" Teile des Selbst von den übrigen Teilen des Selbst abgespalten und in die Mutter bzw. ihre Brust als Teilobjekt projiziert, solange der kleine Säugling die Mutter noch nicht als Person, sondern nur Teile von ihr wahrnehmen kann. Der Säugling möchte sie in Besitz nehmen, um sie zu kontrollieren. Dabei geht es um die Entlastung des „Selbst" von Spannungen, Angst und Schmerz[22]. Durch diese Projektion werden eigene seelische Inhalte, Werte, Gedanken und Gefühle fälschlicherweise als diejenigen der anderen Person, der Mutter, wahrgenommen. Die projizierten seelischen Inhalte sind aber nicht verschwunden, sondern sie kommen von aussen auf das Kind zurück, als vermeintliche äussere Bedrohung oder Verfolgungsangst[23]. Für Eltern ist es ganz wichtig, darauf zu achten, dass sie sich stets dessen bewusst sind, welche Gefühle und Gedanken diejenigen ihres Kindes und welche die Eigenen sind, sonst riskieren sie, die Entwicklung der Persönlichkeit ihres Kindes ernsthaft zu behindern. Die projektive Identifikation ist eine häufige Form, Konflikte unbewusst abzuwehren. Ganz besonders stark entsteht sie bei Menschen, die an einer Borderline-Persönlichkeit leiden, denn diese Menschen neigen stark dazu, andere Personen in ihre seelischen Konflikte mit einzubeziehen. Dadurch erzeugen sie oft heftige Abwehrreaktionen bei den Bezugspersonen als Gegenübertragung[24]. Auch während einer Psychotherapie geschieht dies oft und führt zum Therapieabbruch. Darum ist es ganz wichtig, dass der Therapeut durch eine Lehranalyse seiner eigenen Persönlichkeit gut geschult und äusserst erfahren ist, sodass er sich dieser Phänomene stets bewusst ist.

Die introjektive Identifizierung

Bei der „introjektiven Identifizierung" nimmt das Kind das Wesen einer Bezugsperson in sich auf. Dies kann die Entwicklung der eigenen Persönlichkeit des Kindes behindern. Darum ist es für Eltern ganz wichtig, dass sie darauf achten, dass das Kind sich nicht übermässig mit ihnen identifiziert, sondern zu einer eigenen Persönlichkeit findet. Fühlt man sich zu sehr mit einem Elternteil identifiziert, so ist es wichtig, dies in einer analytischen Psychotherapie aufzulösen, damit man zu seiner eigenen Persönlichkeit finden kann.

Die Spaltung

Neben der projektiven Identifikation ist die Spaltung ein wichtiger Abwehrmechanismus im späteren psychischen Leben. Einerseits kann dies geschehen, indem Personen oder Objekte moralisch oder mit anderen Motiven, idealisiert werden oder dass man sie im Gegenteil entwertet. Eine weitere Art der „Spaltung" ist die Projektion.

Die Gefahr einer Spaltung des kindlichen „Ichs“ in Fragmente

Das frühe, noch schwach entwickelte „Ich“ des Kindes ist der fortwährenden Desintegration durch Ängste ausgesetzt, falls die Abwehrmechanismen der Projektion, Introjektion, Aufspaltung, Idealisierung, Verleugnung oder der projektiven und introjektiven Identifikation versagen würden. Dann würde das Kind von Angst überflutet und würde sich das „Ich“ in kleine Fragmente aufspalten, um der Erfahrung der Angst zu entgehen[25]. Dies bedeutet eine sehr gefährliche Störung der Entwicklung der Persönlichkeit des Kindes, eine Gefährdung für eine Geisteskrankheit. Für Eltern ist es ganz wichtig, ihre Kinder vor allem, was starke Furcht erregt, konsequent zu schützen. Dies geschieht heute kaum mehr. Kinder und Jugendlichen werden ständig brutalen, scheusslichen, furchterregenden Aussagen, Nachrichten, Bildern, Filmen, und elektronischen Spielen voller Brutalität ausgesetzt. Dadurch leiden immer mehr junge Menschen an einer fragmentierten Persönlichkeit. Sie können verschiedene Wahrnehmungen der Realität nicht mehr zusammenbringen und dadurch keine klare, logische Entscheide fällen. Auch bei betagten Erwachsenen, die einen Krieg erlebt haben, findet man solche Spaltungen der Persönlichkeit.

Die Verleugnung

Die Verleugnung geschieht oft als seelische Abwehr einer schwer erträglichen Realität. Verleugnete Tatsachen nimmt man einfach nicht mehr wahr. Doch wird durch die Verleugnung die Wahrnehmung der Realität in gefährlicher Weise behindert. Im Unterschied zur Verdrängung eigener Triebregungen, richtet sich die Verleugnung gegen die äussere Realität. Was man verleugnet, ist dennoch in der Realität vorhanden, aber wir sind nicht mehr in der Lage angemessen dagegen zu reagieren.

Der Ödipuskomplex aus heutiger Sicht

Ödipus war ein Sohn des Laios, des Königs von Theben. Er tötet seinen Vater an einer Weggabelung. Später erhält er als Belohnung dafür, dass er Theben von der Sphinx befreit hatte, Iokaste, die Witwe des Königs, seine leibliche Mutter, zur Frau. Erst später erfährt Ödipus, dass es seine Mutter ist und dass es Laios, sein Vater war, den er getötet hat. In Sophokles' Drama „König Ödipus" erhängt sich Iokaste in dem Moment, wo die Wahrheit ans Licht kommt, woraufhin sich Ödipus die Augen aussticht und mit seiner Schande ins Exil geht. Dies symbolisiert den Akt der Verdrängung. Das psychoanalytische Konzept des Ödipuskomplexes geht auf Sigmund Freud zurück.

Der *Ödipuskonflikt* bezeichnet nach heutiger Auffassung die Gesamtheit aller Liebes- und Hassgefühle und der sich daraus entwickelnden Schuldgefühle eines Kindes, ob Mädchen oder Knabe, als Resultat der Beziehungen, die es erlebt. Zur Bewältigung des Ödipuskonflikts gehört die Anerkennung der Grenzen zwischen den Generationen, die Anerkennung der Mutter und des Vaters, die Anerkennung der Eltern als sexuelles Paar, das Durcharbeiten der Trauer über die sich nicht erfüllenden erotischen Bindungen an die Eltern und die Bewältigung der Aggressionen durch die Rivalität gegenüber dem andersgeschlechtlichen Elternteil. Diese Aufgabe stellt sich für Kinder, Männer und Frauen in gleicher Weise.

Für die Eltern ist eine Überwindung der ambivalenten Regungen von Liebe und Hass, Fürsorge und Aggression, die in der Beziehung zu ihren Kindern und zwischen den Eltern entstehen, von grosser Bedeutung. Unbewältigte ödipale Konflikte der Eltern aus der eigenen Kindheit werden in der Beziehung mit ihren Kindern wieder aktiviert, wenn sie weder erkannt noch rechtzeitig gelöst werden. Dann übertragen sie sich auf das Kind und beeinträchtigen dessen Entwicklung[26].

Vom Ursprung des Neides

Neid bewirkt ein äusserst unangenehmes, unerträgliches Gefühl, das entstehen kann, wenn eine andere Person etwas besitzt oder wenn sie eine Eigenschaft hat, die man selbst zu haben wünscht, mit dem Drang, es wegzunehmen oder zu verderben oder die andere Person zu zerstören. Eifersucht ist anders. Bei der Eifersucht sind immer drei Personen beteiligt, da geht es darum, von einer begehrten Person mehr geschätzt zu werden als eine andere Person, mit der man rivalisiert. Am Neid sind nur zwei Personen beteiligt, der Neidische und der Beneidete. Neid ist tödlich. Er hat seine Wurzel in der ganz frühen Kindheit, in der Zeit der schizoiden Position. Gier ist wieder anders. Sie strebt danach, masslos alles zu besitzen, ohne die Folgen davon zu sehen.

In den ersten Lebensmonaten dominieren beim Säugling starke „paranoide" Ängste, die er aufgrund der ersten Neidgefühle gegenüber der „mütterlichen Brust" entwickelt. Der Neid entsteht, sobald der Säugling der „Brust" in ihrer Bedeutung für sein Wohlbefinden und für sein Leben gewahr wird. Die Befriedigung, die er an der Brust erlebt, gibt ihm das Gefühl, dass die „Brust" die Quelle allen Behagens, körperlicher wie seelischer Art, sei, ein unerschöpfliches Reservoir an Nahrung, Wärme, Liebe und Verständnis. Daraus entsteht ein Verlangen, die Brust zu besitzen und der Wunsch, selbst die Quelle solcher Vollkommenheit zu sein[27]. Heftige Neidgefühle führen zur Verzweiflung. Der Neid behindert eine gute Verinnerlichung (Introjektion), und das wiederum vermehrt den Neid[28].

Die Bedeutung der Fantasie

Die Fantasie hat für die Entwicklung des Kindes eine zentrale Bedeutung. Nicht Triebwünsche sind der primäre Inhalt des Unbewussten, sondern die unbewussten Fantasien. Fantasie liegt jedem psychischen Prozess zugrunde. Sie ist das Fundament aller seelischen Vorgänge. Dagegen sind die Triebe mit den Beziehungspersonen, den „Beziehungsobjekten" verknüpft[29]. Da ist es ganz wichtig, dass wir Eltern uns an den Fantasien unserer Kinder beteiligen und uns daran freuen.

Narzissmus

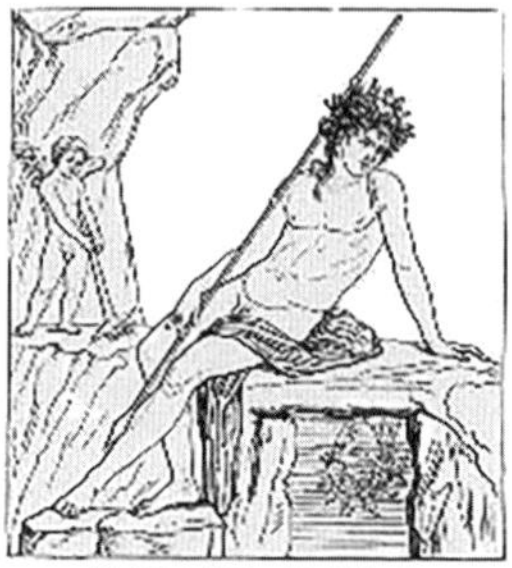

Narkissos (Wandgemälde in [illegible])

In den „Metamorphosen“ erzählt Ovid die aus der griechischen Mythologie stammende Geschichte des Jünglings Narziss, der alle Verehrerinnen und Verehrer zurückweist. Einer unter ihnen ruft die Götter an. Die Göttin Nemesis erhört seine Bitte und bestraft Narziss mit unstillbarer Selbstliebe: Er verliebt sich in sein eigenes Spiegelbild, das er im Wasser einer Quelle erblickt. Obwohl er die Täuschung durchschaut, kann er sich nicht von diesem Bild abwenden und stirbt, um sich im Tod in eine Narzisse zu verwandeln[30]. Ursprünglich hatte dieser Mythos die Selbstüberhebung (Hybris) und deren Strafe zum Thema. In der Spätantike wurde an der Sage das Motiv der „Vergänglichkeit“ (Vanitas) hervorgehoben. Sigmund Freud führte den Begriff Narzissmus im Jahr 1914 in die Psychoanalyse ein, mit einem Essay „Zur Einführung des Narzissmus“. Dadurch hat dieser Begriff einen breiten Eingang in die Wissenschaft und Umgangssprache gefunden.

Heute wird der Begriff „Narzissmus“ allgemein für eine Verliebtheit und Bewunderung eines Menschen in sich selbst und eine Bewunderung seiner Selbst verwendet, für einen Menschen, der sich für wichtiger und wertvoller hält, als andere Menschen, die ihn beobachten, für einen Menschen, der stark auf sich selbst bezogen ist und anderen Menschen weniger Beachtung schenkt, als sich selbst[31]. In der Umgangssprache wird dies meist zu Unrecht rein negativ bewertet, denn wie Freuds Schüler Erich Fromm betonte, ist keine Liebe zu anderen Menschen möglich, ohne dass man auch sich selbst liebt. Nach ihm ist Selbstsucht destruktiver Narzissmus und ein Zeichen mangelnder Liebe seiner Selbst, bis hin zum Hass seiner Selbst. Unfähig, Freude an sich und seiner Kreativität zu empfinden, betrachtet der selbstsüchtige Narzisst die Welt nur als Gelegenheit zu egoistischer Vorteilsnahme und eigensüchtiger Ausbeutung[32]. Erich Fromm definierte den Narzissten als eine Person, die nur sich selbst, ihren Körper, ihre Bedürfnisse, ihre Gefühle, ihre Gedanken, ihr Eigentum und alles, was zu ihr gehört, als real erlebt und sich für alles, was nicht Teil seiner Person oder Gegenstand seiner eigenen Bedürfnisse ist, nicht interessiert. Dadurch ist sein Realitätssinn massiv gestört und er ist farblos und stumpf in seiner Gefühlswelt[33].

Der Mutterkomplex

Alle Gefühle, die sich auf die eigene Mutter beziehen, bezeichnet man als Mutterkomplex. Zu Unrecht wird heute der Begriff „Komplex" von vielen Menschen dazu verwendet, andere zu entwerten. Der Mutterkomplex beginnt in der Schwangerschaft. Was das Kind mit der Mutter erlebt, nimmt es ungehindert in sich auf und was das noch schwache kindliche „Ich" nicht bewältigen kann, wird verdrängt oder nach aussen projiziert. So entsteht ein *inneres Mutterbild*, das sich bis in das Erwachsensein wandelt, ergänzt und welches durch die bewusster werdende Erfahrung der Realität laufend korrigiert wird. Ein Grossteil all dieser Erfahrungen bleibt in der unbewussten Seele verborgen und beeinflusst unsere Wahrnehmung und unseren Willen, ohne dass wir uns dessen gewahr werden. Dies ist unser Mutterkomplex. Jeder Mensch hat diesen in sich verborgen. Er beeinflusst unser Denken und unseren Willen, beeinflusst unseren Umgang mit anderen Menschen, die Fantasien unserer Sexualität und die Partnerwahl. Hinzu kommen ungelöste Anteile des Mutterkomplexes unserer Eltern. Diese werden epigenetisch auf uns weitervererbt. Und noch weiter kommen archetypisch verankerte Mutterbilder hinzu, die aus der ganzen, Millionen Jahre zurückreichenden Ahnenreihe weitervererbt wurden. C.G. Jung beschrieb sie als Archetypen. All dies beeinflusst unser Denken und unseren Willen und schränkt uns in unserer Freiheit ein. Darum ist eine der wichtigsten Aufgaben unseres Lebens, uns die unbewussten Anteile unseres Mutterbildes bewusst zu machen, indem wir unsere Gefühle und Meinungen kennenlernen und laufend überprüfen.

Der Vaterkomplex

Genauso wie der Mutterkomplex gibt es in jedem Menschen einen Vaterkomplex, der aus allen Erfahrungen besteht, die wir mit dem Vater und väterlichen Bezugspersonen gemacht haben. Erfahrungen, die das Kind als bedrohlich erlebt hat, werden weniger verinnerlicht (introjiziert) und verdrängt, sondern eher nach aussen projiziert. Alles was in der unbewussten Seele verborgen bleibt, beeinflusst unseren Willen und unser Handeln. Ein eindrückliches, tragisches Beispiel eines ungelösten, nicht im Bewusstsein verarbeiteten Vaterkomplexes ist Adolf Hitler, das Beispiel eines Vaterkomplexes der massiv nach aussen projiziert wurde, da der Vater den Sohn äusserst kränkend und brutal behandelte. Damals waren in Deutschland ähnliche Vaterkomplexe weitverbreitet, da viele Väter meinten, ihre Söhne brutal bestrafen zu müssen. So identifizierten sich viele Männer mit Hitler nach den Kränkungen durch die Siegermächte und konnte es zur Katastrophe des Holocausts und des zweiten Weltkriegs kommen. Auch im Vaterkomplex sind epigenetisch vererbte und archetypische Anteile vorhanden.

Archetypen

C. G. Jung untersuchte unterschiedlichste Kulturen und Religionen und stellte fest, dass es im Unbewusstsein der Menschen aller Kulturen gemeinsame Grundvorstellungen, Symbole und Inhalte gibt. Er nannte dies das *„kollektive Unbewusste"*. Das Wort Archetypus heisst griechisch: archē, „Ursprung" typos, „Prägung". Archetypen sind Inhalte, Bilder und Vorstellungen, die man im Unbewusstsein aller Menschen findet. Sie gehen in die unvorstellbare, Millionen Jahre lange Reihe unserer Ahnen zurück. Auch sie beeinflussen unser Fühlen, Denken und unseren Willen. Typische Beispiele sind: die Sonne, der Mond, die Sterne, als Symbole von lichtbringenden, bewusstseinsbringenden Gottheiten. Einige Archetypen entsprechen Urerfahrungen der Menschheit wie z. B. „weiblich", „männlich", Geburt, Kindheit, Pubertät, Wandlung und Tod. Auch wird die Vielfalt religiöser Erfahrungen als archetypisch betrachtet, da man sie in verschiedensten Religionen findet. Archetypen erscheinen bei verschiedensten Menschen in symbolischen Bildern, in Träumen, Visionen, in Wahnvorstellungen geisteskranker Menschen, in künstlerischen Werken, Märchen und Mythen. Sie sind angeborene Inhalte des kollektiven Unbewussten[34]. So gilt ein Engel zum Beispiel als ein archetypisches Symbol eines Vermittlers zur höchsten Gottheit als spirituellen Wert.

Carl Gustav Jung beobachtete in Träumen und Fantasien von Menschen „typische Mythologeme", von denen die betreffenden Personen aus ihrem Umfeld nie etwas hätten hören oder sehen können[35,36,37]. Archetypische Symbole bringen unser Bewusstsein in Kontakt mit dem kollektiven Unbewussten. Archetypische Symbole können zum Beispiel sein: ein Kind, ein Krieger, ein Wanderer, ein Beschützer, ein Heilsbringer, Früchte, ein Hausbau, ein Feuer, ein Fluss, ein See oder ein Meer. Was diese Symbole für jeden Menschen bedeuten, hängt von seiner Kultur und seinen persönlichen Lebenserfahrungen ab. Doch gibt es Assoziationen, welche Menschen zu diesen Bildern haben, die in vielen Kulturen sehr ähnlich sind. Zum Beispiel kennen alle Menschen den Kreis von der Gestalt der Sonne und des Mondes, wie auch von den Bahnen der Gestirne im Tageslauf. Darum wurde der Kreis in den meisten Kulturen zu einem Symbol für die himmlische Sphäre und ihrer sich immer wiederholenden zeitlichen Abläufe. Ein Ring, eine Krone, ein Heiligenschein oder der Kreis mit den Symbolen Yin und Yang. Diese Symbole symbolisieren Unendlichkeit und Würde, Verbundenheit eines umfassenden Ganzen. Ein gleichseitiges Kreuz wird in allen Kulturen mit vier Himmelsrichtungen, vier Jahreszeiten oder vier Mondphasen, also den vier Wochen eines Monats assoziiert, als Gegensätze um einen Mittelpunkt.

Häuser und Felder gestalten die Menschen überall meist in rechteckigen Formen. Das Mandala findet man in China, Indien, Tibet, in verschiedenen neolithischen Kulturen, bei den Platonikern und in der Alchemie. Meistens enthält es das Symbol eines Kreises, kombiniert mit fein ausgearbeiteten Kreuzstrukturen. Ein archetypisches Tiersymbol ist die Schlange. Man findet sie als religiöses Symbol im

Hinduismus, beim griechischen Gott Asklepios, bei der „Erbsünde“ im Christentum und sie erscheint in Träumen auch bei Menschen Mitteleuropas, furchterregend oder heilsam, obschon hier Schlangen im täglichen Leben kaum eine Rolle spielen.

Weltweit gibt es den Mythos des Archetypus der Mutter als „Grosse Göttin“. So gab es in der Altsteinzeit bereits Venusfigurinen. In verschiedensten Religionen findet man sie in Gestalt „Grosser Göttinnen“: der sumerischen Inanna, der ägyptischen Nut und Hathor, in der indischen Shakti, in der germanischen Freya, in der japanischen Amaterasu und in der altgriechischen Religion in mehrfacher Gestalt mit verschiedenen Eigenschaften: als Demeter, Kore oder Persephone. Im Christentum erschien die „grosse Mutter“ als Maria.

Auch den Archetypus des Helden und seiner Widersacher findet man weitverbreitet: als sumerischen Gilgamesch, ägyptischen Re, inkarniert als Pharao, als germanischen Donar/Thor, griechischen Perseus und Herakles, im Christentum als die Drachentöter Sankt Michael und St. Georg und im alten Testament erscheinen sie als „himmlische Heerscharen“. Heldengestalten erschienen in Märchen auch öfter weiblich, als Heldin, wo man sie oft als sich behauptendes Ich-Bewusstsein verstehen kann und die Widersacher erscheinen oft als Schatten der Persönlichkeit[38].

Auch ist der Baum ein archetypisches Motiv in der Kultur- und Religionsgeschichte wie auch im Traumleben der Menschen. Er erscheint in der Kabbala als „Weltenbaum“ oder „Lebensbaum“, im alten Testament als „Bäume des Lebens und der Erkenntnis“. In der germanischen Mythologie erscheint er als Weltenbaum Yggdrasil, bei den Maya als Yaxche-Baum, in China als Baum mit Früchten: als Symbol der Unsterblichkeit, oder die Eiche erscheint als heiliger Baum bei Zeus oder Donar oder bei den Ägyptern als Ort der Göttin Hathor und im Buddhismus als Bodhibaum. Weitere Archetypen sind diejenigen des Kindes, des Königs und der Königin.

Animus und Anima

C. G. Jung beschrieb in eindrücklicher Weise unser gegengeschlechtliches Selbst und bezeichnete es bei der Frau als Animus und beim Mann als Anima. Unser gegengeschlechtliches „Selbst" ist in der Regel verdrängt. Archetypische Symbole der Anima können z.B. eine romantische Schönheit, eine unerreichbare geistige Geliebte sein. Die Anima kann positiv oder negativ erlebt werden, so auch der Animus. Typische Symbole des Animus können zum Beispiel ein Magier, ein starker Held, ein zauberhafter Künstler oder ein spiritueller Führer sein. Beide Archetypen projizieren wir meist unwillkürlich in Personen des anderen Geschlechts. Unser gegengeschlechtliches Selbst zu entdecken ist für unsere Selbsterkenntnis und seelische Entwicklung von grosser Bedeutung, denn auch dieses möchte leben und sich verwirklichen können. Vom Animus und der Anima gibt es einen fliessenden Übergang zur Homosexualität.

In jedem Menschen schlummern homosexuelle Fantasien, die mehr oder wenig stark verdrängt sind. Sind sie stark verdrängt, so äussern sie sich als Abneigung oder gar Ekel. Dass so viele Menschen damit Mühe haben, die Tatsache des Phänomens Homosexualität anzuerkennen, hat mit dieser Verdrängung zu tun. Im Bircher-Benner Handbuch Nr. 20: „Zur Überwindung von Angst und Depression" haben wir die Ursache und das Wesen der Homosexualität eingehend beschrieben. Dominieren in uns homosexuelle Wünsche und Gefühle, so kann niemand dies ändern. Dann ist es ganz wichtig, dies anzunehmen. Doch ist es für die Entwicklung der Kinder ganz wichtig, dass man sie auf keinen Fall miteinbezieht. Wir müssen unsere sexuellen Wünsche und Triebregungen, wohin sie auch gerichtet sein mögen, von unseren Kindern fernhalten, sonst gefährden wir ernsthaft ihre Entwicklung.

Archetyp, Trieb und Instinkt

Nach C.G. Jung haben sich die instinktiven Verhaltensmuster des Menschen einerseits aus den archetypischen Bildern und anderseits aus der Triebdynamik heraus entwickelt[39,40], sodass sich in der Evolution des Menschen die Archetypen, die Triebe und der Instinkt als „Niederschlag alles menschlichen Erlebens" gemeinsam entwickelten und die Kultur und das Bewusstsein des Menschen prägten[41]. So erklärte Jung das instinktive Verhalten des Menschen in den verschiedenen Lebensphasen: die Mutter-Kind-Beziehung, das typische Verhalten in der Kindheit, der Drang, die Umwelt zu erforschen, das Erlernen der Sprache, das Verhalten in der Jugendzeit, bei der Partnerwahl und bei der Teilnahme am wirtschaftlichen Leben, das Verhältnis zur Religion und die Übernahme sozialer Verantwortung. Die Gesamtheit der Archetypen bildet die Struktur des kollektiven Unbewussten, im Gegensatz zum individuellen Unbewusstsein eines jeden Menschen.

Auch die Tendenz des Menschen, ein Bewusstsein hervorzubringen, ist archetypischen Ursprungs. Die Sonne ist ein archetypisches Symbol des Bewusstseins, so auch die Mythen um Sonnenhelden. So wandert „König Sol" als Archetypus des Bewusstseins durch die Welt des Unbewussten als Symbol für jene vielen Menschen, die eines Bewusstseins fähig sind[42]. Auch der ägyptische Sonnengott „Re" ist ein archetypisches Bild des menschlichen Bewusstseins, mit seiner allnächtlichen Erneuerungsreise durch die Unterwelt, ins Unbewusste. Dem entspricht, dass Christus als „Sol Novus" bezeichnet wurde, der als neuer Lichtbringer ein neues Bewusstsein auf die Welt brachte. Auch dem Mond und den Planeten, wurden archetypische Symbole für Aspekte des Bewusstseins zugeordnet.

Archetypische Symbole des Schattens sind zum Beispiel „dunkle Doppelgänger" oder „böse Widersacher des Helden". Unbewusste Schattenprojektionen auf den jeweils anderen Menschen sind typisch für persönliche wie auch kollektive Konflikte. Gelingt es uns, diese bewusst zu machen, so kann dies für das Lösen von Konflikten von grosser Hilfe sein[43]. Typische Archetypen des „Selbst" sind zum Beispiel: das „göttliche Kind", der oder die „alte Weise", der „Stein der Weisen", das „Mandala" und verschiedene andere Symbole in unserer Seele. Das Selbst kann für uns förderlich sein, aber auch „dunkel" und als „Widersacher", dem Ich gegenüberstehen. Oft wird das archetypische Selbst in politische oder religiöse Führer projiziert, auch in Ideologien oder soziale Massenbewegungen[44].

Wird ein archetypisches Verhalten unterdrückt, so kann daraus eine Neurose entstehen. Es kann sich aber auch als persönlichen Schatten manifestieren. So können Tendenzen, die einen höchst heilsamen Einfluss ausüben können, sich in Dämonen verwandeln, wenn sie verdrängt werden. Darum haben viele wohlmeinende Leute Angst vor ihrem eigenen Unbewussten und vor jeder Psychologie. Je mehr die Schattenseiten der eigenen Persönlichkeit verdrängt werden, desto stärker durchdringen sie die gesamte Persönlichkeit in Form einer Neurose[45].

Die Wandlung der Libido und die Entwicklung der Sexualität

Beim neugeborenen Kinde ist die Libido auf das Stillen, die mütterliche Brust, das Saugen und den Mund orientiert. Darum bezeichnete Sigmund Freud die Säuglingszeit als *„orale Phase“* der Sexualität. Diese erstreckt sich über die Entwicklungsphase der paranoid-„schizoiden Position“ Melanie Kleins, die bis zum Alter von 4–6 Monaten reicht, über die Phase der „depressiven Position“ hinaus und kann auch beim älteren Kind und beim Erwachsenen immer wieder in Erscheinung treten, da der Mund eine erogene Zone bleibt.

Dann kommt beim Kleinkind die Zeit, wo es trocken und allmählich fähig wird, seine Stuhlgewohnheiten zu beherrschen. Dabei empfindet es rund um den Stuhldrang und das Zurückhalten der Defäkation libidinöse Gefühle im Analbereich. Die Psychoanalyse bezeichnet diese Zeit als *„anale Phase“* der sexuellen Entwicklung. Solche Gefühle können auch bei älteren Kindern und bis ins Erwachsensein in Erscheinung treten, da auch die Analgegend eine erogene Zone bleibt.

In der weiteren Entwicklung des Kleinkindes verlagert sich die kindliche Sexualität zu den Genitalien, sodass es, um sich zu beruhigen und zu befriedigen, mit diesen spielt. Dies bezeichnet man als *„genitale Phase“* der Sexualität und sie bleibt in der Regel beim Erwachsensein dominant. Für eine gesunde Entwicklung der Sexualität ist es ganz wichtig, dass die Eltern dieses Spielen mit den Genitalien nicht bestrafen, sondern lediglich dem grösser werdenden Kinde nahelegen, dies nicht in der Öffentlichkeit zu tun.

Mit dem Gestaltwandel um das 7. Altersjahr kommt das Kind in eine *„Latenzphase“*, indem es seine Sexualität teilweise verdrängt, zugunsten seiner übrigen seelischen und geistigen Entwicklung. Diese Latenzphase dauert bis zur Pubertät. Während der Latenzphase ist es ganz wichtig, dass die Eltern das Kind wohl liebkosen, dass sie es aber von Bildern, Spielen und Filmen, die seine Sexualität erregen, verschonen, da seine seelische Entwicklung sonst massiv gestört wird.

Die Schichten unseres Bewusstseins und unserer Wahrnehmung

Die direkte, kognitive Ebene

Die direkte Wahrnehmung mit unseren Sinnen ist unsere bewusste Wahrnehmung der Welt und unserer Selbst. Vieles, was wir denken und mitteilen möchten, bleibt in dieser Wahrnehmungsebene. Doch ist uns oft nicht bewusst, dass das, was wir denken und mitteilen möchten seinen Ursprung in unserer Intuition und in der Gefühlswelt unserer unbewussten Seele hat.

Die Ebene der Gefühlswelt und unserer Intuition

Sie befindet sich tiefer in unserer Seele und bestimmt weitgehend unser Denken und Handeln. Wenn unsere Gedanken sich ständig mit ein und demselben Thema beschäftigen, sollten wir einen Moment anhalten, um nachzudenken und sollten uns fragen, wie wir uns in jenem Moment, von welchem wir reden, fühlten und wie wir uns jetzt gerade fühlen. Dadurch kommen wir in die Ebene unserer Gefühle und es wird uns bewusst, was uns eigentlich bewegt. Unsere Gefühle sind uns sehr nahe und um sie anderen Menschen mitzuteilen, müssen wir ihnen vertrauen können, damit wir nicht verletzt werden. Durch die Mitteilung der Gefühle entfällt der Schutz, den wir behielten, solange wir uns in der kognitiven Ebene bewegten.

Die Ebene der Gefühlswelt ist teils im Bewusstsein, teils unbewusst. Verdrängte Inhalte sind uns nicht bewusst. Sie können sich zu einer Neurose entwickeln. Dann melden sie sich, sobald die Lebenssituation sie anspricht und erscheinen als eigenständiger Komplex mit einer Art Ersatzbewusstsein, das vom eigentlichen Bewusstsein unabhängig ist und dieses für kurze Zeit auslöscht. Neurosen können immer wieder Konflikte in den Beziehungen verursachen, da andere Menschen nicht verstehen können, was man aussagt und wie man handelt.

Heute bleiben viele Ärzte im Gespräch mit ihren Patienten ausschliesslich in der kognitiven Ebene, um sich nicht auf die Gefühlswelt ihrer Patienten einzulassen und sich vor diesen zu schützen. Auch wenn es nicht zur Mitteilung unserer Gefühle kommt, so übertragen sich diese trotzdem unbemerkt auf den Arzt oder andere Menschen und wenn sie sich der Übertragung nicht bewusst sind, erkennen sie diese nicht und reagieren mit einer Gegenübertragung mit dem, was unsere auf sie übertragenen Gefühle bei ihnen für Gegengefühle hervorrufen. So kommt es unbewusst zu Sympathie oder Antipathie, zu Akzeptanz oder Ablehnung. Jeder Arzt und jeder Therapeut sollte diese Phänomene kennen und stets beobachten und erkennen können und sich stets dessen bewusst sein, dass das Erste, was er mit einem Patienten fühlt, nicht seine Gefühle sind, sondern diejenigen seines Patienten. Leider sind Ärzte, die hierzu fähig sind, sehr selten. Im alltäglichen Umgang mit Menschen erzeugen diese Übertragungen die Phänomene, ob man sich sympathisch oder unsympathisch ist. Da ist es wichtig, soweit dies eben möglich ist, sich mit Menschen zu umgeben, die einem sympathisch sind und von denen man sich verstanden fühlt und von anderen Abstand zu nehmen.

Die Ebene der Illusionen, Träume und Wahnideen

Diese Eben liegt tief unter der Welt unserer Gefühle. In der Rem-Phase des Schlafes erscheint sie regelmässig in unseren Träumen, die dazu da sind, seelische Konflikte und Traumen zu heilen. Die Realität von Zeit und Raum sind in Träumen und Wahnvorstellungen meist aufgehoben. Diese Ebene enthält vererbte, archetypische Inhalte des kollektiven Unbewussten und Fantasien unseres Trieblebens, in Form von Ängsten, Aggressionen, oder angenehmen, libidinösen Inhalten. Zu jeder Krankheit gehört eine tief in uns verborgene Illusion, welche die Krankheit unterhält und die bei der Heilung ins Bewusstsein gelangt. Nach unserer Erfahrung gibt es keine echte Heilung, ohne eine starke Vertiefung unseres Bewusstseins. Darum ist es von grossem Wert, die Mitteilungen aus dieser tiefen Ebene wahrzunehmen, indem wir unsere Träume ernst nehmen. Entscheidend für die Deutung der Träume ist nicht deren präziser Inhalt und nicht die Symbole, sondern das Gefühl, das wir während und gerade nach dem Träumen oder morgens beim Erwachen in uns haben. Durch dieses teilen sich diese tiefen Inhalte unserer Gefühlswelt und damit unserem Bewusstsein mit.

Die Ebene der Empfindungen

Noch tiefer in unserer unbewussten Seele befinden sich unsere Empfindungen. Jeder Mensch hat eine eigene Art der Empfindung. Dies kann eine innere Empfindung von Drehen sein, von Einengung, Schwere, von Schweben, zusammengedrückt zu sein u.v.a. Empfindungen wahrzunehmen ist wichtig. Dabei können wir erkennen, wie wir uns bei unserer inneren Empfindung fühlen. Damit erreichen sie unser Bewusstsein und tragen zum Verständnis unserer Selbst bei.

Die Neurose

1776 führte William Cullen den Begriff der Neurose ein. Altgriechisch bedeutet er: νεῦρον = neuroné = Nerv und -ose = Krankheit. Damals war damit eine nervlich bedingte Krankheit gemeint, bei der man keine anatomische Läsion findet. Zum Beispiel sprach man damals von „Herzneurosen". Neurosen wurden damals den Psychosen als die schwereren seelischen Störungen gegenübergestellt. Heute wird der Begriff teils in unklarer Verwässerung seiner ursprünglichen Bedeutung sehr weitläufig gebraucht: als Zwangsneurose (anankastische Neurose), Charakterneurose, neurotische Depression, Herzneurose, hypochondrische Neurose, Magenneurose, psychasthenische Neurose, Rentenneurose, soziale Neurose, traumatische Neurose usw.[46]. In der Verhaltenstherapie werden Neurosen als erlernte fehlerhafte Verhaltens- und Einstellungsmuster verstanden, die durch Verletzlichkeit und Stress entstehen[47].

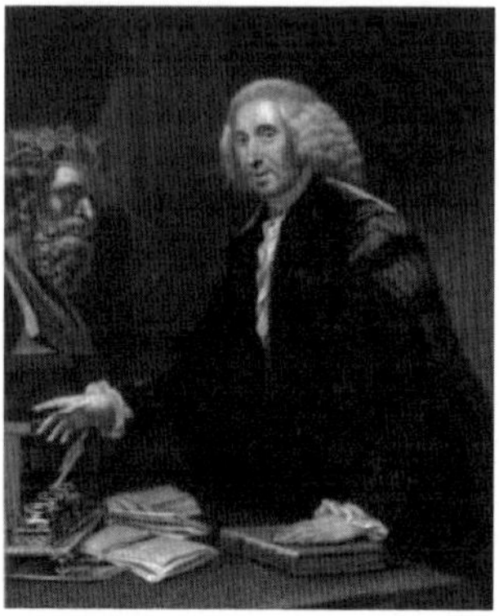

William Cullen

Sigmund Freud betrachtete aufgrund seiner psychoanalytischen Erkenntnisse die Neurose als „Folgen eines Konflikts, durch welchen Energien im Menschen mobilisiert und blockiert werden"[48]. Heute verwendet die Psychoanalyse den Begriff für eine Persönlichkeitsstörung, die durch Verdrängung eines Konflikts, meist aus der Kindheit, entstanden ist. Durch die Verdrängung ins Unbewusste führt dieser Konflikt ein eigenes, von der derzeitigen Realität losgelöstes Dasein in uns, mit einem eigenen untergründigen „Bewusstsein" des damaligen Konflikts. Entstehen im Umgang mit Menschen im realen Leben ähnliche Gefühle wie damals, so kann dies den sonst verdrängten Konflikt und sein verdrängtes „Bewusstsein" aktivieren und die Wahrnehmung der Realität ausblenden, sodass wir uns aufgrund damaliger Gefühle äussern und danach handeln. Dadurch kommt es zu Fehlleistungen und Konflikten, die für uns selbst und für die Mitmenschen grosses Leid verursachen. Während der Aktivierung der Gefühle aus dem früheren Konflikt ist uns dies aber nicht bewusst, sodass wir diesen als „Realität" erleben und es nicht möglich ist, den verdrängten Konflikt als solchen zu erkennen. Neurosen können durch eine Psychoanalyse geheilt werden, indem mit Hilfe des Analytikers, durch freies Assoziieren, die Elemente des ursprünglichen Konflikts nach und nach in unserem Bewusstsein erscheinen. Bei jedem Menschen gibt es mehr oder weniger starke neurotische Verdrängungen. Dazu gehört auch der Mutter- und der Vaterkomplex eines jeden Menschen. Diese zu heilen ist ein wunderbarer Weg zu neuer geistiger Freiheit und eine ganz wichtige Voraussetzung für eine gesunde eigene Familie.

Im Jahr 1783 mahnte Immanuel Kant die Menschheit mit den Worten: „Aufklärung ist der Ausgang des Menschen aus seiner Selbst verschuldeten Unmündigkeit. Nehmt an, was euch nach sorgfältiger und aufrichtiger Prüfung am glaubwürdigsten scheint, es mögen nun Facta, es mögen Vernunftgründe sein; nur streitet der Vernunft nicht das ab, was sie zum höchsten Gut auf Erden macht, nämlich das Vorrecht, der letzte Probierstein der Wahrheit zu sein". In diesem Sinne muss man heute ergänzen: Schütze man sich vor dem Einfluss von Handys, Computer- und Fernsehprogrammen, sie zwingen uns anzunehmen, was wir nicht überprüfen können und beeinflussen dadurch unser Denken und Handeln, ohne dass wir uns dessen gewahr werden.

Vom Willen zur Freiheit

Was wir wollen, steht uns eigentlich nicht frei. Der Wille bildet sich aus äusseren und inneren Bedürfnissen und Ängsten. Oft werden wir gezwungen zu wollen; dann bleibt uns dieses Wollen fremd, ein Entschluss, sich äusseren Umständen anzupassen. Fehlt äusserer Zwang, so können wir nach eigenem Willen entscheiden, oft aber nicht aus freiem Willen, denn die Entscheidungen unseres Tuns entstehen in den Tiefen unserer unbewussten Seele, in unseren Gefühlen und Illusionen und nur zu einem kleinen Teil in unserem Bewusstsein. Eine Katze ist willensstark, sie handelt gezielt nach ihren Bedürfnissen, aber sie hat keine Vernunft. Wir Menschen sind nicht viel anders. In neuropsychologischen Untersuchungen durch fMRT-Bildgebung wird sichtbar, dass der Wille zum Handeln in verschiedenen Arealen unseres Gehirns entsteht, und dies bevor der Entschluss ins Bewusstsein gelangt.

Seit 2500 Jahren rätseln Philosophen darüber, wie sich der Wille bildet. Meist kamen sie zum Schluss, dass es keinen freien Willen gebe. Können wir zwischen verschiedenen Umständen wählen, so erlaubt uns dies wohl einen eigenen Willen. Aber auch dann schränken innere Umstände, die uns nur teilweise bewusst sind, die Freiheit unserer Entscheidung ein, denn unsere Werte und Überzeugungen, moralischen Vorstellungen und Ängste sind durch unsere Vergangenheit und diejenigen der Ahnen bedingt.

Im Jahr 1658 erschien das Werk „De Homine“ des englischen Philosophen Thomas Hoppe. Er betrachtete den Willen als

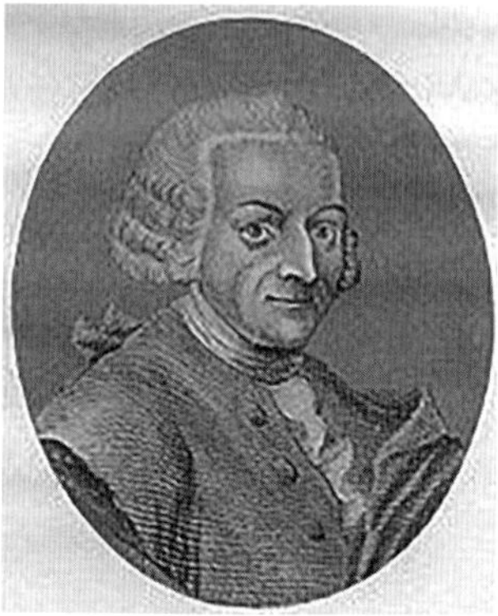

Thomas Hoppe

dann frei, wenn er durch Gründe motiviert ist, die im Einklang mit den Werten und Überzeugungen der wollenden und handelnden Person stehen *(Kompatilismus)*. Allerdings lassen auch unsere Werte und Überzeugungen uns nicht frei zu entscheiden, was wir wollen. Darum bestritten andere Philosophen jegliche Freiheit des Willens, da er wie alles andere in der Welt durch innere und äussere Umstände bedingt sei *(Inkompatibilismus)*: „Der Mensch kann tun, was er will, aber er kann nicht wollen was er will“, so fasste Arthur Schopenhauer das Problem zusammen. In den meisten Religionen gilt der Wille des Menschen als göttlich vorbestimmt *(Prädestinationsglaube)*. Nur in der jüdischen Auffassung stellt die Idee einer Willensfreiheit des Menschen ein zentrales Dogma dar. Dabei sieht sich der Wollende eigener moralischer Verantwortung gegenüber.

Unsere Wahrnehmung geschieht in Schichten. Dem Erkennen äusserer Um-

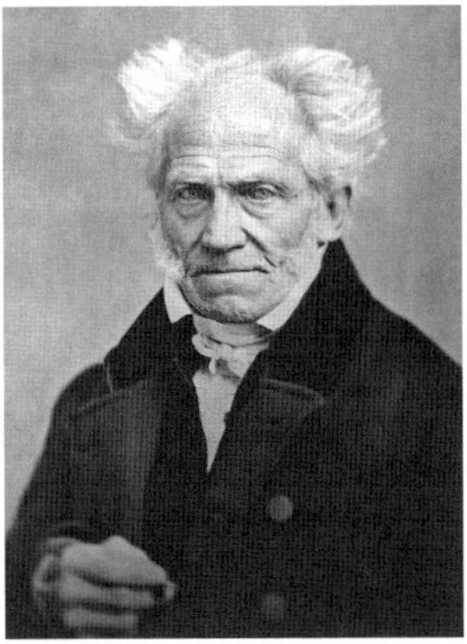

A. Schopenhauer

stände und unserer Existenz liegt die Welt der Gefühle zugrunde. Sie arbeitet nicht mit Logik, sondern in Bildern und freien Assoziationen und bildet die Grundlage unserer Ideen und unserer Fantasie. Dies erlaubt uns manches gleichzeitig intuitiv zu erfassen, dringt aber nur teilweise in unser Bewusstsein ein. Viel tiefer und von der äusseren Realität weit entfernt, liegt, wie schon beschrieben, die Welt der Illusionen und Wahnideen. Sie kennt keinerlei Bezug zur Zeit und erscheint nachts in den Träumen, um in unser Bewusstsein zu gelangen. Die Welt der Illusionen in uns ist gewaltig. In den Tiefen unseres unbewussten Seins sind Bilder, Erlebnisse und Triebregungen aus der unvorstellbaren, über Jahrtausende zurückreichenden Kette unserer Ahnen gespeichert: Bilder von Drachen, Kriegen, Feuer, Verfolgung, Überschwemmungen, von Kannibalen, Gespenstern, bizarren Gestalten und Göttern – wilde Geschichten aus der Urzeit. Manches ist den Menschen aller Kulturen gemeinsam (kollektives Unbewusstes, Archetypen). Diese Tiefen unseres unbewussten Seins bestimmen unser Lebensgefühl. Dabei bleibt das Schlimmste verdrängt. Doch äussert es sich immer wieder in der Faszination mancher Menschen für grausame, furchterregende Geschichten und Filme, als seltsamen, bizarren Fantasien und in unvorstellbaren Gräueltaten.

Diese Tiefen unseres unbewussten Seins fliessen ganz heimlich in unseren Willen und unsere Entscheidungen mit ein, zusammen mit allen unbewusst übernommenen Meinungen und Beeinflussungen, denen wir ausgesetzt sind. Nur wenn es uns gelingt, dies alles zu erkennen, sind wir der grossen, alltäglichen Aufgabe der Kontrolle unserer unbewussten Regungen gewachsen und in der Lage, durch eine gesunde moralische Überzeugung, freies unabhängiges Denken und eigene Vernunft, einen Weg aus einem Dasein als „Primatentier Mensch" zu finden, ein Weg zu innerer Freiheit, Vernunft und Menschlichkeit. Reine Vernunft ist nicht möglich, es sei denn wir finden Zugang zu den unbewussten Tiefen unseres Seins. Dann öffnet sich ein Weg zu innerer Freiheit, zu neuer, objektiver Wahrnehmung, unabhängigem Denken und verantwortungsvollem Handeln, ein Weg, der sich lohnt.

Zur Geschichte der Pädagogik

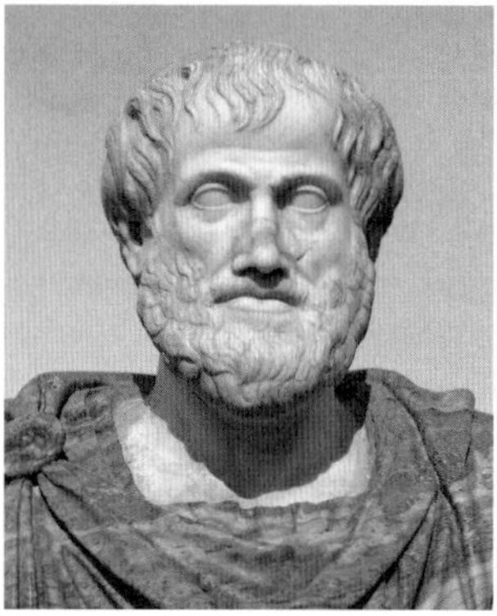

Aristoteles

Pädagogik ist die Wissenschaft von der Erziehung und Bildung. In der Tradition hatte die Erziehung die Aufgabe, bestimmte gesellschaftliche Ideen und Einstellungen an die kommenden Generationen weiterzugeben. Dabei ging es ganz besonders darum, die Religion zu vermitteln und die Traditionen der Gesellschaft sowie diejenigen Fähigkeiten, die jemand für eine bestimmte Bedeutung und Aufgabe in der Gesellschaft benötigte. Doch erhielten bis vor 250 Jahren nicht alle Menschen Zugang zu grösserem Wissen und Bildung. Das Lesen, das Schreiben und die Rhetorik blieben über Jahrtausende der Führungselite vorbehalten, den geistlichen und weltlichen Fürstenfamilien, den Priestern und später wohlhabenden Bürgern. Weitgehend fand die Erziehung in der Familie statt. Bereits in der Antike förderten griechische Philosophen eine umfassende Bildung, wenigstens für die „freien Bürger", doch bemühten sie sich auch um eine möglichst grosse Bildung und Erziehung der breiten Bevölkerung. Aristoteles gründete damals mehrere Schulen und wurde zum berühmtesten Pädagogen Griechenlands. Darum berief ihn Philipp II., der König von Makedonien, an den Hof nach Pella, zur Erziehung seines Sohnes Alexander, um ihm die bestmögliche Bildung zu geben.

Im antiken Rom wurden gebildete griechische Sklaven für die Erziehung der Kinder beauftragt. So kam es, dass im römischen Reich griechische Lehrer die Pädagogik massgeblich beeinflussten. Nicht das Kindesalter wurde damals als entscheidend für den Erfolg betrachtet, sondern die Jugendzeit.

Als sich dank Kaiser Konstantin im römischen Reich das Christentum ausbreitete, wurde die öffentliche Erziehung vor allem der Kirche anvertraut. Neben dem anti-

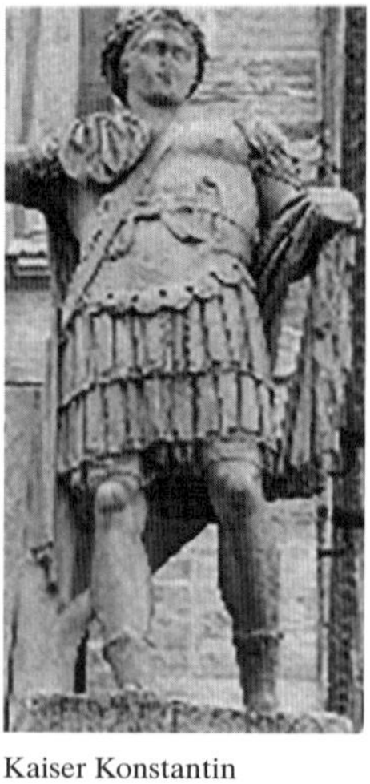

Kaiser Konstantin

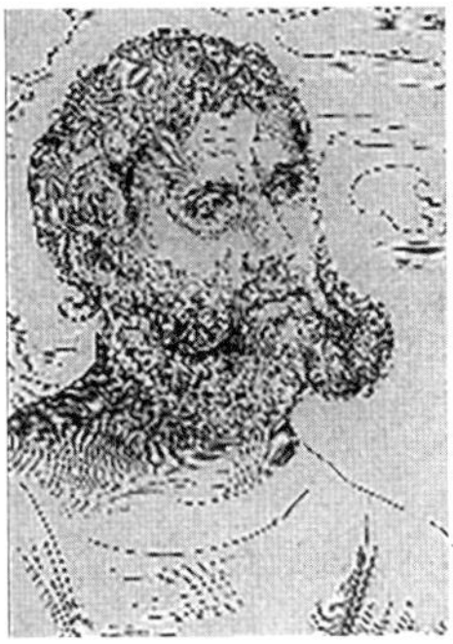

Martin Luther

ken „Fächerkanon der sieben freien Künste“ vermittelte man in den Dom- und Klosterschulen vor allem den christlichen Glauben an die Mitglieder des Klerus. Da Christus selbst ein Lehrer war, vertraten die christlichen Konfessionen bis im 20. Jahrhundert einen Anspruch auf eine universale Lehrgewalt, indem sie sich auf das Evangelium von Matthäus beriefen. Dabei war das höchste Ideal der Erziehung der christliche Glaube. Doch entstanden, zur gleichen Zeit mit dem Vordringen des Islams, universellere Bildungsideale, die auch Sprach- und Naturwissenschaften mit einschlossen. Deren Zentrum wurde in Europa die Universität von Córdoba.

Im Mittelalter mass man den Wert eines Kindes über dessen Nutzen für die Eltern. So gab man der Kindheit kaum Bedeutung und forderte möglichst frühes „Erwachsensein“. Doch sahen dies die Scholastiker anders und sie versuchten die Pädagogik des Aristoteles mit dem Christentum zu verbinden. Im 12. Jahrhundert blühte die Bildung in Europa auf, in den Klöstern und in neu gegründete Universitäten, die bis heute bekannt sind, wie diejenige von Oxford und Bologna. Doch blieb diese Bildung den Adligen und dem Klerus vorbehalten, während die berufliche Ausbildung der bürgerlichen Bevölkerung Aufgabe der Zünfte war. Bauernkinder lernten ausschliesslich mit ihren Eltern, was sie für die Landwirtschaft wissen mussten und konnten in der Regel weder Lesen, noch schreiben.

In der Renaissance änderte sich die Einstellung. Nun galten Heranwachsende als Wesen, die strenger Erziehung bedürfen. In höheren Schichten der Gesellschaft strebte man nun vor allem ein umfassenderes Studium der Antike an. Dies war der Anfang des humanistischen Bildungsideals, das, über die Vermittlung von christlicher Demut hinaus, ein ganz neues, forschendes Lernen anstrebte. Das humanistische Bildungsideal verbreitete sich auch durch die Entdeckung der Welt und die politische Unterwerfung immer grösserer Teile der Menschheit. Nun entstanden neben den kirchlichen Schulen „Bürgerschulen“. In diesen lernten die Schüler des Bürgertums die für den Handel notwendigen Kenntnisse im Lesen, Rechnen und Schreiben. Doch blieben für die breiten Schichten der Bevölkerung, wenn überhaupt, nur sogenannte „Klipp-, Winkel- oder Heckschulen“. Diese wurden von Privatleuten organisiert. Von den Obrigkeiten wurden sie dagegen verfolgt.

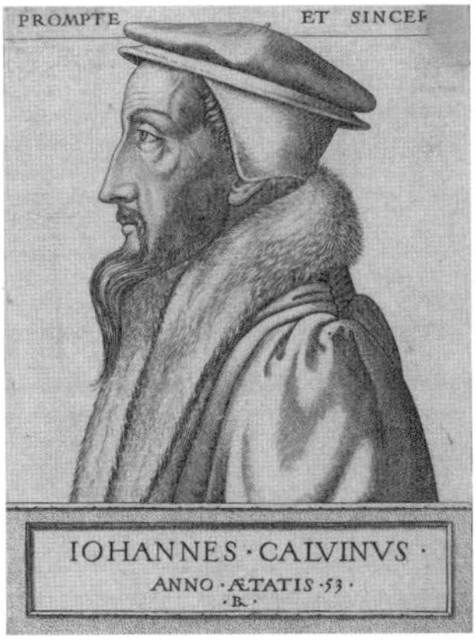

Johannes Calvin

Mit der Reformation kam es Anfang des 16. Jahrhunderts zu einem Niedergang des katholischen Bildungswesens. Doch verstärkten damals sowohl die katholischen, als auch die evangelischen Kirchen ihre pädagogischen Bemühungen. Der Jesuitenorden gründete ab 1540 in ganz Europa eigene Schulen. In den protestantischen Schulen bemühte man sich in erster Linie, die protestantische Ideologie zu verbreiten. Diese bezeichnete man später als protestantische Arbeitsethik, in welcher Askese und Arbeit zur Daseinsberechtigung und als Voraussetzungen für den Einzug ins Himmelreich dienten, während jegliches Geniessen abgelehnt wurde. So gestaltete man auch die Sozialfürsorge. Waren Almosen bislang ein Teil christlicher Nächstenliebe, wurde nun selbst von armen Menschen ein Beitrag zum Wohlstand verlangt und wurden Arbeitshäuser und andere Zwangseinrichtungen eingerichtet.

Der Dreissigjährige Krieg dauerte von 1618–1648. Er entvölkerte grosse Teile Mitteleuropas. Da kam das Bildungswesen weitgehend zum Erliegen. Dieser Krieg war ein grausames Gemetzel. Da schrieb um das Jahr 1632 Jan Amos Komenský (Johannes Comenius) eine erste grosse pädagogische Abhandlung mit dem Titel: „Didactica Magna". Darin forderte er eine Allgemeinbildung für alle Menschen. Neben der Förderung der Muttersprache sollte die Pädagogik dazu beitragen, dass eine gerechte Gesellschaft entsteht, in welcher alle Menschen, unabhängig von ihrem Geschlecht oder ihrer familiären Herkunft, die gleichen Rechte haben. Sein grosses Ziel war: „allen alles zu lehren".

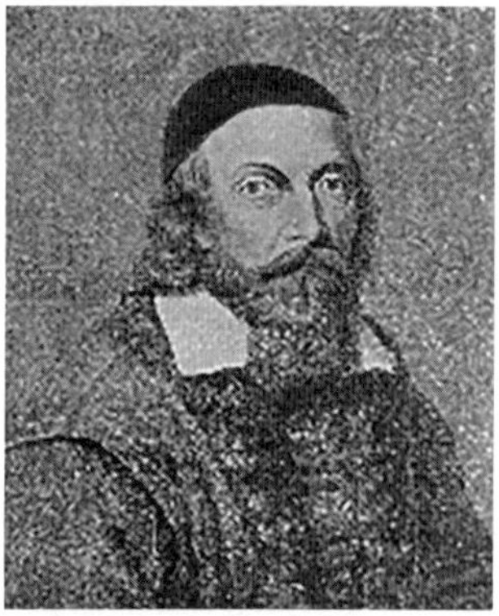

Johannes Comenius
aus: Didacta magna

Daraus entstand das Ideal einer allgemeinen Schulpflicht, sodass diese im Laufe der folgenden hundert Jahre in den meisten deutschen Ländern eingeführt wurde, wenn auch nicht im Sinne von Johannes Comenius, denn diese Schulen dienten vor allem dazu, die Bevölkerung so zu indoktrinieren, wie es die absolutistischen Herrscher jener Zeit wollten.

Im Laufe des 18. Jahrhunderts änderte sich das Strafrecht in den meisten Staaten. Von Leibes- und Todesstrafen ging man über zu Geldstrafen und zu erzieherischen „Arbeitsstrafen". So entstanden immer mehr Arbeits-, Zucht-, Waisen- und Spinnhäuser. In diesen befanden sich vor allem Menschen der Randschichten der Bevölkerung, Migranten und verarmte Menschen, die in diesen Manufakturen Zwangsarbeiten verrichten mussten, für welche kaum jemand freiwillig zu gewinnen war und diese Zwangsarbeit wurde damit verbunden, diese Menschen religiös zu belehren. Die Lebens- und Arbeitsbedingungen dieser Zwangsarbeiter waren dermassen unmenschlich, dass viele sie nicht überlebten.

Mit der Aufklärung wandelte sich die Einstellung zur Kindheit und zur Jugend. Viele Eltern behandelten ihre Kinder nun vertrauensvoller, doch sollten sie nach bestimmten Vorstellungen geformt und zu nützlichen Bürgern der Gesellschaft herangezogen werden. So formulierte der englische Philosoph und Vordenker der Aufklärung *John Locke* den Gedanken einer „Tabula rasa", nach wel-

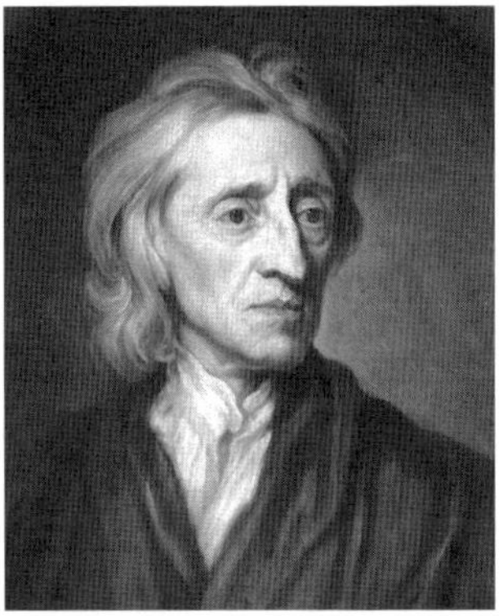

John Locke
Bild: Wikimedia

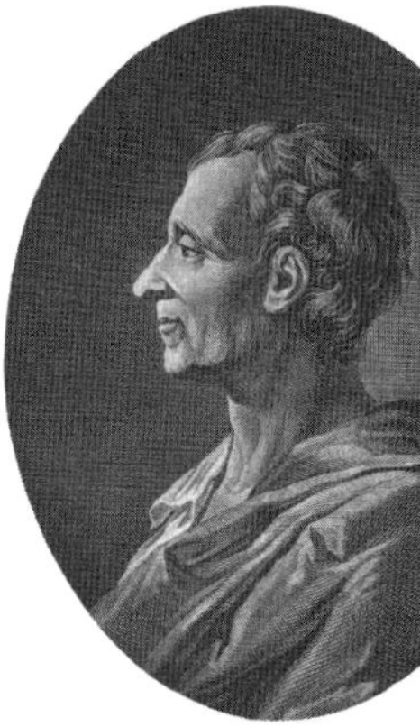

Montesquieu
Bild: Wikimedia

cher der Mensch nach der Geburt wie ein leeres Blatt sei, das man durch die Erziehung beschreiben müsse. Damit formulierte er einen Grundgedanken der bürgerlichen Pädagogik, in welcher man glaubte, dass die Erziehung alles bewirken könne. Nun wurde die Kindheit erstmals als eigenständiger Lebensabschnitt wahrgenommen und wurden die Kinder nicht mehr als „kleine Erwachsene" betrachtet. Im Jahr 1779 wurde der erste deutsche Lehrstuhl für Pädagogik eingerichtet. Nun war die Pädagogik nicht mehr ein Teilgebiet der Theologie, sondern ein eigenständiges Universitätsfach.

Nachdem die grossen Religionskriege ausgebrannt waren, bei denen es nicht wirklich um Glaubensfragen gegangen war, sondern um die Erhaltung der Macht des weltlichen und geistlichen Adels, war in Frankreich mit dem Edikt von Nantes im Jahr 1598 der erbitterte religiöse Bürgerkrieg beendet. Die lange Zeit reinen Absolutismus unter Ludwig XIV. hatte dem Land eine Grossmachtstellung verschafft, aber auch verheerende Kriege, und die Macht war nun auf eine einzige Person und seine Vasallen übertragen worden. Somit wurde im Jahr 1685 das Toleranzedikt von Nantes wieder aufgehoben. Ludwig XV. war dann schwächer.

In seiner Zeit veröffentlichte *Charles-Louis de Montesquieu* eine bahnbrechende Schrift: *„De l'esprit des lois" (Vom Geist der Gesetze)*. Dies war der Beginn der Aufklärung. Darin wandte er sich gegen jegliche extreme Regierungsform, die auf Angst und Schrecken der Untertanen beruhte, auf der Angst vor den allmächtigen Despoten seiner Zeit und vor ihren Helfern. Er befürchtete, dass die zunehmend absolutistisch regierenden Fürsten Europas immer mehr zu Despoten werden und stellte komplizierte Überlegungen an, wie man durch neue Arten der Verfassung Demokratie und Aristokratie miteinander verbinden könne, durch verschiedene Arten republikanischer und monarchistischer Systeme, mit denen man die Voraussetzungen für eine stabile und sichere Ordnung schaffen könne, die ein freies, bürgerliches Dasein möglich macht.

Zu jener Zeit war Europa noch immer ein religiöses Schlachtfeld im Waffenstillstand. Eben hatten die Herrscher mit der Kolonisierung der neu entdeckten Welt begonnen, der Welthandel blühte auf und bereits zeichnete sich die spätere Industrialisierung ab. Noch gab es erbitterte Abwehrkämpfe der alten Herrschaft, bei denen sich die Herrscher unterschiedlicher Weltanschauungen erbarmungslos bekämpften. Da setzte *Montesquieu* den radikalen Ideen französischer Enzyklopädisten einen aufgeklärten, dennoch konservativen und gemässigten politischen Ansatz entgegen. Er antwortete auf die Konfrontationen seiner Zeit mit der Warnung vor Despotie und Tyrannei und einem Plädoyer für moderate, stabile Regierungsformen, die dem Bürger wohl begrenzte Freiheiten ermöglichen sollen. Freiheit bestand für Montesquieu nicht darin, alles zu tun, was man will. Freiheit war für ihn vielmehr die Erfüllung dessen, was nötig ist und wozu man verpflichtet ist. Er warnte die Regierenden vor Grössenwahn und schrieb, dass Verfassungsregeln, Strafgesetze, Zivilrecht, religiöse Vorschriften, Sitten und Gewohnheiten alle ineinander verwoben sind und sich gegenseitig ergänzen, und mit den mahnenden Worten an die Regierenden, dass sie, wenn sie das unüberlegt ändern wollen, die Gesellschaft und ihre Regierung gefährden. Damit hatte der Anfang der grossen Aufklärung begonnen.

Nach Montesquieu vertrat *Jean-Jacques Rousseau* radikalere Ideen. 1775 veröffentlichte er eine sehr bedeutende Schrift mit dem Titel: „Discours sur l'origine et les fondements de l'inégalité parmi les hommes". Darin erklärte Rousseau, dass die soziale Ungleichheit durch die Vergesellschaftung des Menschen entsteht, wodurch jeder sich mit jedem anderen vergleicht und woraus Neid und Missgunst erwachsen. Später erklärte er die soziale Ungleichheit zudem aus der Etablierung des Privateigentums. Er schrieb: „Der erste, der ein Stück Land eingezäunt hatte und es sich einfallen liess zu sagen: ‚Dies ist mein' und der Leute fand, die einfältig genug waren, ihm dies zu glauben, war der wahre Gründer der bürgerlichen Gesellschaft". Er war überzeugt, dass die soziale Ungleichheit aus der Arbeitsteilung entsteht und der dadurch verursachten Aneignung des Ertrags der Arbeit vieler

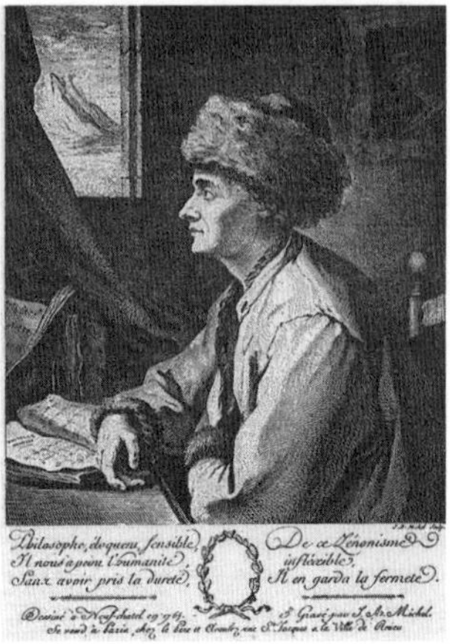

Jean-Jacques Rousseau
Bild: Michel J.B.

Menschen durch einige wenige, die autoritäre Staatswesen organisieren, um ihren Besitzstand zu schützen. Mit dieser für damals revolutionären Schrift, wurde Rousseau gleichzeitig zu einem der Begründer des europäischen Sozialismus. 1762 erschien sein Bildungsroman „Emilie". Darin zeigte er, dass man Kinder ihre Kindheit ungehindert durchleben lassen müsse und dass man sie von korrumpierenden feudalgesellschaftlichen Einflüssen fernhalten muss. Stattdessen soll man sie dazu anleiten, anhand ausgewählter Lehr- und Lernszenen, zusammen mit ihrem Mentor, selbst die Gesetzmässigkeiten der *Natur* kennenzulernen, sodass sie die Strukturen, Werte und Normen der Gesellschaft selbst erleben können und dass sie lernen können, sie im Gespräch zu überdenken, sodass man ihnen eine Sozialisation ermöglicht, in welcher sie zu eigener, kritischer Urteilsfähigkeit fähig sind.

1762 definierte Rousseau die Rechte der Bürger gegenüber dem Staat sowie die Bürgerpflichten und prägte den Begriff der Volkssouveränität und das Recht auf allgemeine Wahlen und Volksentscheide. Danach entwarf er die Idee einer „natürlichen Religion“ und kritisierte die bestehenden Religionen, die sich auf eine Offenbarung berufen, so auch das Christentum. Natürlich waren Christophe de Beaumont, der Erzbischof von Paris und die calvinistischen Oberherrschaften von Genf entrüstet, verboten sein Buch und erliessen einen Haftbefehl gegen ihn.

Jean-Jacques Rousseau betrachtete die in zivilisatorisch entwickelten Gesellschaften lebenden Menschen als selbstsüchtig, unwahrhaftig und eitel. Als Ursache bezeichnete er die Vergesellschaftung des Menschen, die durch die ungleiche Verteilung von Macht und Besitz, von Herrschaft und Knechtschaft gekennzeichnet ist. Diese Vergesellschaftung verführt die Menschen dazu, sich untereinander zu vergleichen, mit dem Resultat von Neid, Missgunst, Schadenfreude und Übervorteilung, von mehr Schein als Sein und Interessenkonflikten, welche die auf diese Art sozialisierten Bürger dazu verleiteten, ihre wahren Absichten voreinander zu verbergen. Er erklärte, dass die natürliche Ungleichheit der Menschen sich dadurch zur politischen und sozialen Ungleichheit verschärft, welche durch die Blüte der Hochkultur nur verschleiert wird.

Im Laufe seines Lebens hatte er zur Genüge die traurige Erfahrung gemacht, dass die Menschen im Allgemeinen böse sind. Trotzdem gelangte er gleichzeitig zur Überzeugung, dass der Mensch eigentlich von Natur aus gut wäre. Soviel man die Gesellschaft bewundern möge, sosehr sei es wahr, dass diese die Menschen dazu bringe, sich in dem Masse zu hassen, in welchem ihre Interessen sich kreuzen, sodass sie sich gegenseitig scheinbare Dienste erweisen, sich aber in Wirklichkeit alle vorstellbaren Übel zufügen. Er beschrieb, wie die Art der Verhaltensregeln der kosmopolitischen Elite die naturwüchsige Identität der Menschen zerstört, die als Basis einer Gemeinschaft notwendig ist und dass dies eine Egalisierung nationaler Eigenarten verursache und ein Desinteresse der einfachen Menschen am Wohl der Allgemeinheit.

Rousseau kritisiert nicht nur die „ritualisierte Kultur“ und die galante Gesellschaft seiner Zeit, sondern eine „Vergesellschaftung“, welche die Menschen von ihrem wahren Wesen entfremdet. Durch diese Feststellung wurden seine Theorien nicht nur von den Vertretern der christlichen Kirchen, sondern auch von vielen anderen Denkern seiner Zeit abgelehnt. Die christlichen Kirchen hielten seine Idee für abwegig, denn sie vertraten die Ansicht, dass der Mensch nicht von Natur aus gut sei, sondern dass er durch die Erbsünde belastet sei. Die Aufklärer betrachteten dagegen die Lernfähigkeit, die Vernunft und die Gesellschaftsfähigkeit der Menschen als Voraussetzungen für jeglichen Fortschritt.

Wäre der Mensch ein gemeinschaftsfähiges Wesen, wie Aristoteles dies lehrte, dann sollte eigentlich freudige Harmonie das Zusammenleben bestimmen. Rousseau vertrat die Ansicht, dass dies nicht der Fall ist, denn die Menschen hassen, betrügen, verleumden, belügen und ermorden einander. Er schloss daraus, dass die Menschen nur in kleinen, naturnahen Gemeinschaften die Chance haben, ihre ursprünglich „gute“ Naturanlage zu entfalten, dass aber die zivilisatorischen Fortschritte sie von ihrer ursprünglichen Einheit mit einem natürlichen Dasein entfernt, und sie von ihrem eigentlichen, ursprünglichen Wesen entfremdet.

Der Schweizer *Johann Heinrich Pestalozzi* erkannte die grosse Bedeutung von Rousseaus „Schriften zur Pädagogik“ und setzte sich sein Leben lang dafür ein, diese weiterzuentwickeln und praktisch anzuwenden. Besonderes Augenmerk richtete er auf die *Elementarbildung* des Kindes, welche in der Familie und schon vor der Schule beginnen muss. Dabei kam es ihm darauf an, sowohl die intellektuellen, die sittlich-religiösen, als auch die handwerklichen Kräfte der Kinder allseitig und in gleichem Masse harmonisch zu fördern. Pestalozzi vertrat einen ganzheitlichen Ansatz. Seine pädagogischen Ideen, die er im Jahr 1801 in seinem Buch „Wie Gertrud ihre Kinder lehrt" erstmals systematisch darlegte, setzte er schon in seiner frühen Armenanstalt auf dem von ihm seit 1769 betriebenen Gut „Neuhof" bei Birr im Kanton Aargau um, und noch gezielter im Jahr 1799 im Waisenhaus in Stans und schliesslich sehr systematisch in seinen Instituten in Burgdorf (1800–1804) und Yverdon (1804–1825). Pestalozzi verstand es, seine Anliegen in seinem Roman *„Lienhard und Gertrud"* so berührend darzulegen, dass die gebildete Menschheit sie verstand. Dadurch erlangte er Weltruf. Es ging um das Menschwerden des Kindes im Rahmen menschlicher Gemeinschaften. Der Gehalt seiner zahlreichen politischen und pädagogischen Schriften ist heute hochaktuell. Manche seiner Grundideen findet man ansatzweise in der modernen Pädagogik, in der Waldorfpädagogik und in der Sozialpädagogik wieder. Doch ging Pestalozzi viel weiter. Er liess Noten und Zeugnisse bewusst nicht zu.

Der Grundsatz von Pestalozzis Pädagogik ist, ein sicheres Fundament an Elementarbildung zu legen, das den Menschen dazu befähigt, sich selbst zu helfen, ähnlich dem Motto der späteren Pädagogin Maria Montessori: „Hilf mir, es selbst zu tun". Bei der Vermittlung von Wissen und Fähigkeiten strebte Pestalozzis Pädagogik an, Kräfte zu entfalten, die bei den Schülern bereits natürlich angelegt sind. Dadurch wird die Entwicklung dieser Kräfte in geordnete Bahnen gelenkt, statt dass man sie dem Zufall überlässt. Die Pädagogik vermittelt zwischen der Natur des Kindes und der Kultur – genauer gesagt, zwischen der natürlichen Entwicklung des Kindes und den äusseren Regeln menschlichen Zusammenlebens. Diese beiden Aspekte muss der Pädagoge stets beachten.

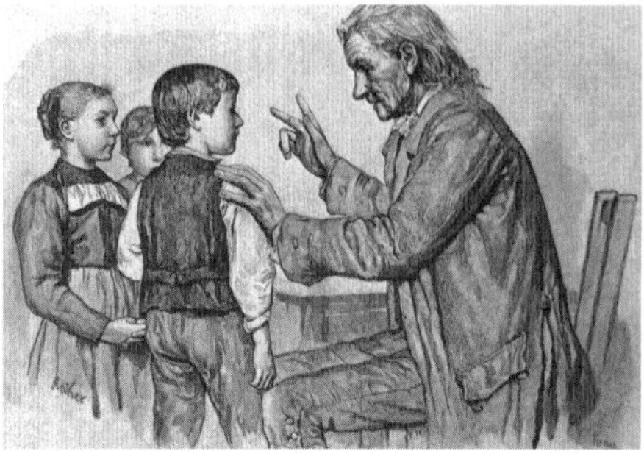

Heinrich Pestalozzi beim Unterrichten

Heute wird dieser Ansatz auch durch die Kenntnis über die Existenz von Zeitfenstern der Reifung des Gehirns des Kindes bestätigt, etwa für das Gehen- und das Laufenlernen im ersten und zweiten Lebensjahr sowie für den Spracherwerb im ersten bis dritten Lebensjahr. Eltern können Elemente von Pestalozzis Pädagogik schon in der frühesten Kindheit umsetzen. Dazu entwickelte Pestalozzi eigens geeignetes Lernmaterial.

Der Intellekt, die Sitte und die praktischen Fähigkeiten müssen immer im gleichen Schritt und gleichermassen entwickelt werden. Im Bereich des Intellekts entwickelt Pestalozzis Pädagogik aus den elementaren Tätigkeiten, wie der Sprache, dem Gesang, dem Schreiben, Zeichnen und dem Rechnen, ein abstraktes Urteilsvermögen des Kindes. Nach Pestalozzi bilden die ganz elementaren Gefühle von Liebe und Vertrauen die Basis für höhere Fähigkeiten des Kindes, wie Sittlichkeit, Geduld und Gehorsam bis hin zur religiösen Gottesverehrung und der moralischen Urteilsfähigkeit. Bei den physischen Fertigkeiten führen einfache Bewegungen des Kindes mit der Zeit zu komplizierteren Handlungen. Pestalozzis „Elementarmethode" ging immer von einfachen „Elementareinheiten" aus, die in der direkten Anschauung gewonnenen wurden und diese ermöglichen das Verstehen komplexerer Begriffe und Tätigkeiten, denn das Begreifen des Kindes wird erst möglich, wenn man die Komplexität der Dinge stark reduziert. Damit gilt Pestalozzi als Begründer der Aufklärungspädagogik und durch seinen Einsatz für das Waisenhaus in Stans wurde er zum Begründer der modernen Sozialpädagogik. Pestalozzis literarischer Nachlass umfasst 45 Bände in hochdifferenzierter Sprache. Wohl nahm er die Ideen Rousseaus auf und entwickelte sie weiter, doch distanzierte er sich schliesslich teilweise von ihnen, aufgrund eigener erzieherischer Erfahrungen.

Am 12. Februar 1809 wurde *Charles Robert Darwin* in Strawberry geboren. Wegen seinen wesentlichen Beiträgen zur Evolutionstheorie gilt er heute als einer der bedeutendsten Naturwissenschaftler. Bald erlangte er Weltruf als Geologe, Zoologe und Taxonom. 1838 entwarf er seine Theorie der Anpassung an den Lebensraum durch Variation und natürliche Selektion und erklärte so die phylogenetische Entwicklung aller Organismen und ihre Aufspaltung in verschiedene Arten. Ab 1856 arbeitete er an einem umfangreichen Manuskript mit dem Titel „Natural Selection". 1859 veröffentlichte er sein Hauptwerk „On the Origin of Species" (Über die Entstehung der Arten), als streng naturwissenschaftliche Erklärung für die Diversität des Lebens. Dieses wird heute als Grundlage der modernen Evolutionsbiologie verstanden. Darwins Evolutionstheorie durch Zufall und Selektion traf die Mentalität des materialistischen Zeitalters ins Zentrum. So wurde er im Jahr 1992 als eine der einflussreichsten Personen der Geschichte bezeichnet.

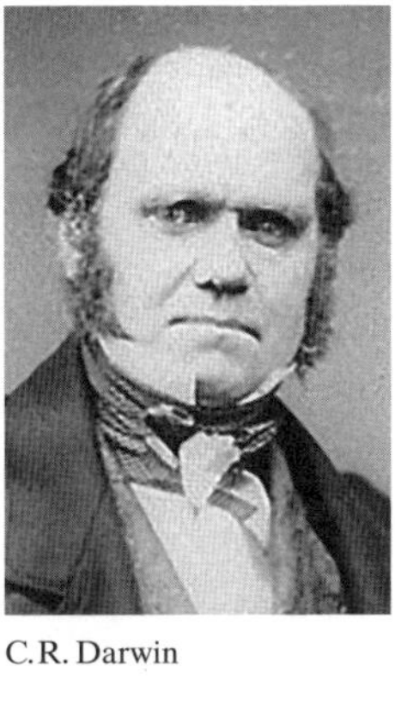

C.R. Darwin

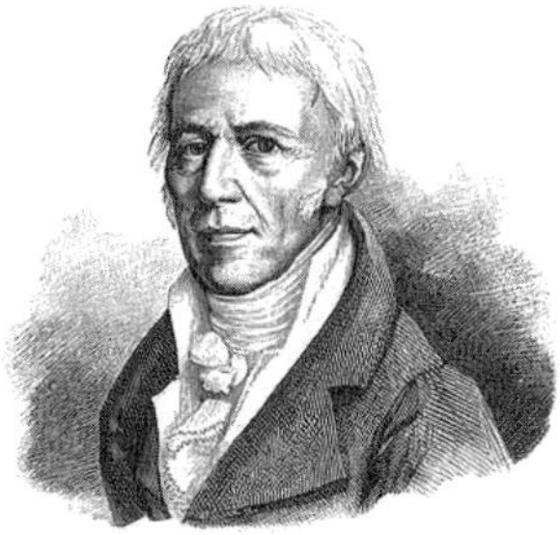

J.B. de Lamarck

Bis dahin galt *Jean-Baptiste de Lamarcks Evolutionstheorie* als anerkannt. Lamarck war davon überzeugt, dass eine gerichtete Höherentwicklung durch eine mögliche Vererbung erworbener Eigenschaften erfolgt sei. Heute ist es gerade für Eltern ganz wichtig zu wissen, dass Charles Darwin selbst davon überzeugt war, dass neben einer Entwicklung der Artenvielfalt durch Zufall und Selektion, eine Höherentwicklung durch eine Vererbung erworbener Eigenschaften besteht. Darwin berief sich in seinen Werken immer wieder auf Lamarck. Dies haben die Menschen heute vergessen. Doch wird Lamarcks Theorie heute immer mehr gestützt, durch die Entdeckung, dass es eine *epigenetische Vererbung erworbener Eigenschaften* gibt, durch eine epigenetische Prägung, das heisst, durch eine Weitervererbung der Expression der Gene, ohne dass deren Gensequenz verändert wird. Nach Darwin entstand der *„Neodarwinismus"*. Die

Neodarwinisten entnahmen Darwins Schriften lediglich das, was in das Zeitalter des Materialismus hineinpasste, nämlich, dass Lebewesen, welche in ihren körperlichen und geistigen Fähigkeiten der Umwelt besser angepasst sind als andere, diesen gegenüber im Vorteil sind und somit eher überleben und sich entwickeln können als andere.

In der Pädagogik hat diese *rein materialistische Idee einer Evolution, rein durch Zufall und Selektion*, das humanistische Ideal einer umfassenden Bildung verdrängt. Der Neodarwinismus ist heute bis in den Kindergarten eingedrungen. Kinder mit frühen und vorlauten Fähigkeiten werden als intelligenter betrachtet und gefördert und Kinder mit bedächtigerer Entwicklung werden teils massiv benachteiligt. Damit betrachtet heute das System der Schulen und Universitäten die Schüler und Studenten als „Material", aus welchem man die, nach den Bedürfnissen der Wirtschaft, tüchtigsten auslesen kann und fördert damit nur die für die durch den Narzissmus der Superreichen und die durch Neid angetriebene Wirtschaft scheinbar Tüchtigsten, in eine Gesellschaft in welcher die angeblich Schwächeren nichts zu suchen haben.

Für Eltern ist es ganz wichtig, dies zu erkennen und solchen Vorstellungen kräftig entgegenzuwirken, denn viele Kinder leiden heute unter massiver Überforderung durch ihre Eltern und durch ihre Lehrer, wenn diese nicht mehr im Stande sind, den individuellen Wert der Persönlichkeit jedes einzelnen Kindes zu erkennen und zu fördern. Ein Kind in eine Schule für „Überbegabte Kinder" zu geben, ist das grösste Leid, das man dem Kind antun kann. Dort verlangt man kognitive Fähigkeiten und lässt die Entwicklung der Intuition, des Gemüts und der praktischen, physischen Fähigkeiten verkümmern. Viele in dieser Weise eingeschulten Kinder leiden, wie schon gesagt, unter massiven Ängsten, um welche sich dann niemand zu kümmern weiss.

Die Errungenschaften und Erkenntnisse, die Montesquieu, Rousseau und Heinrich Pestalozzi in die Welt gebracht hatten, sind heute weitgehend verloren gegangen und die Pädagogik ist in eine bedenkliche Ignoranz über die Entwicklung und die individuellen Bedürfnisse der Kinder versunken, eine Ignoranz, die zu berechtigten Sorgen Anlass gibt, zu Sorgen über die Zukunft der seelischen Gesundheit der Menschheit und der Gesellschaft.

Für Eltern ist es ganz wichtig, stets daran zu denken, dass weder die Schule, die Universität, noch ein wirtschaftlicher Erfolg und gesellschaftliches Ansehen ihre Kinder zu glücklichen und wertvollen Menschen macht, welche ihre Begabungen entdecken und entwickeln, zu Menschen mit hoch entwickelter Erlebnisfähigkeit und Intuition, mit hohen kreativen und geistigen Fähigkeiten, der Fähigkeit zum Erkennen von Bedürfnissen anderer und einem entwickelten Sinn für das Gemeinwohl. Dies ist, war und bleibt immer die Aufgabe der Eltern und ihrer Familien. Nicht die Politik, nicht die Gesellschaft kann ein glückliches Zusammenleben der Menschen in dieser Welt bringen, dies kann nur in gesunden, glücklichen Familien entstehen, als Aufgabe verantwortungsbewusster Eltern. Darum ermahnte uns Pestalozzi mit den Worten: *„Der erste Unterricht des Kindes sei nie Sache des Kopfes, Sache der Vernunft! Er sei ewig Sache der Sinne, Sache des Herzens, Sache der Mutter!"*

Entwicklungsphasen des Kindes

In der entwicklungspsychologischen Fachliteratur findet man Angaben, in welchem Alter sich bestimmte Entwicklungsschritte vollziehen. Doch muss man jedes Kind individuell betrachten, da sich jedes Kind in seiner eigenen Geschwindigkeit entwickelt. Nur allzu oft werden frühe Fähigkeiten eines Kindes mit besonderer Intelligenz verwechselt. Kinder entwickeln sich nach eigenen, inneren Gesetzen ganz von selbst. Trainiert man früh kognitive Fähigkeiten, so besteht eine grosse Gefahr, dass es in allen anderen Fähigkeiten zurückbleibt. Oft entfalten Kinder, die sich gemächlicher entwickeln später ganz besonders grosse Begabungen. Dennoch ist es für Eltern wichtig, über die einzelnen Entwicklungsschritte des Kindes Bescheid zu wissen, um ihm so viel Verständnis wie nur möglich entgegenbringen zu können, und um zu verhindern, dass es über- oder unterfordert wird.

Grosse Veränderungen sind oft mit einem Gestaltwandel verbunden. Wir haben die Not und Ängste des Säuglingsalters beschrieben. Der Übergang von der paranoid-schizoiden Position zur depressiven Position Melanie Kleins geschieht im Alter zwischen vier und sechs Monaten. Man erkennt dies daran, dass das Kind ruhiger wird und jedes freundliche Gesicht anlächelt. Meist kann es dann schon bald sitzen und kriechen. Wegen Trennungsangst, kann es kaum alleine gelassen werden. Meist ist diese im Alter von acht Monaten am stärksten, sodass es sein kann, dass das Kind oft erwacht und weint. Sobald es gehen kann, beruhigen sich diese Ängste allmählich. Mit unterschiedlicher Kraft äussert es seinen Willen. Mit eineinhalb bis zwei Jahren ist dies am stärksten. Nun ist es in der sogenannten „Trotzphase“ und versucht, seinen Willen gegenüber demjenigen der Eltern durchzusetzen.

Da ist es ganz wichtig, nicht die Nerven zu verlieren, nicht zu strafen, sondern möglichst ruhig den eigenen Willen gegenüber demjenigen des Kindes durchzusetzen. Leicht fühlt man sich als „Rabenmutter“, wenn dies in der Öffentlichkeit geschieht, doch wer etwas von Kindern versteht, da er selbst Kinder aufgezogen hat, wird mit der Mutter und dem schreienden Kind Mitgefühl zeigen und sich nicht ab dem Geschrei ärgern, welches das Kind von sich gibt. Man weiss, dass das Kind nichts dafür kann. Wenn man es nicht bestraft, legt sich diese Trotzphase meistens innert weniger Wochen ganz von selbst.

Nun kommt die Zeit, wo das Kind im Spiel eine reiche Fantasie entwickelt. Da sollte es nicht zu viele Spielsachen erhalten. Diese sollten möglichst elementar sein, aus Holz und nicht fertig ausgestaltet, sodass seine Fantasie angeregt wird. Geeignet ist zum Beispiel ein Sandkasten oder eine Schachtel voller Holzstäbchen 1-mal 1 cm dick und 10 cm lang, die der Schreiner gerne herstellt. So werden Holzstäbchen zu Puppen und entstehen Mauern, Zäune, Häuser, Türme und Brücken. An diesem Spiel kann man sich beteiligen, indem das Kind Anweisungen gibt, sodass man dazu dient, seinen Wunsch zu verwirklichen. Eine leere Schachtel ist oft ein besseres Auto als eines, das der Realität nachgebildet ist. Mit einer hölzernen Kugelbahn kann es die Schwerkraft erleben, an einem kleinen Xylofon Klänge entdecken. Es braucht nicht viel Spielzeug, denn es versteht, alle möglichen Gegenstände als Spielzeug zu verwenden. Nun ist es besonders wertvoll für das Kind, wenn man mit ihm hinausgeht, in die Natur geht, damit es an einem kleinen, ruhigen Bach spielen kann, das Wasser bestaunen kann.

Nun vollzieht sich seine weitere Entwicklung nach inneren Gesetzen, wenn man es nicht zu sehr stört und nicht glaubt, es mit allzu viel Geboten und Verboten erziehen zu müssen. Es lernt durch Nachahmung, wenn es Vertrauen zu seinen Eltern hat und soll möglichst viel der Mutter und dem Vater zuschauen können, wenn sie arbeiten oder den Haushalt verrichten. Nun braucht es Dinge, mit welchen es die Eltern nachahmen kann.

Der erste Gestaltwandel

Zwischen fünfeinhalb und sechseinhalb Jahren geschieht der erste Gestaltwandel. Nun wachsen die Extremitäten stärker, der Rumpf wird schlanker und gestreckter, die Taille bildet sich aus, der kleinkindliche Bauch wird flacher, die Muskeln treten stärker hervor und die Schultern werden breiter. Das Kind wirkt nun länger und schlanker. Auch das Gesicht verändert sich: Das Mittel- und das Untergesicht wachsen, wodurch die Stirn feiner wirkt als zuvor. Nun fallen die ersten Milchzähne aus und formt sich das endgültige Gebiss.

Gleichzeitig gibt es deutliche, seelische Veränderungen. Das Kind neigt nun zu Stimmungsschwankungen, Gefühlsentladungen und für vernünftige Argumente ist es nicht sehr zugänglich. Oft wirkt es zerstreut, hat Mühe, eine klare Meinung zu äussern und sich zu entscheiden. Manchmal ist es ungeduldig und bleibt nicht lange bei einer Beschäftigung. Spiele, die es zuvor begeisterten, machen keine Freude mehr, sodass es sich oft langweilt. Oft ist der erste Gestaltwandel ein schwieriger Übergang vom Kleinkind zum Schulkind.

Nun löst sich das Kind etwas von seinen Eltern und Geschwistern. Es möchte andere Kinder, andere Menschen kennenlernen, mit anderen Kindern spielen. Manche Kinder tyrannisieren in dieser Zeit jüngere Geschwister und versuchen, sie zu bevormunden. Es will nun selbstständiger werden und doch benötigt es die Geborgenheit in der Familie sehr. Der erste Gestaltwandel ist ein Reifungsprozess, bei welchem das Verständnis der Eltern ganz besonders wichtig ist.

Die Entwicklung des kindlichen Spiels

Sein Spiel ist eine intensive Auseinandersetzung mit sich selbst und mit seiner Umwelt. Dabei geht es ihm nicht darum, die Wirklichkeit nachzuspielen, sondern es kann im Spiel die Welt nach seinen eigenen Vorstellungen und Wünschen gestalten und dadurch immer besser verstehen. Obschon das Spiel aus seiner Einbildungskraft und Fantasie entsteht, erlebt es das Kind als Wirklichkeit. Im Spiel drückt es alles aus, was es gerade bewegt und was es als wichtig empfindet. Spielend verarbeitet es seine Erlebnisse und alles, was ihm wichtig ist. Dabei entfaltet das Kind seine Persönlichkeit und entwickelt immer mehr Fähigkeiten. In Symbol- und Rollenspielen kann es nun seine Vorstellungen von der Welt und seine Beziehungen darstellen.

Das Kleinkind spielt in Symbolen. Damit drückt es seine eigenen, seelischen Motive aus. Noch spielt es vor allem alleine oder für sich allein neben anderen Kindern. Mit 5 Jahren wandelt sich das Symbolspiel um in ein Rollenspiel. Nun spielt es gerne mit anderen Kindern, spricht mit ihnen und die Kinder stellen gemeinsam Situationen des Lebens her. Nun können die Kinder sich im Spiel in andere Personen verwandeln, in eine Mutter, eine Lehrerin, einen Polizisten, einen Arzt, einen Patienten usw. Dies setzt voraus, dass das Kind eine genügend klare Vorstellung hat von sich selbst, dass es eine eigenständige Persönlichkeit geworden ist. Als Kleinkind war es im Spiel ganz auf sich selbst bezogen. Jetzt ist es in der Lage, sich ein eigenes Bild von anderen Personen zu machen, die es spielt. Mit sechs Jahren kann es bereits zwischen verschiedenen Rollen abwechseln.

Die Fähigkeit zum Rollenspiel zeigt, dass das Kind sich von seiner eigenen Person loslösen kann. Nun fällt es ihm immer leichter, sich auf mehreren Ebenen des Handelns und Kommunizierens zu bewegen. Es kann verschiedene Rollen und Handlungen unterscheiden und seine Rolle denjenigen anderer Kinder anpassen. Nun kann es einen Gegenstand oder eine Handlung von ihrer eigentlichen Bedeutung loslösen. Da es sich verschiedene Objekte in seiner Fantasie vorstellen kann, sind Spielzeuge nun weniger wichtig. Es kann sich Handlungen ausdenken, ohne diese auszuführen. Dies zeigt, dass sich bei ihm kognitive Fähigkeiten heranbilden. Es kann nun in seiner Fantasie eine Abfolge einzelner Handlungen planen und diese auf die Ideen anderer Kinder abstimmen.

Gegenstände werden nun vor allem zu Hilfsmitteln für das Rollenspiel und sie können ohne Weiteres als etwas anderes dienen als sie sind, als etwas, das gerade fehlt. Spielzeuge, die nicht der Realität abgebildet sind, fördern die Fantasie, da es nun nach seinen eigenen Ideen handelt. Damit rückt das Spiel mit Gegenständen immer mehr in den Hintergrund, zugunsten von Handlungen mit anderen Kindern. Im Symbol- und Rollenspiel ist manches realitätsfremd. Dabei entwickelt das Kind seine Fantasie und seine Kreativität. Im Spiel übt es seinen Realitätssinn. Nun kann es zwischen seinen Fantasien und der Realität immer besser unterscheiden.

Nun beginnt das Kind, sich auch für Regelspiele zu interessieren, für Ballspiele, Memory und Ähnliches. Immer häufiger spielt es in grösseren Gruppen, nach festen Regeln und es lernt, mit einem Erfolg richtig umzugehen und einen Misserfolg zu ertragen. Auch liebt es nun Konstruktionsspiele, bei denen es eigene Ideen verwirklichen kann.

Die Entwicklung der Sprache und des Sprachverständnisses

Sobald die Kinder miteinander spielen, sprechen sie miteinander. Im Verlauf des Vorschulalters wird die Wechselwirkung zwischen Spiel und Sprache immer komplexer, sodass das Fantasiespiel schliesslich zu einem Sozialspiel wird. Die Sprache ist das wichtigste Mittel gegenseitiger Verständigung. Sie fördert die geistige und die soziale Entwicklung des Kindes. Dank der Sprache kann es ein immer klareres und geordneteres Weltbild aufzubauen.

Bis zum vierten Lebensjahr ist das Sprachverständnis stark auf eine jeweilige Situation bezogen und mit den Handlungen des Kindes verbunden. Das fünfjährige Kind ist in der Lage, längere Sätze zu bilden, mit unterschiedlichen Wortarten in der richtigen Reihenfolge. Es kann seine Wünsche äussern, Vorschläge machen und Fragen stellen. Unbewusst übernimmt es die Regeln der Grammatik, sodass es Sätze korrekt verstehen kann. Etwa ab dem vierten Lebensjahr kann es die Formen der Mehrzahl und die Zeitformen gebrauchen. Ab dem fünften Lebensjahr kann es einfach strukturierte Nebensätze und Passivsätze verstehen.

Das Verständnis komplexerer Satzstrukturen kommt später, denn dies verlangt die Fähigkeit zur zeitlichen und formalen Umkehrung, was erst mit sieben bis acht Jahren möglich wird. Mit sechs Jahren kann das Kind ein zusammenhängendes Geschehen erfassen und kennt Ober- und Unterbegriffe.

Der aktive Wortschatz des Kindes umfasst bei der Einschulung im Mittel etwa 2500 Wörter. Aber das Kind versteht bereits etwa 13000 Wörter. Doch ist dies sehr stark vom häuslichen Milieu abhängig. Auch gibt es oft grosse Unterschiede in der Aussprache und der Wortmelodie zwischen zu Hause, dem Kindergarten oder der Schule. Zwischen einem Dialekt und der Hochsprache können die Kinder gut unterscheiden. Kommt ein Kind aus einer einfacheren sozialen Schicht, so hat es oft einen Nachteil, da sein Wortschatz, die Wort- und Lautdifferenzierung und die Artikulation noch weniger gut entwickelt ist, besonders wenn in der Familie nur wenig diskutiert wird.

Die Bedeutung des Kindergartens

Friedrich Fröbel begründete 1840 den Kindergarten, nach intensiver Auseinandersetzung mit Heinrich Pestalozzis Pädagogik. Noch mehr als damals hat er heute für jedes Kind eine grosse Bedeutung.

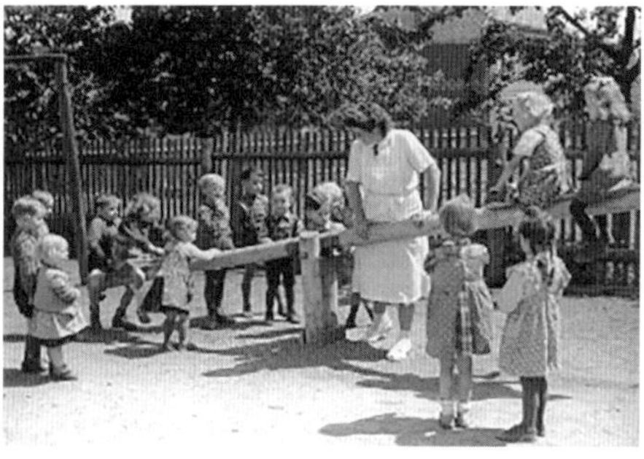

Der Kindergarten

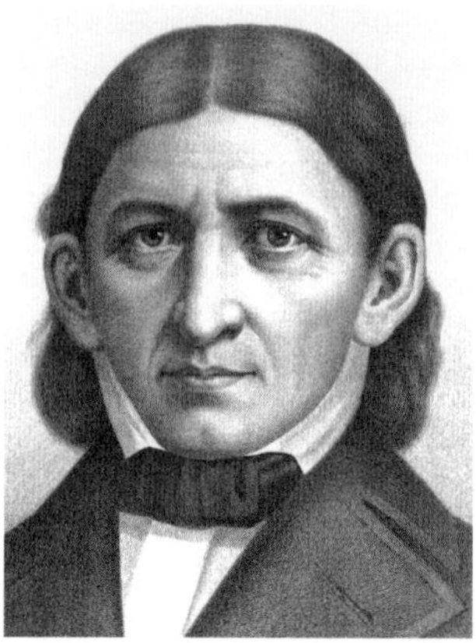

Friedrich Fröbel

Viele Kinder leben mit ihren Familien in engen Wohnungen und können im Kindergarten mehr Freiraum für ein kindgerechtes Spielen und Handeln finden. Heute verbringen viele Kinder den ganzen Tag im Kindergarten. Darum sollten sie dort ein zweites Zuhause finden und sich wirklich wohlfühlen. Sie lernen im Kindergarten den Umgang mit anderen Kindern, und sich in die Gruppe einzufügen. Besonders für Einzelkinder ist dies ganz wichtig. Nicht alle Regeln entsprechen seinem Willen dennoch muss es lernen, sie einzuhalten. Sie brauchen Grenzen, um zu erfahren, dass auch die Bedürfnisse der anderen ernst zu nehmen sind. Nun lernen sie, warten zu können. Ist der Kindergarten gut geführt, so bringt er die Kinder allmählich dazu, nicht nur für sich selbst, sondern auch für andere Kinder Verantwortung zu übernehmen. Sie können lernen, den jüngeren Kindern zu helfen und auf sie Rücksicht zu nehmen.

Heute besteht die Tendenz, schon im Kindergarten schulische Aufgaben zu geben. Dabei wird nicht gesehen, dass dies verfrüht ist, da die Kinder noch gar nicht reif dafür sind. Indem es in der Gruppe teilnimmt und lernt, mit anderen Kindern zu spielen, kann es seine Persönlichkeit in einer Weise entfalten, die seinem Alter entspricht. Wenn man Anforderungen stellt, die nicht dem Entwicklungsstadium des Kindes entsprechen, fügt man ihm nur Schaden zu.

Die Entwicklung des Denkens und der kognitiven Intelligenz

Nach Untersuchungen des Schweizer Entwicklungspsychologen Jean Piaget vollzieht sich die kognitive Entwicklung bei allen Kindern nach einem genetisch festgelegten Plan, der durch sogenannte „Primärerfahrungen" angetrieben wird und dies in einer bestimmten Abfolge. Primärerfahrungen sind aktive, körperliche Handlungserfahrungen, die das Kind macht, wenn es sich selbst mit einer konkreten Sache beschäftigt. Das Kind muss über möglichst viele Sinneswahrnehmungen begreifen können, indem es aktiv handelt. Um zu wissen, was ein Apfel ist, muss es ihn über alle Sinne wahrgenommen haben. Es muss ihn betastet, in den Händen gehalten, ihn fallen gelassen und an ihm gerochen haben, ihn geschmeckt und ihn beknabbert haben[49]. Die Ausbildung neuer Denkstrukturen ist nur möglich, wenn das Denken durch aktives Handeln geschult und an ein Vorwissen angeknüpft wird und unter der Bedingung, dass ihm genügend Zeit zum aktiven Lernen gegeben wird. Es ist von sich aus bemüht, seine Welt zu verstehen. Piaget unterschied verschiedene Stufen der Entwicklung des Denkens:

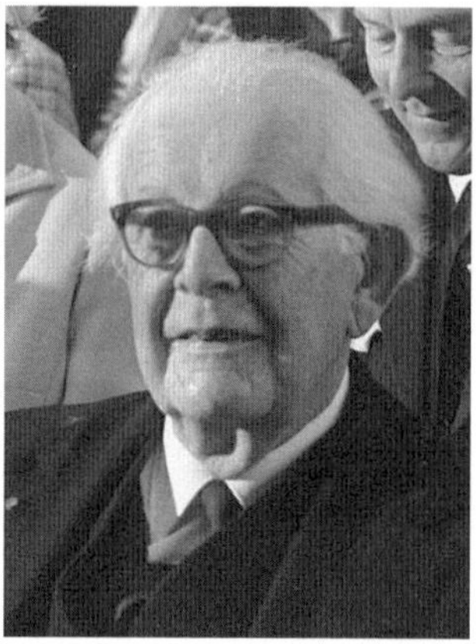

Jean Piaget

Die *erste Stufe* nannte er das *„Stadium der sensomotorischen Intelligenz"*

Diese betrifft die ersten zwei Lebensjahre. In diesem Alter entwickelt das Kind ein erstes Verständnis seiner Umwelt, indem es seine Sinneserfahrungen mit seinen körperlichen Bewegungen koordiniert, sodass diese Erfahrungen sich in seinem Gehirn einprägen und es entwickelt seine angeborenen Reflexe weiter. In diesem Alter haben die Kinder eine Vorliebe für bunte Reize, Dinge die glänzen, sich bewegen und hohe Kontraste haben. Es bildet eigene Konzepte, indem es versucht, Ereignisse mit seinem eigenen Körper nachzuahmen, zum Beispiel indem es auf ein Spielzeug schlägt, einen Gegenstand wirft, oder an einer Decke zieht um an einen Gegenstand zu gelangen, der auf der Decke liegt. In diesem Alter ahmt es Ereignisse nach und experimentiert mit seinem eigenen Körper. Bereits während der Schwangerschaft hat es sich an die elterlichen Stimmen gewöhnt und fühlt sich von der Art, wie die Mutter spricht besonders angezogen. Noch ist das Kind ganz auf sich selbst bezogen. Es denkt in Bezug auf seine individuellen Erfahrungen. Dadurch ist sein Denken noch rein intuitiv und statisch und nicht logisch. Noch spricht es oft von sich selber in der dritten Person, denn es erkennt noch nicht, dass es vom Rest der Welt getrennt ist.

Zwischen zwei und sieben Jahren ist das Kind sehr neugierig und lernfreudig, darum stellt es oft Fragen mit „warum“. Es personifiziert Gegenstände und schreibt diesen menschliche Gefühle oder Gedanken zu. Dies nennt man auch „Animismus“ da es die Dinge in seiner Fantasie beseelt.

Nach Piaget erfolgt das Denken beim Kleinkind bevor er lernt zu sprechen. Indem es merkt, dass es für jedes Objekt einen Namen gibt, entdeckt das Kind, dass zu jedem Begriff der Sprache ein Objekt gehört oder eine bestimmte Vorstellung. In dieser Weise trägt die Sprache zur Entwicklung kognitiver Leistungen bei. Dieses „präoperationale Denken“ ist nach Piaget noch ganz egozentrisch. Das Kind hat noch Schwierigkeiten, sich ein und dieselbe Sache aus verschiedenen Blickwinkeln vorzustellen. Noch hat das Kind Mühe, das was es denkt in Handlung und das was es tut in die Sprache umzusetzen.

Die *zweite Stufe* der Entwicklung der Intelligenz des Kindes entsteht im Alter von zwei bis sieben Jahren. Piaget nannte sie *„präoperationale Intelligenz“*
Mit drei Jahren beginnt das Kind besonders mit Gleichaltrigen Beziehungen aufzunehmen. Dabei vergrössert sich sein Wortschatz sehr stark. Bis zum Alter von sechs Jahren macht das Kind noch oft Fehler in seinem Verständnis und dem, was es ausdrücken will. Piaget nannte diese Stufe ein *„egozentrische Denken“*, denn das Kind kann sich bis zum Alter von vier bis fünf Jahren noch nicht in andere Menschen hineinversetzen. Bis dahin meint es, die anderen würden genauso denken und alles genauso sehen, wie es selbst. Darum lügt es noch nicht und kennt keine Ironie. Dieses noch unlogische Denken überwindet es allmählich im 6. oder 7. Lebensjahr und eine kindliche Logik festigt sich nach und nach bis zum 14. oder 15. Lebensjahr.

Die *dritte Stufe* der Entwicklung der Intelligenz nannte Piaget das Stadium der *„konkret operationalen Intelligenz“*
Im Alter von sieben bis elf Jahren beginnt das Kind logisch zu denken. Nun kann es Aufgaben lösen, mathematische Vorgänge verstehen und ausführen. Trotz dieser grossen Fortschritte kann es aber erst begrenzt logisch und noch nicht abstrakt denken. Darum fällt es ihm noch immer schwer, seine Kenntnisse zu einem unbekannten Thema anzuwenden. Es begreift, dass Objekte mehrere Kategorien haben können, die in logischer Beziehung zueinander stehen. Es kann nun reversibel denken, kann in seiner Vorstellung Handlungen umkehren und in verschiedenste Richtungen ablaufen lassen. Nach Piaget ist diese Reversibilität die wichtigste neu erworbene Fähigkeit dieser Entwicklungsstufe, da alle anderen kognitiven Leistungen auf ihr aufbauen.

Die *4. Stufe* der Entwicklung der Intelligenz nannte Piaget das *„Stadium der formal-operationalen Intelligenz“*
Sie entsteht ab dem 11. Lebensjahr und reicht bis zum Alter von 19 Jahren. In dieser letzten Phase entsteht die Fähigkeit zu logischem und abstraktem Denken. Das Kind kann nun Hypothesen aufstellen, wenn es etwas noch nicht gelernt hat.

Piaget unterschätzte den grossen Einfluss der sozialen Umwelt, in welcher ein Kind aufwächst. Es ist ganz wichtig für ein Kind, dass seine Eltern wissen, dass Piagets Altersangaben keineswegs bindend sind. Die kognitive Entwicklung eines Kindes ist nicht immer genau an das Alter gebunden. Viele Menschen, die sich spät entwickelt hatten, vollbrachten später im Leben grosse Leistungen. In England schätzt man sie besonders und nennt sie, wie schon gesagt, „Late-Bloomers“. Auf keinen Fall soll man sein Kind nach dieser Theorie beobachten und sich Sorgen machen, wenn es in seinen intellektuellen Leistungen etwas später ist und man soll die intellektuelle

Entwicklung nie alleine betrachten, wie dies die Bestimmung des „Intelligenzquotients“ tut. Die kognitive Entwicklung des Kindes darf auf keinen Fall vorauseilen, sonst leidet die Entwicklung seiner ganzen Persönlichkeit. Es ist ganz wichtig, dass sich seine intellektuellen Fähigkeiten im Gleichschritt entwickeln mit seiner Fähigkeit zur Intuition, seinen kreativen und manuellen Fähigkeiten, seiner Einfühlungsgabe in andere Menschen und seiner Fähigkeit, schwächere Menschen zu verstehen und ihnen zu helfen.

Von Piaget zu Maria Montessori

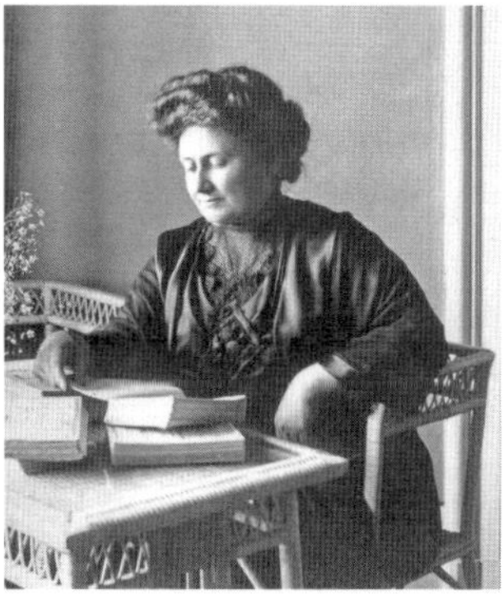

Maria Montessori

Maria Montessori hat für die *Schulung des Denkens durch aktives Handeln* ein besonderes Sinnesmaterial und goldenes Perlenmaterial entwickelt. Sie betonte, dass das Kind von sich aus motiviert sein muss. Dafür muss es die Art der Aufgabe, die es lösen wird und deren Schwierigkeitsgrad selbst auswählen können. Im Unterricht führte Maria Montessori ihr Lernmaterial in kleinen Darbietungen ein.

Ihr Konzept ist ein „offener Unterricht" bei dem die Lehrperson nicht ständig im Zentrum des Unterrichts steht. Deren Hauptaufgabe ist, eine dem individuellen Bedürfnis jeden Kindes angepasste Lernumgebungen zu schaffen, sowohl während des Schulunterrichts, als auch ausserhalb der Schule. Maria Montessori hat beobachtet, dass die Kinder ihr Lernen selbst organisieren, sobald sie wirklich an etwas Interesse haben. Darum soll man auf die Neugierde und das Interesse des Kindes stets Rücksicht nehmen. Im Unterricht wechselte sie ab zwischen Phasen, die vom Lehrer gestaltet werden und freien Lernphasen der Kinder[50]. Das Ziel der Pädagogik von Maria Montessoris ist ein verständnisvoller Umgang zwischen Erwachsenen und die Achtung der kindlichen Persönlichkeit. Dabei stehen die besonderen Bedürfnisse des Kindes und die Erziehung zur Selbstständigkeit im Mittelpunkt. Man achtet auf die Einzigartigkeit jedes Kindes. Montessoris Motto lautete: „Hilf mir, es selbst zu tun". Besonderen Wert legt die Montessori-Pädagogik auf das Lernen verschiedener Wortschatzkategorien, die Förderung der Wahrnehmung, das Entwickeln des Farbsinns und des auditiven Gedächtnisses. Ein grosser Vorteil dieser Pädagogik ist, dass die Belehrung des Kindes nicht nur von der Lehrperson ausgeht, sondern von den Aufgaben, die es sich stellt, durch seine Neugierde und seine Freude zu lernen. In Montessori-Schulen besteht eine gewisse Gefahr, dass die Kreativität des Kindes und der Gemeinschaftssinn zu wenig entwickelt werden und dass das Kind zu wenig lernt, sich in andere einzufühlen und Schwächeren zu helfen.

Die Waldorfpädagogik

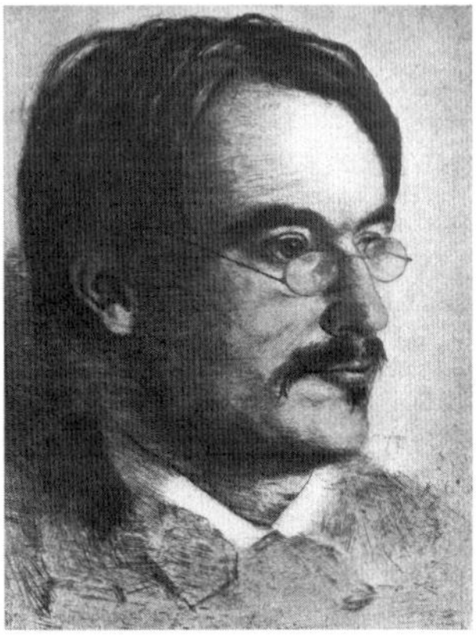

Rudolf Steiner

Rudolf Steiner stammte aus einfachen Verhältnissen. Sein Vater war Bahnbeamter, seine Mutter kam aus dem niederösterreichischen Waldviertel des damaligen Königreichs Ungarn. Dank eines Stipendiums konnte er an der Technischen Hochschule in Wien studieren. Sein Hauptfach war Mathematik, die Nebenfächer waren Chemie, Physik, Geologie, Mineralogie, Biologie, Botanik, Zoologie, Mechanik und Maschinentechnik. Sein Studienziel war, Lehrer an einer Realschule zu werden. Daneben besuchte er an der Universität Wien Vorlesungen in Philosophie, Literatur, Geschichte und Medizin. Aus finanziellen Gründen musste er sein Studium ohne Abschlussexamen verlassen. Danach diente er in einem grossbürgerlichen Haus einer jüdischen Familie als Erzieher und Hauslehrer für die Söhne.

Sein Schaffen begann mit der Edition der naturwissenschaftlichen Schriften Johann Wolfgang von Goethes, redaktionellen Arbeiten in Magazinen und Lexika, beziehungsweise Arbeiten als Herausgeber. Daneben arbeitete er an der Weimarer Ausgabe von Goethes Werken und philosophischen Abhandlungen zur Erkenntnistheorie mit. In Berlin verfasste er geisteswissenschaftliche Schriften zur Theosophie, in denen er eine eigene Esoterik westlicher Prägung, mit ausgeprägten christlichen Elementen entwickelte, und wurde deswegen aus der theosophischen Gesellschaft ausgeschlossen, von deren einseitiger östlicher Ausrichtung er sich gelöst hatte. Im Dezember 1912 gründete er seine eigene anthroposophische Gesellschaft. Als der erste Weltkrieg ausbrach verlagerte er seinen Wirkungsort ins schweizerische Dornach und gründete das Goetheanum als „Hochschule für Geisteswissenschaften". Er entwickelte neue, ganz eigene Konzepte für die Architektur, die Pädagogik, die Medizin, die Pharmazie, die biologisch-dynamische Landwirtschaft, für die christliche Gemeinschaft und entwickelte die Eurythmie, eine Art darstellende Bewegungskunst zur Schulung des Ausdrucks, die bald auch Inszenierungen auf der Bühne diente. Als faszinierender Redner hielt er etwa 6200 Vorträge von denen 3700 als Mitschrift von Hörern überliefert sind. Im Jahr 1919 wurde in Stuttgart eine Betriebsschule für die Kinder der Arbeiter und Angestellten der Waldorf-Astoria-Zigarettenfabrik gegründet und Rudolf Steiner erhielt den Auftrag, den Unterricht zu gestalten.

Das Menschenbild der anthroposophischen Geisteswissenschaft

„Menschenbild" ist ein in der philosophischen Anthropologie gebräuchlicher Begriff für die Vorstellung, die jemand vom Wesen des Menschen hat. Nach anthroposophischer Auffassung ist der Geist universell. Erst wenn wir ihn erleben, so wird er individuell. Wir Eltern und die Lehrer müssen dafür sorgen, dass das Kind das Geistige, das im Universum enthalten ist, erlebt und in sich aufnehmen kann. Dadurch verbindet sich sein Wesen mit dem Universum. In jedem Menschen gibt es einen geistigen Anteil seines Wesens. Auch in der für uns sichtbaren Welt gibt eine geistige Kraft, die es zu entdecken und zu erforschen gilt. Die Anthroposophie ist keine Religion. Sie zeigt uns einen Weg, verborgene Wahrheiten zu erkennen und uns in einer Art und Weise zu verwirklichen, welche die in uns vorhandene, eminente geistige Kraft zum Leben bringt.

Die Anthroposophie versteht sich als eine Anregung, diesen Weg zu erforschen und in den verschiedensten Gebieten des Lebens zu beschreiten. In der Pädagogik geht es um die schrittweise Entfaltung der Persönlichkeit des Kindes, bis zu seiner freien Selbstbestimmung, bei gleichzeitigem Wachsen des Mitgefühls für andere und des Respekts für die Tiere und die Natur. Dieses Ziel kann man durch keine dogmatische Anwendungspädagogik erreichen, sondern nur in der täglichen Begegnung mit dem Kinde. Rudolf Steiner schrieb dazu: „Was gelehrt und erzogen werden soll, das soll nur aus der Erkenntnis des werdenden Menschen und seinen individuellen Anlagen entnommen sein. Wahrhaftige Anthropologie soll die Grundlage der Erziehung und des Unterrichts sein"[51]. Er errichtete bei der Gründung der Waldorfschule für die Lehrer eine Grundausbildung in Anthropologie, Methodik und Didaktik, einen Grundkurs, den er in den folgenden Jahren durch Vorträge und Kurse in Deutschland, in der Schweiz, in Österreich, Holland und England ergänzte. Gewisse Elemente dieser neuen pädagogischen Schulung haben in verschiedenen Ländern Eingang in die Regelschule gefunden, wie etwa der Verzicht auf Notenzeugnisse als Selektionsmittel, die Kunst und das Handwerk als Erziehungsmittel, die „Koedukation", bei der die Schüler lernen, anderen Schülern zu helfen. Der Unterricht in Latein, Griechisch und in Stenografie entsprachen der damaligen Zeit und behördlichen Vorschriften. Diese Fächer sind heute im Lehrplan der Waldorfschulen nicht mehr vorhanden. Doch wird das Essenzielle zur Entwicklung des anthroposophischen Menschenbildes im Kinde, die Förderung des im Kinde verborgenen Wesens, weiterhin gepflegt. 1924 schrieb Rudolf Steiner in Kurzform, was er unter Anthroposophie versteht:

„Unsere Aufgabe als Erziehende liegt vor allem darin, das in jedem Menschen verborgene, zur freien Selbstbestimmung fähige Wesen zu fördern und darum besorgt zu sein, dass es sich gesund entwickeln kann. Dazu müssen wir aber die Entwicklungsbedingungen kennen. Denn in jedem Lebensalter zeigt sich dieses individuell Einmalige, das der Mensch aus einer vorgeburtlichen Welt mitbringt, in einer anderen Gestalt und muss daher anders angeregt werden".

Von den Lehrern ist gefordert, dass sie diese Kunst der Erziehung entwickeln. Dies gelingt nicht allen gleich gut. Zudem hat jeder Kindergarten, jede Schule in jedem Land ihr eigenes Gepräge, ihre eigene Ausgestaltung dieser Erziehungskunst, denn die Bedingungen und Lebensaufgaben sind von Land zu Land, von Kontinent zu Kontinent verschieden, was das Einmalige einer Schulgemeinschaft prägt. Und doch ist unverkennbar, dass sie alle Waldorfkindergärten, Waldorfschulen sind, weil sie sich um dasselbe Ziel, um die Verwirklichung des anthroposophischen Menschenbildes bemühen[52]. Im Jahre 1973 wurde in Witten das „Institut für Waldorf-Pädagogik" gegründet. Zudem gibt es verschiedene Schulungsmöglichkeiten in Einrichtungen der anthroposophischen Heilpädagogik und die „Emil Molt Akademie", eine waldorfpädagogische Berufsfachschule und Fachoberschule.

Im Jahr 2017 wurden in Deutschland 561 Waldorfkindergärten und 237 Waldorfschulen und weltweit 1857 Waldorfkindergärten in 65 Ländern und 1092 Waldorfschulen in 64 Ländern gezählt. Die Erfahrungen, welche Eltern und ihre Kindern in einer Waldorfschule machen, sind sehr unterschiedlich, da nicht alle Lehrer das anspruchsvolle Ziel der notwendigen persönlichen Reife für diese Pädagogik erreichen.

Die Förderung der Kreativität

Kreativität ist nicht nur ein Erschaffen von Kunst. Sie ist eine ganz wichtige Voraussetzung für die Fähigkeit, Probleme zu lösen. Sie kann sich nur entwickeln, wenn die Familie und die Lehrer auf originelle Ideen, die das Kind selbst hervorbringt, positiv reagieren und ihm niemals zu verstehen geben, dass es nicht „normal“ sei. Das Kind soll aus sich selbst heraus spielen, bauen, malen, Ideen entwickeln, erzählen, singen und sich bewegen können. Es ist ganz wichtig, dass man das Kind stets ermutigt, sich unbefangen und ohne Angst auszudrücken. Um Probleme selbstständig lösen zu können, benötigt das Kind viel Selbstvertrauen. Selbstvertrauen entsteht nur, wenn das Kind als individuelles, originelles Wesen verstanden und geachtet wird. Täglich muss es spüren, dass es in diesem Sinne geliebt ist, einfach weil es da ist und nicht weil es dies und jenes leistet oder sich so verhält, wie man dies wünscht. Wo das Kind verstanden wird, fühlt es sich zu Hause und geliebt. Dies ist die grundlegende Voraussetzung, dass es Vertrauen finden kann. Durch das Vertrauen in die Familie und die Lehrer entsteht sein Selbstvertrauen. Nur so kann sich seine Persönlichkeit entwickeln. In Deutschland und der Schweiz sind gar viele Eltern in erster Linie darum besorgt, dass ihr Kind „normal“ sei. In England ist das anders. Erhält man die Bemerkung: „you are very special“, so ist dies die grösste Anerkennung, die man erhalten kann. Hier gibt es noch viel zu lernen.

Die Frage der Schulreife

Um für die Einschulung bereit zu sein, muss das Kind nach Piaget das Entwicklungsstadium der *„konkret operationalen Intelligenz“* erreicht haben. Vielerorts geht man davon aus, dass dies mit 7 Jahren so sei. Dies ist aber nicht immer der Fall. Ist ein Kind vorzeitig in seiner intellektuellen Entwicklung so weit, so bedarf es oft an Hilfe für die Entwicklung seiner anderen Fähigkeiten. Mit sieben bis elf Jahren beginnt erst begrenzt die Fähigkeit logisch und abstrakt zu denken. Die Lehrer müssen dem Rechnung tragen und ihren Unterricht so gestalten, dass Kinder, die etwas später sind, Zeit erhalten, dies zu entwickeln, ohne die Kinder gleich in Gymnasiasten und Realschüler einzuteilen. Trotz dieser grossen Fortschritte der kognitiven Fähigkeiten fällt es in diesem Alter dem Kind noch immer schwer, seine Kenntnisse zu einem neuen, unbekannten Thema anzuwenden. Erst allmählich kann es begreifen, dass Objekte mehreren Kategorien haben können, die in logischer Beziehung zueinander stehen. Erst viel später kann es reversibel Denken, sodass es in seiner Vorstellung Handlungen umkehren kann und in verschiedenste Richtungen ablaufen lassen kann. Diese Reversibilität ist die wichtigste neu erworbene Fähigkeit dieser Entwicklungsstufe, da alle anderen kognitiven Leistungen auf ihr aufbauen. Zur Zeit der Einschulung ist all dies noch nicht möglich. Es genügt, dass das Kind über längere Zeit dem Lehrer und den Kameraden zuhören kann und dass es über längere Zeit bei einer Sache die es interessiert bleiben kann,. Die Montessori- und die Waldorfpädagogik kommen diesem Zeil besser entgegen, als der heute allgemein übliche Unterricht. Noten zu erhalten ist nicht der geeignete Ansporn für die Kinder. Kinder, für welche die Entwicklung der kognitiven Fähigkeiten noch etwas mehr Zeit brauchen, können noch keine gute Noten erhalten und werden zu Unrecht entmutigt und von den Mitschülern und oft auch von den Eltern und den Lehrern als weniger intelligent beurteilt. Früh bereitet sich durch die neodarwinistische „Denkweise“ der Lehrer eine „Selektion“ vor. Noten geben dem Kinde nur Mut und Ansporn, wenn sie gut sind. Muss man das Kind in eine solche Schule geben, so können wir dennoch als Eltern dagegen angehen, indem wir dem Kinde sagen, dass die Noten gar nicht wichtig sind und ihm erklären, dass viele Menschen, die in ihrem Leben hervorragendes vollbracht haben, sehr schlechte Schüler waren. Die Förderung der Persönlichkeit in der Schule genügt oft nicht, sodass wir dies zuhause ergänzen müssen.

Die Arbeitshaltungen des Kindes entwickelt sich im Spiel des Kindes, indem es nach Wegen sucht um seine Ziele, etwas zu erschaffen, immer hartnäckiger verfolgt. Um dies zu entwickeln, braucht es viel Zeit. Dann kann es seine Aufmerksamkeit bis zur Vollendung des geplanten Werkes aufrechterhalten. Die immer grösser werdende Ausdauer und seiner wachsenden Verpflichtung sich selbst gegenüber selbstgestellten Aufgaben, können wir als Eltern beobachten, um die Schulreife besser zu beurteilen. Die Entfaltung einer positiven Arbeitshaltung können wir durch konstruktives, möglichst einfaches Spielmaterial fördern und indem wir stets anerkennen, wenn ihm gelingt, was es tut.

Im Kindergarten entsteht das Spiel mit anderen Kindern. Dabei vergleicht es sich mit anderen Kindern. Kleinere Kinder sind nicht in der Lage, Misserfolge zu ertragen. Einem 6–7-jährigen Kind fällt es noch sehr schwer, in einem Spiel zu verlieren. Noch erlebt es dies als Kränkung. Erst mit etwa sechs Jahren kann es einen gewissen Wettbewerb ertragen.

Gegen Ende des fünften Lebensjahres beginnen die Kinder auch Aufgaben zu wählen, die ihren Fähigkeiten entsprechen, sodass sie einen Erfolg erwarten können. Dabei führen sie ihren Erfolg oder einen Misserfolg auf gewisse Ursachen zurück. Viele Kinder bemühen sich mit grosser Ausdauer, Aufgaben zu bewältigen; andere haben das Bedürfnis, sich vor einem Misserfolg abzusichern, indem sie einen weniger hohen Anspruch an sich stellen, doch allmählich vertragen die Kinder Enttäuschungen durch einen Misserfolg besser.

Fünf- bis sechsjährige Kinder sind in der Lage, aus früheren Erfolgen oder Misserfolgen zu lernen. Die Motivation, Leistungen zu erbringen ist eines der Kriterien für die Schulreife.

Ein schulreifes Kind möchte neue geistige Fähigkeiten erwerben und Regeln entdecken, nach denen es die Fülle der bisherigen Erfahrungen zusammenfassen und verstehen kann. Es hat das Bedürfnis, an einer Gemeinschaft gleichaltriger Kinder aktiv teilzunehmen Noch sind sechs- bis siebenjährige Kinder in der Regel nicht fähig, das Gruppenleben selbst zu gestalten, aber sie wollen daran teilnehmen, wollen dazugehören und eine bedeutende Rolle spielen. Darum mögen sie es, wenn sie Aufgaben erhalten, wie Hefte auszuteilen, auf der Wandtafel Geschriebenes zu löschen oder Blumen zu giessen.

Der Wortschatz sollte etwa 2500 Wörter umfassen und es sollte bis zehn zählen und bis fünf rechnen können und sollte beim Zeichnen den Strich einigermassen gut führen und Details darstellen können. Der Wille, aufmerksam zu sein, ist stärker an das Alter gebunden als andere Bereiche, wie etwa die Sprache oder das soziale Verhalten. Im Vorschulalter kann sich ein Kind in der Regel nur konzentrieren, wenn es interessiert ist. In den meisten Schulen wird von ihm erwartet, dass es auch Aufgaben erledigen kann, die man ihm nicht in der Art seines Interesses stellt. Mit etwa sechs Jahren entsteht beim Kinde im Enzephalogramm ein Ruherhythmus, der dem Alpha-Rhythmus des Erwachsenen entspricht, sodass es sich willentlich entspannen kann. Dies ist für konzentriertes Arbeiten notwendig.

Der Schuleintritt ist für das Kind ein bedeutendes Ereignis und wenn es diesen positiv erlebt, beeinflusst dies auch sein Lernverhalten positiv. Nun wird von ihm verlangt, dass es während mehreren Unterrichtsstunden still sitzen kann, obschon sein Bewegungsdrang gross ist, es muss ruhig sein und zuhören können. Nun wird erwartet, dass es sich an die gegebenen Situationen anpassen und der Verlockung zu Spielen widerstehen kann. Als Schulkind muss es abstrakte Symbole, wie Buchstaben und Wortbilder erfassen können, damit es Lesen, Schreiben und Rechnen lernen kann.

Das ADHS (Attention deficit hyperactivity Syndrom)

Da es immer häufiger kommt vorkommt, dass Kinder nicht längere Zeit aufmerksam sein können, impulsiv und von ständiger Unruhe gequält sind, besprechen wir das ADHS ausführlich. Weltweit sollen 5,3 % aller Kinder, Jugendlichen und Erwachsenen an einem ADHS leiden und in Deutschland 4,4 %[53]. Das ADHS gilt heute als häufigste psychiatrische Erkrankung bei Kindern und Jugendlichen, häufiger bei Knaben als bei Mädchen. Zu 40–80 % besteht diese Störung bis in die Adoleszenz fort und danach bei mindestens jedem dritten Erwachsenen[54]. An dieser Störung zu leiden, bedeutet grosses Leid und viele Sorgen für das Kind und seine Eltern. Es kommt oft zu Misserfolgen in der Schule und später im Beruf, zu ungeplanten, zu frühen Schwangerschaften, Drogenkonsum und zur Entwicklung weiterer seelischer Störungen. Bei starker Ausprägung ist das Risiko für Unfälle, Verletzungen oder für einen Suizid deutlich erhöht.

Neuropsychologisch werden für die Diagnose bei Kindern einige messbare Merkmale diskutiert, die aber nur zum Teil durch Tests erfasst werden können. Das Arbeitsgedächtnis ist reduziert, die Fähigkeit die übermässige Aktivität unter Kontrolle zu bringen, Arbeiten zu planen und auf einen Erfolg oder eine Belohnung warten zu können.

Die Reaktionsfähigkeit und der Bezug zur Zeit sind oft gestört und es fällt oft schwer, kurzfristige oder entfernte Ziele zu verfolgen. Zu 45 % leiden die Kinder und Erwachsenen an Teilleistungsschwächen, wodurch sie in der Schule sehr leiden. Jugendliche mit ADHS erkranken fünfmal häufiger an einer Depression als andere und jeder Vierte erkrankt an einer Angststörung und zudem erkranken sie viermal häufiger an Zwangsstörungen.

Ursachen und Risikofaktoren

Früher nahm man an, dass das ADHS durch psychosoziale und pädagogische Einflüsse entstehe, durch Erziehungsfehler, Beziehungsprobleme der Eltern, eine Vernachlässigung des Kindes und frühkindliche Traumen. Dies hat sich geändert. Heute sind die Wissenschaftler der Ansicht, dass sowohl biologische Faktoren, als auch Umwelteinflüsse an der Ursache beteiligt sind.

Neurobiologen stellten fest, dass bei Menschen mit ADHS oft, jedoch keineswegs immer, eine Verminderung des Gehirnvolumens vorhanden ist, mit funktionellen Defiziten in verschiedenen Kerngebieten[55]. In den letzten Jahren konzentrierte sich die Forschung besonders auf Veränderungen grossräumiger, neuronaler Netzwerke des Gehirns, welche von ihrer Art her betrachtet, den Störungen und Unterfunktionen des ADHS entsprechen würden[56]. Die Erforschung des Bezugs des ADHS zur Entwicklung des Gehirns in den verschiedenen Lebensaltern steht jedoch erst am Anfang[57]. Anatomisch fand man im Gehirn Abweichungen in der weissen Substanz der Nervenbahnen[58], die teilweise spezifisch sind für gewisse Teilsymptome des ADHS, wie die Aufmerksamkeitsstörung und die Hyperaktivität[59].

Die Weiterleitung von Signalen zwischen Nervenzellen durch die Botenstoffe (Neurotransmitter) ist beim ADHS beeinträchtigt, und zwar besonders für die Zentren für Belohnung und Motivation, durch das Dopamin, im Nucleus accumbens, Nucleus caudatus und in bestimmten Kerngebieten des Mittelhirns[60]. Auch wurde nachgewiesen, dass die Signalübertragung durch den Neurotransmitter Glutamat vermindert ist, so besonders im Corpus Striatum. Dieses ist eine Region des Gehirns mit zentraler Bedeutung für die Emotionen, für die Motivation, für kognitiven Fähigkeiten und für das Bewegungsverhalten. Bei der genetischen Untersuchung von Familien, in denen das ADHS vorkommt, hat man in denjenigen Genen Abweichungen festgestellt, die teilweise für die Signalübertragung durch Glutamat codieren. Glutamat ist der einzige stimulierende Neurotransmitter des Gehirns. Da in bildgebenden Verfahren im Gehirn entsprechende Unterfunktionen nachgewiesen wurden, betrachten einige Forscher das Glutamat als Schlüssel für das Verständnis des ADHS, wegen der engen Kopplung zu den genannten Dopamin-Systemen[61,62].

Litt die Mutter während der Schwangerschaft unter Stress, so bedeutet dies ein Risiko für ein ADHS des Kindes, auch wenn es zu früh auf die Welt kommt oder während der Geburt an Sauerstoffmangel gelitten hat. Menschen mit ADHS reagieren zu 10–20 % paradox auf chemische Substanzen, wie Koffein, Lokalanästhetika und gewisse Medikamente, wie Beruhigungsmittel, Antihistaminika, Neuroleptika und Schmerzmittel. Dies wird als weiteres Zeichen für eine veränderte Signalverarbeitung im zentralen Nervensystem betrachtet[63].

In Familien- und Zwillingsstudien wird die Erblichkeit des Risikos, als Kind von ADHS betroffen zu sein, auf 70–80 % geschätzt. Die Erblichkeit des Risikos, als Erwachsener betroffen zu sein, konnte noch nicht zuverlässig abgeschätzt werden, da die methodischen Schwierigkeiten bei der Erfassung bei Erwachsenen grösser sind. Die bisherigen Ergebnisse deuten aber darauf hin, dass die Erblichkeit des Risikos, an einem ADHS zu leiden, für Erwachsene ebenso hoch ist, wie für Kinder[64]. Man hat aber keine einzelne Gene gefunden, welche allein diese vielfältige Verhaltensabweichung bewirken können. So nimmt man heute an, dass mindestens vierzehn Gene von Bedeutung sind, welche spezifische Regelkreise des Gehirns, wie zum Beispiel denjenigen zwischen dem Frontalhirn und dem Corpus Striatum, beeinflussen. Alle genetischen Abweichungen, die man finden konnte, sind nicht spezifisch für das ADHS, denn sie können, mit anderen Genen gemeinsam, sowohl ähnliche, wie auch ganz andere Krankheiten verursachen. Darum ist eine Vorhersage durch genetische Tests nicht möglich. Dennoch wird empfohlen zu berücksichtigen, wenn andere Familienmitglieder und Verwandte an einem ADHS leiden, um die Diagnose möglichst früh stellen zu können[65].

Raucht die Mutter während der Schwangerschaft, so ist das Risiko des Kindes, an einem ADHS zu leiden deutlich erhöht, so auch für andere neurologische Entwicklungsstörungen[66]. Auch wenn die Eltern im Beisein eines kleinen Kindes rauchen ist es erhöht[67]. In vielen Gegenden sind die Böden mit Blei belastet. Auch dies erhöht das Risiko der Bewohner an einem ADHS zu leiden bedeutend[68]. Chemikalien gewisser Weichmacher begünstigen das Entstehen eines ADHS. In der Industrie wurden während Jahrzehnten polychlorierte Biphenyle verwendet, zur Isolation von Kondensatoren und Transformatoren, in Hydrauliköl, Lacken, Harzen, Kunststoffen, Druckerfarben, Klebstoffen und in dauerelastischen Fugendichtungsmassen. Inzwischen sind diese weltweit verboten, doch sind sie als

Altlasten noch nahezu überall auf der Welt verbreitet[69]. Dass die Chemikalien der Industrie die Gehirnentwicklung der Kinder schädigen, ist wissenschaftlich anerkannt. Besonders während der Schwangerschaft und beim Kleinkind können sie ein ADHS, Autismus oder eine geistige Behinderung verursachen. In der renommierten wissenschaftlichen Zeitschrift „The Lancet" wurden Studien zu 232 Industriechemikalien publiziert, die das Gehirn schädigen können. Allerdings wurde dies kaum beachtet, obschon dies durch die US-amerikanische „Kommission für Umweltzusammenarbeit" und durch die „europäischen „DEVNERTOX-Projekte" bestätigt wurde[70,71,72]. Bei neun- bis elfjährigen Kindern, die in weniger als 1 km Entfernung von einem Industriegebiet aufwachsen, in welchem mit Schwermetallen gearbeitet wird[73], bei Kindern aus verkehrsreichen Städten[74] und bei Kindern, die in der Nähe von Kohleaschelagern aufwachsen, ist das ADHS wesentlich häufiger[75].

Die Wahrscheinlichkeit, im Verlauf des Lebens für eine begrenzte Zeit oder aber das ganze Leben lang an einem ADHS zu leiden, wird auf 7 % geschätzt[76]. Das Robert Koch-Institut ermittelte für Deutschland eine Häufigkeit bei 7,9 % bei den Knaben und 1,8 % bei den Mädchen[77].

Auffälligkeiten, die bei Ihrem Kind auf ein ADHS hinweisen können

Die Aufmerksamkeitsstörung

Das Kind bringt es oft nicht fertig, genau auf Einzelheiten zu achten und macht viele Flüchtigkeitsfehler. Es fällt ihm schwer, im Spiel oder bei Aufgaben über längere Zeit aufmerksam zu bleiben. Wird es direkt angesprochen, so scheint es oft, als ob es nicht zuhören würde. Anweisungen kann es oft nicht vollständig befolgen. Das Kind ist zu leicht ablenkbar und kann sich nur schwer konzentrieren. Oft geht es bei Arbeiten planlos vor, hält Termine und Fristen nicht ein, weicht denjenigen Aufgaben aus, die längere, geistige Anstrengung erfordern. Es verliert oft Gegenstände, die es zum Lösen seiner Aufgaben nötig hat, verliert Stifte, Bücher, Werkzeuge, sein Portemonnaie, seinen Schlüssel, seine Schreibarbeiten, seine Brille und sein Mobiltelefon. Durch äussere Reize wird es sehr leicht abgelenkt und vergisst alltägliche Dinge, wie Besorgungen oder Verabredungen.

Die Überaktivität

Oft hampelt das Kind mit seinen Händen oder Füssen, schlägt mit ihnen einen Takt oder windet sich auf dem Sitz herum, verlässt diesen, wenn es dies nicht sollte, läuft umher oder klettert irgendwo hinauf. Jugendliche und Erwachsene tun dies nicht mehr, leiden aber dennoch unter starker, innerer Unruhe. Dem Kinde fällt es schwer, ruhig zu spielen oder an Aktivitäten ruhig teilzunehmen, oft ist es „auf dem Sprung" oder wie getrieben, redet viel und kann nicht an seinem Platz sitzen bleiben, platzt mit einer Antwort heraus, bevor die Frage fertig gestellt ist oder beendet die Sätze anderer. Kaum kann es warten, bis es an die Reihe kommt, unterbricht und stört andere, benützt Dinge anderer Personen ohne zu fragen. Erwachsene unterbrechen oft andere beim Sprechen oder übernehmen selbst, was diese sagen und tun.

Der Schweizer Psychologe Fabien Grollimund leidet selber an einem ADHS. Er hat in Fribourg eine „Akademie für Lerncoaching" gegründet. Eindrücklich beschreibt er, wie er dies erlebt. Er beschreibt den ständigen Drang zur Bewegung, dass man sich in einem Café besser konzentrieren könne als wenn man irgendwo eingesperrt sitzen muss. Durch seine Beratungen erlebt er, dass viele Kinder mit ADHS an Selbstmordgedanken leiden, an einem Gefühl, nicht in diese Welt zu passen. Oft sagt ihm ein Kind: „Ich bin sowieso zu dumm, mich braucht es gar nicht auf dieser Welt, ihr wärt alle besser dran, wenn es mich nicht gäbe." Für viele Eltern sind solche Selbstmordgedanken der Grund, eine medikamentöse Therapie zu akzeptieren. Fabian Grollimund sagt, dass wohl die Erziehung den Verlauf sehr stark beeinflusse, dass sie aber nicht die Ursache des ADHS sei. Die Kinder sind durchaus begabt, jedoch verbergen sich die Stärken hinter ihren Schwächen. Er erklärt, dass man es in der heutigen Welt schwer hat, wenn man impulsiv ist und dass man durch diese Impulsivität Belohnungen schlecht aufschieben kann. Ein zehnjähriges Kind mit ADHS könne nur schwer verstehen, dass es heute Arithmetik lernen müsse, damit es irgendwann später seine beruflichen Wünsche erfüllen kann. Einem Menschen mit ADHS helfe es, wenn man ihm das, was er lernen soll, vormacht, sodass er es dann nachahmen und mitmachen kann, um es schliesslich selber ausführen zu können. Wenn man an einem ADHS leidet, so ist es besonders wichtig zu sehen, dass man jeden Tag konkretes und nützliches geleistet hat, sodass man den Tag zufrieden beenden kann.

13 % der Kinder mit einem ADHS leiden gleichzeitig an einem Tourette Syndrom[78]. Dies ist für sie sehr belastend, denn dies ist eine Krankheit mit ständigen motorischen und vokalen Tics. Die Wissenschaftler fanden sechs Risikofaktoren für diese Komorbidität: Die Sucht nach Handy- oder Computerspielen, schlechte Essgewohnheiten, Infektionen, Beziehungsprobleme, Erziehungsfehler der Eltern und Probleme in der Schule[79].

Dass die gepulste Hochfrequenzstrahlung von Mobilfunk, WLAN und DECT-Telefonen die Melatoninbildung und den tiefen, erholenden NON-REM-Schlaf der Vormitternacht unterdrückt, ist wissenschaftlich anerkannt. Sowohl beim ADHS, als auch beim Tourette-Syndrom ist dies der Fall. Bei beiden Störungen hat man signifikante Korrelationen zwischen den Schlafmustern und den klinischen Symptomen der Patienten gefunden. Die gepulste Hochfrequenzstrahlung ist eine bedeutende Teilursache für das ADHS. Ganz wichtig ist, dass Eltern wissen, dass man Kinder von dieser Strahlung und von Mobiltelefonen konsequent fernhalten muss, um sie vor deren schädigenden Wirkung zu schützen[80]. 75 % der Menschen mit ADHS leiden an einer weiteren psychischen Störung, die oft, wenn auch nicht immer, durch das ADHS entsteht und zu 60 % leiden sie an mehreren seelischen Begleiterkrankungen[81].

Sind die Beeinträchtigungen im sozialen und emotionalen Austausch, die Spezialinteressen und die auf Details gerichtete Wahrnehmung besonders ausgeprägt, so nennt man ein solches ADHS „Asperger-Syndrom". Manchmal ist die Abgrenzung zum Autismus schwierig, vor allem wenn jemand nicht sehr impulsiv und überaktiv ist. Die für das ADHS typische Desorganisation und Sprunghaftigkeit im Denken und Handeln ist nicht typisch für einen Autismus[82]. Ähnliche Störungen, wie ein ADHS können durch eine Überfunktion der Schilddrüse, eine Epilepsie, eine Bleivergiftung, einen Hörverlust, durch Leberkrankheiten, Atempausen im Schlaf (Schlaf-Apnoe), Nebenwirkungen von Medikamenten und als Folge eines Schädel-Hirntraumas verursacht sein[83]. Nicht alle Kinder und Erwachsenen mit ADHS leiden an Schwierigkeiten im Sozialverhalten. Doch kann dies zusätzlich entstehen, durch negative Erfahrungen, wegen ihrer Besonderheit. Rund 45 % der Kinder mit ADHS leiden zusätzlich an einer Teilleistungsschwäche im Lesen und in der Orthografie und müssen besondere Hilfe erhalten. Jedes vierte Kind mit ADHS leidet an starken Ängsten. Durch die Ängste sind sie oft weniger impulsiv, doch behindern die Ängste ihre Merkfähigkeit[84]. Rund 8 % leiden an Zwangsstörungen. Diese sind etwa dreimal häufiger als bei Menschen ohne ADHS. Auch sind Schlafstörungen relativ häufig.

Schweregrade des ADHS

Man unterscheidet drei Schweregrade

Ist man nur *leicht* betroffen, so ist die Symptomatik nicht so stark ausgeprägt, dass eine Behandlung notwendig wird. Man ist etwas impulsiver und kann sich nicht so gut konzentrieren wie andere Menschen. Dafür hat man den Vorteil, dass man am Rande liegende Details sehr viel besser mitbekommt.

Ist man *mittelschwer* betroffen, so ist eine Behandlung nötig und man leidet zunehmend an Folgeerkrankungen. Im zwischenmenschlichen Kontakt ist man aber nicht behindert. Ohne Therapie ist die Gefahr, in der Schule, im Beruf oder im Privatleben zu versagen erhöht und sind Suizidversuche häufiger[85].

Ist man *schwer* betroffen, so ist es sehr schwierig, sich sozial zu integrieren. Nicht selten kommt es zu Suizidversuchen oder Kriminalität. Diese Kinder benötigen intensive Hilfe und Therapien, um dies zu verhindern. Die Wissenschaftler sind der Ansicht, dass der Schweregrad neurobiologisch bedingt sei, sodass die Behandlung ganz früh einsetzen muss.

Kinder mit ADHS haben aber auch besondere Stärken

Sie sind sehr sensibel, woraus eine besondere Einfühlungsgabe und ein starker Gerechtigkeitssinn entstehen kann. Da das Kind für äussere Reize besonders offen ist, kann es Veränderungen besonders schnell erfassen. Kinder mit ADHS sind oft besonders begeisterungsfähig, woraus eine besondere Kreativität und Offenheit entstehen kann. Durch die Impulsivität werden sie oft zu interessanten Gesprächspartnern. Manche Kinder können in einen flussähnlichen Zustand geraten, wobei sie an bestimmten Themen lange, ausdauernd und konzentriert arbeiten können, doch neigen sie auch zum Tagträumen, zu störenden Wiederholungen und unflexiblem Haftenbleiben an unwichtigen Dingen. Aus ihrem Drang zur Aktivität entsteht nicht selten eine besondere Begeisterung für einen Leistungssport. Oft bleiben aber ihre individuellen Stärken und Begabungen verborgen. Sie müssen durch die Therapie entdeckt und gefördert werden.

Zur Therapie des ADHS

Das Ziel der Therapie ist es, die Begabungen des Kindes zu fördern, seine sozialen Fähigkeiten zu fördern und eventuell vorhandene begleitende Störungen zu behandeln. Man plant eine „multifokale Therapie“, sodass man von verschiedener Seite helfen kann. Meistens kann die Therapie ambulant durchgeführt werden, nur bei besonders schwerem ADHS ist die Therapie in einer jugendpsychiatrischen Tagesklinik oder Heim notwendig, besonders bei vielen kombinierten Störungen, so im Sozialverhalten oder mehreren Teilleistungsschwächen wie einer Legasthenie oder Dyskalkulie oder bei besonders ungünstigen psychosozialen Bedingungen. Dazu ist es immer notwendig, die Bezugspersonen in die Therapie mit einzubeziehen. Man arbeitet mit der Familie, den Eltern und klärt die Geschwister und Klassenlehrer auf. Bei Teilleistungsschwächen erhält das Kind besondere Therapien. Wenn man für das Kind eine geeignete sportliche Tätigkeit findet, kann es in der Schule besser lernen[86].

Zur medikamentösen Therapie

Einige Studien deuten darauf hin, dass eine zusätzliche, für jedes Kind individuell gewählte Therapie mit Medikamenten, dazu beitragen könne, die Symptome des ADHS zu reduzieren[87]. Dabei wird vermutet, dass die Medikation günstigere Voraussetzungen für die therapeutische Arbeit schaffe[88]. Dazu werden Medikamente vorgeschlagen, welche die Signalübertragung durch Dopamin und Noradrenalin verstärken. Amphetamin und Methylphenidat werden seit der Mitte der 1950er-Jahre eingesetzt. Etwa vier von fünf Kindern sollen darauf günstig reagieren. Methylphenidat soll auch bei Kindern wirken, die vor allem an der Aufmerksamkeitsstörung leiden und weniger an Überaktivität. Bei diesen Kindern wird eine etwas niedrige Dosierung gewählt[89].

Methylphenidat (Ritalin®, Medikinet®, Concerta®, Equasym®)

1944 wurde Methylphenidat erstmals synthetisch hergestellt. Wie andere Amphetaminverbindungen mindert es die Müdigkeit und steigert die geistige und körperliche Leistungsfähigkeit. Seit den 80er-Jahren wird jedoch die hohe Zahl der Verordnungen an Kinder und eine zu leichtfertige Diagnosestellung der ADHS kritisiert. Die Signalübertragung von einer Nervenzelle des Gehirns zur nächsten durch die Neurotransmitter Dopamin bzw. Noradrenalin geschieht normalerweise nur ganz kurz, denn diese Substanzen werden durch chemische Transporter sofort wieder aus dem synaptischen Spalt entfernt. Methylphenidat blockiert diese Transporter, sodass sich das Dopamin bzw. das Noradrenalin im synaptischen Spalt anreichert. Dadurch verstärkt und verlängert es die Signalübertragung von Zelle zu Zelle.

Methylphenidat wird bereits seit 1959 gegen das ADHS eingesetzt. Seine Kurzzeitwirkung ist umfangreich untersucht worden. Die Auswirkungen einer langzeitigen Anwendung jedoch noch nicht vollständig. Die vorläufigen Resultate weisen darauf hin, dass diese Arznei dazu beitragen kann, die betroffenen Gehirnstrukturen sowohl anatomisch, als auch in ihrer Funktion zu verbessern[90]. Dennoch sollte Methylphenidat nur nach sorgfältiger ärztlicher Prüfung der Indikation und immer nur im Rahmen eines Gesamtkonzepts der Therapie des ADHS verordnet werden.

Zwischen den verschiedenen Präparaten gibt es Unterschiede bei den Füll- und Zusatzstoffen. Das bekannteste Präparat Ritalin hat beispielsweise eine andere Wirkdauer als Concerta oder Medikinet retard. Retardierte Medikamente geben den Wirkstoff verspätet und kontinuierlicher über den Tag verteilt ab. Das kann bei jedem Patienten verschieden sein. Darum muss die Wirkung und müssen die Nebenwirkungen sehr gut kontrolliert werden. Man muss wissen, dass Methylphenidat das Körperwachstum vorübergehend leicht verzögern und das Körpergewicht etwas reduzieren kann. Doch wird dies später aufgeholt, sodass die Körpergrösse schlussendlich durch diese Therapie nicht reduziert wird[91].

Wenn man die Therapie mit Methylphenidat beginnt, so entsteht in der Regel besonders bei Kindern eine vorübergehende Verschlechterung der Antriebs-Symptome und besonders stark bei unregelmässiger Einnahme. Während dieser Zeit muss man die Anforderungen an das Kind stark reduzieren. Manchmal muss man eine andere Dosierung oder ein anderes Medikament wählen. Bei zu hoher Dosierung entstehen meistens ein Unruhegefühl und eine innere Anspannung oder selten das Gegenteil: Mattigkeit, verminderter Antrieb. Diese Erscheinungen dauern nur solange an, wie das Medikament wirkt, und bilden sich danach bald wieder zurück. In dieser Situation muss man die Dosierung korrigieren.

Die Nebenwirkungen

Es besteht die offizielle Ansicht, dass das Methylphenidat bei Patienten mit ADHS bei korrekter Dosierung keine schädliche Wirkung habe, dass die Nebenwirkungen weitgehend dosisabhängig und nur beim Beginn der Therapie vorhanden seien und dass sie durch eine sorgsame Dosierung weitgehend vermieden werden können[92].

Methylphenidat hat aber ein hohes Nebenwirkungspotenzial. Die häufigsten Nebenwirkungen sind Magenbeschwerden, Appetitlosigkeit, Kopfschmerzen und Tics[93]. Häufig entstehen bei Kindern Stoffwechsel- und Ernährungsstörungen: Anorexie, Appetitmangel und eine verringerte Gewichts- und Grössenzunahme und bei längerer Anwendung, Schlaflosigkeit, Nervosität, Affektlabilität, Unruhe, Angst, Depression, Reizbarkeit und zusätzliche Verhaltensauffälligkeiten. Manche Kinder leiden unter Kopfschmerzen, Schwindel, Bewegungsstörungen, psychomotorischer Hyperaktivität oder Schläfrigkeit. Methylphenidat kann den Blutdruck erhöhen, wenn auch meist nur leicht, kann Herzklopfen und Herzrhythmusstörungen verursachen. Es können Husten, Rachen- und Kehlkopfschmerzen entstehen oder Mundtrockenheit, Übelkeit, Magenbeschwerden, Erbrechen, Bauchschmerzen und Durchfall, seltener auch Haarausfall, Juckreiz, Hautausschläge oder Gelenkschmerzen. Selten entstehen Stereotypien, unwillkürlich und zwanghaft wiederholte Bewegungen und Missempfindungen in der Haut. 13 % der Kinder mit ADHS leiden an Tics. Diese können sich verstärken. Es können unwillkürliche, schlängelnde (choreatische) Bewegungen entstehen, Migräne oder vorübergehende Lähmungen. Durch eine Akkomodationsstörung kann sich das Nahsehen verschlechtern. Selten kam es zu einem Herzinfarkt oder einem plötzlichen Herztod aus anderer Ursache. Selten kam es zu einer autoimmunen Entzündung von Hirngefässen (Vaskulitis) oder zu teils gefährlichen autoallergischen Hauterkrankungen, zu Nierenentzündungen, Wachstum der Brustdrüse (Gynäkomastie) oder zu einer schmerzhaften Dauererektion des Penis (Priapismus).

Sehr selten kam es zu vermehrter Hyperaktivität, Halluzinationen, vorübergehender depressiver Verstimmung oder psychotischen Störungen. Über Suizide von Kindern, die mit Methylphenidat behandelt waren, wurde berichtet. Nervosität und Schlaflosigkeit sind zu Beginn der Therapie häufig, wobei man die Dosis reduzieren oder die Nachmittags- oder die Abenddosis auslassen muss. Mit Methylphenidat behandelte Kinder leiden oft an Kopfschmerzen, Schläfrigkeit, Schwindel, Bewegungsstörungen oder Zittern und an Gelenkschmerzen.

Je ausgeprägter ein ADHS ist, desto höher ist das Suchtrisiko. Darum wurde vermutet, dass die Amphetaminwirkung des Methylphenidats ein Risiko für eine spätere Amphetaminsucht sei. Zwei Metaanalysen zu einer Vielzahl von Einzelstudien zeigten, dass dies nicht der Fall sei. Nur bei absichtlich missbräuchlicher Verwendung oder extrem hoher Dosierung bestehe die Gefahr, von Methylphenidat abhängig zu werden[94]. Seit dem Jahr 2011 wird die Therapie mit Methylphenidat auch für Erwachsene empfohlen[95].

Amphetamin (Elvanse®, Attentin®)

Amphetamin wurde erstmals 1934 synthetisiert und wirkt viel stärker als Methamphetamin. Anfangs war es für jedermann erhältlich. Erst als sich das hohe Abhängigkeitspotenzial von Amphetaminen nicht mehr leugnen liess, schränkte man den Verkauf ein. Die Substanz ist als Medikament im Gebrauch, wird aber auch in der Drogenszene als „Crystal Meth" illegal gehandelt. Trotz strikten Verbots, werden Amphetamine weiterhin im Leistungssport als Dopingmittel genutzt.

Ist die Therapie mit Methylphenidat nicht wirksam, so wird oft ein Wechsel auf Amphetamin empfohlen. Für Erwachsene ist es als Elvanse® und für Kinder als Attentin® zugelassen. Im Gegensatz zu Methylphenidat hemmt Amphetamin nicht nur die Wiederaufnahme von Dopamin und Noradrenalin aus dem synaptischen Spalt, sondern es verstärkt auch die Ausschüttung dieser beiden Überträgerstoffe, indem es die Arbeitsrichtung der Transporter umkehrt, sodass im Gehirn hohe Konzentrationen entstehen. Zudem stimuliert das Amphetamin das Enzym Monoaminooxidase (MAO) und bindet stark an den TAAR1 Rezeptor 1 („Trace amine-associated receptor 1"). Dieser Rezeptor verstärkt die Signalübertragung aller Monoamine im Gehirn[96].

Nebenwirkungen und Gefahren einer Therapie mit Amphetamin

Eine Therapie mit Amphetaminen bedeutet ein hohes Risiko. Das Nebenwirkungspotenzial ist wesentlich höher als dasjenige von Methylphenidat. Vor einer Verschreibung und bei jeder Anpassung der Dosierung muss das Herz, der Kreislauf und die psychische Verfassung des Kindes gründlich untersucht und während der Therapie überwacht werden, so auch Wachstum und Gewicht des Kindes und sein Appetit. Es gibt klinische Hinweise, dass während der Therapie ein erhöhtes Risiko für psychiatrische Störungen, Suchtverhalten und Suizidalität entsteht.

Die Sicherheit und Wirksamkeit einer Anwendung von Amphetamin über 12 Monate ist bis heute nicht wissenschaftlich untersucht worden. Amphetamine bedeuten ein hohes Risiko für einen Missbrauch. Sie sollten möglichst nicht länger als ein Jahr angewendet werden. Bei längerer Behandlung müssen die Patienten laufend hinsichtlich des Herz-Kreislaufs, Wachstum, Appetit und des Entstehens von neuen oder einer Verschlechterung von bestehenden psychiatrischen Erkrankungen überwacht werden. Es besteht die Gefahr, dass motorische oder vokale Tics sich verstärken oder neu entstehen und aggressives oder feindseliges Verhalten, eine Depression, Agitiertheit, Angst, eine Psychose, Manie, Wahnideen, Reizbarkeit oder mangelnde Spontaneität, Rückzug und zwanghafte Perseverationen.

Kinder unter sechs Jahren dürfen auf keinen Fall Amphetamine erhalten. Der Arzt muss laufend den langfristigen Nutzen des Arzneimittels für das Kind neu beurteilen, indem er zum Beispiel während den Schulferien die Behandlung unterbricht, um das Verhalten ohne die Medikation zu beurteilen und um neu zu entscheiden, ob die Symptome eine Medikation noch rechtfertigen. Dabei muss die Dosierung langsam reduziert und ausgeschlichen werden, da bei abruptem Absetzen starke Müdigkeit und eine depressive Verstimmung entstehen kann. Immerhin bleibt manchmal auch nach dem Absetzen eine gewisse Besserung zurück.

Amphetamine erhöhen den Blutdruck um 10 mm Hg, manchmal aber auch höher. Klagt das Kind über Herzklopfen, Brustschmerzen bei Belastung, Atemnot oder Ohnmachtsanfälle, muss es unverzüglich von einem Kardiologen untersucht werden. Wie sich die Nebenwirkungen auf das Herz und den Kreislauf über lange Zeit auswirken, ist nicht bekannt. Unter Kindern mit Herzfehlern, die wegen eines ADHS mit solchen Stimulanzien behandelt wurden, gab es plötzliche Todesfälle. Beim Missbrauch von Amphetaminen ist dieses Risiko noch bedeutend höher.

Selten kam es, wie bei Methylphenidat, zu einer zerebralen Vaskulitis, einer sehr gefährlichen Gefässentzündung im Gehirn. Klagt das Kind über starke Kopfschmerzen, Taubheitsgefühl, Schwäche, Lähmungen, Koordinationsstörungen, Sehstörungen, Sprachstörungen, Gedächtnisstörungen, muss man die Therapie sofort beenden und das Kind in ein Spital bringen. Über Schäden der Leber, der Nieren und der Blutbildung wurde berichtet.

Entstehen bei einem Kinde neue seelische Probleme, so können diese durch das Amphetamin verursacht sein. In einer Placebo-kontrollierten Studie mit 3482 Kindern wurde jedes tausendste Kind geisteskrank. Auch kann das Amphetamin aggressives und feindseliges Verhalten verursachen oder dieses kann sich verstärken. Auch erhöhen Amphetamine das Risiko für einen Suizid deutlich. Amphetamine können vorhandene motorische oder verbale Tics verschlimmern. Ist dies der Fall, so muss die Behandlung beendet werden. Störungen des Nahsehens oder verschwommenes Sehen kommen vor. Amphetamine können bestehende Angst und Spannungszustände sowie die Agitiertheit des Kindes verschlimmern. Bei einer Langzeitbehandlung von Kindern mit Dexamphetamin wurde über ein vermindertes Wachstum berichtet. Ob sich dies auf die endgültige Grösse auswirkt, ist nicht bekannt. Amphetamine dürfen nicht abrupt abgesetzt werden, sonst können extreme Müdigkeit, Heisshunger, eine depressive Verstimmung und Schlafstörungen entstehen.

Guanfacin (Intuniv®)

Falls das Kind auf Methylphenidat oder Amphetaminpräparate nicht gut genug anspricht oder diese nicht vertragen werden wird oft eine Therapie mit dem α2-Rezeptor-Agonisten Guanfacin empfohlen. Dieses Medikament fördert die Signalübertragung im präfrontalen Cortex. Er wirkt besser als das hier nachfolgende Atomoxetin.

Atomoxetin (Strattera®)

Dieses Medikament ist ein selektiver Noradrenalin-Wiederaufnahmehemmer. Ob es wirkt, kann erst nach einigen Wochen beurteilt werden. Die Dosis muss langsam gesteigert werden bis zur sogenannten Wirkdosis. Ob dieses Medikament bei Kindern aggressives Verhalten und die Suizidalität fördert, ist wissenschaftlich umstritten[97]. Die Wirksamkeit ist gut belegt, jedoch etwas geringer als diejenige der Stimulanzien und von Guanfacin[98]. Es zeigt auch eine gewisse Wirksamkeit gegen eine, das ADHS begleitende, Ticstörung[99].

Cannabis indica

Manchmal wurde versucht, Cannabis indica gegen das ADHS anwenden. Beim Stand des heutigen Wissens kann dies jedoch keinesfalls empfohlen werden[100]. Man muss an das erhöhte Suchtpotenzial bei ADHS denken. Eine Abhängigkeit von Cannabis indica würde die Persönlichkeit zerstören und den Weg frei machen zu schweren Drogen.

Zur Kombinationstherapie

Eine Kombinationstherapie wird bei Erwachsenen mit ADHS nicht selten verschrieben, besonders bei Hyperaktivität oder einer Depression. In einer vergleichenden Untersuchung soll sie um rund 20 % besser gewirkt haben als einzelne Medikamente, jedoch gab es auch umso mehr Nebenwirkungen[101,102].

Antidepressiva

Oft werden sie bei Angststörungen, Zwangsstörungen oder einer Depression zusätzlich verschrieben. Gegen das ADHS sind Antidepressiva jedoch unwirksam, mit Ausnahme einer kleinen Wirkung, welche für Bupoprion (Wellbutrin®) nachgewiesen werden konnte[103]. Man muss aber daran denken, dass heute wissenschaftlich anerkannt ist, dass alle Antidepressiva bei Jugendlichen die Suizidalität verstärkt[104]. Darüber haben wir in unserem Bircher-Benner Handbuch Nr.20: „Zur Überwindung von Angst und Depression" eingehend berichtet. Oft wird auch mit anderen Psychopharmaka experimentiert, ohne dass eine Wirkung wissenschaftlich belegt ist.

Die Verhaltenstherapie

Diese Methode wurde aus dem klassischen Konditionieren entwickelt, das Iwan Pawlow erforscht hatte. Dass die Verhaltenstherapie helfen kann, mit den Besonderheiten und Problemen des ADHS besser zurechtzukommen, wurde mehrfach wissenschaftlich nachgewiesen[105]. Bei Kindern kann es sehr helfen, die Eltern zu beraten, damit sie Wege erkennen können, um das Leben ihres Kindes besser zu ordnen, damit es mit der Unruhe und Überaktivität besser zurechtkommt. So kann das Kind oder der Jugendliche lernen, sein Leben wesentlich besser zu gestalten, sodass sich das Selbstwertgefühlt verbessert. Dazu gibt es Therapieprogramme zur Verbesserung des Verhaltens und der Aufmerksamkeit.

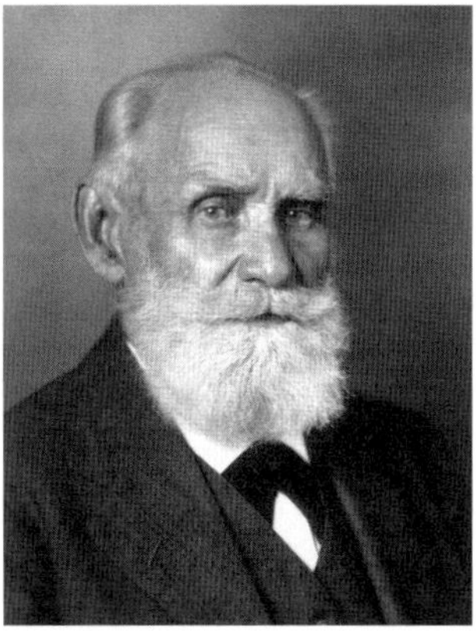

Ivan Pawlow

Es ist wichtig, gut zu prüfen welche Schulform der Leistungsfähigkeit des Kindes entspricht, denn es darf weder über- noch unterfordert werden. Bei massiven Verhaltensproblemen ist manchmal eine heilpädagogische Klasse geeigneter, damit der Lehrer im Umgang mit den Besonderheiten des Verhaltens geschult ist und zusätzliche Hilfe möglich ist. Genügt dies nicht, so gibt es therapeutische Tageskliniken und Heimschulen, in welchen eine spezielle pädagogischer Förderung in einer kleinen Gruppe möglich ist.

Psychomotorische Therapie und Ergotherapie

Nicht selten haben Kinder mit ADHS psychomotorische Schwierigkeiten. Abhilfe kann hier eine Ergotherapie schaffen. Die Ergotherapie kann dem Kinde helfen, mit alltäglichen Problemen besser zurechtzukommen. Dabei erhalten auch die Eltern Hilfe für den Umgang mit den Schwierigkeiten.

Meditation und Sport

Wissenschaftlich ist nachgewiesen, dass Bewegung und Sport die Symptome lindert[106] und Jugendlichen hilft es, wenn sie lernen zu meditieren[107]. Beides hilft auch für ein besseres Sozialverhalten[108].

Die Eltern- und Selbsthilfegruppen

Ein Kind mit ADHS ist für Eltern immer eine grosse Herausforderung. Zuallererst zweifelt man an sich selbst, dann am Kinde. Gar zu leicht wird ein unruhiges, unkonzentriertes Kind in der Familie zum Problemkind. Leicht fühlt man sich mit dieser Aufgabe überfordert. Da kann es von grosser Hilfe sein, in einer Gruppe für Eltern zu erfahren, dass andere dieselben Schwierigkeiten haben. Gemeinsam oder auch in einer einzelnen Beratung ist man weniger allein gelassen und kann man Hilfe bekommen, um zu verhindern, dass die Beziehung zum Kinde wegen seiner Unruhe und Zerfahrenheit leidet. Auch gibt es Selbsthilfegruppen für Erwachsene mit ADHS.

Das ADHS und die Ernährung

In Holland wurde im Jahr 2014 in einer Studie mit 100 Kindern nachgewiesen, dass bei 64 % der Kinder gewisse Nahrungsmittel die Symptome verstärkten[109]. Im selben Jahr wurde mit einer Übersichtsstudie gezeigt, dass mit einer Eliminationsdiät bei Kindern mit ADHS wenn auch kleine, so doch zuverlässige Wirkungen erreicht werden können[110]. Nach einer weiteren Übersichtsstudie zeigte eine Ergänzung der Ernährung mit Omega-3-Fettsäuren eine positive Wirkung[111]. Ein Mangel an Eisen und Zink verschlechtert die Symptome. Der Ferritinspiegel soll auf 80 ng/ml und der Zinkspiegel auf 100 µg/l gebracht werden. Ein Magnesiummangel verstärkt die Symptome des ADHS[112].

Querschnittsstudien haben gezeigt, dass Personen, die an ADHS leiden, typische Veränderungen der Darmflora haben. So wurde nachgewiesen, dass das Mikrobiom von Kindern mit ADHS im Alter von einem Monat bereits dieselbe, für das ADHS typische, Veränderung der Zusammensetzung der Bakterien und Pilze aufweist, wie mit sechs Monaten und mit zehn Jahren[113].

Bei ADHS sind im Darm mehr Bifidobakterien vorhanden, wobei sie sich bei einer Behandlung mit Mikronährstoffen in demselben Masse verringerten, wie sich die Symptome besserten. Wie bei Menschen, die an einer Depression leiden, sind bei ADHS die Dialister-Bakterien deutlich vermindert und ihre Menge stieg an, wenn die Patienten eine medikamentöse Therapie gegen das ADHS erhielten. Auch die Faecalibakterien sind bei ADHS vermindert. Faecalibakterien produzieren entzündungshemmende Stoffe. Bei Kindern mit ADHS wird eine starke Erhöhung entzündungsfördernder Zytokine im Blut gefunden, sodass man vermutet, dass der Mangel an Faecalibakterien eine wichtige Ursache des ADHS sein könnte[114]. Auch hat sich gezeigt, dass eine starke Vermehrung der Ruminococcaceae (Ruminococcaceae_UCG_004) in der Darmflora mit dem ADHS assoziiert ist[115].

Die Darm-Hirnachse

Die Summe der Gene aller Bakterien unserer Darmflora ist wesentlich grösser als unser eigenes Genom. Die Gene der Bakterien beeinflussen unser biologisches System. Es hat sich gezeigt, dass zu jeder Krankheit eine typische Veränderung der Zusammensetzung der Darmflora gehört.

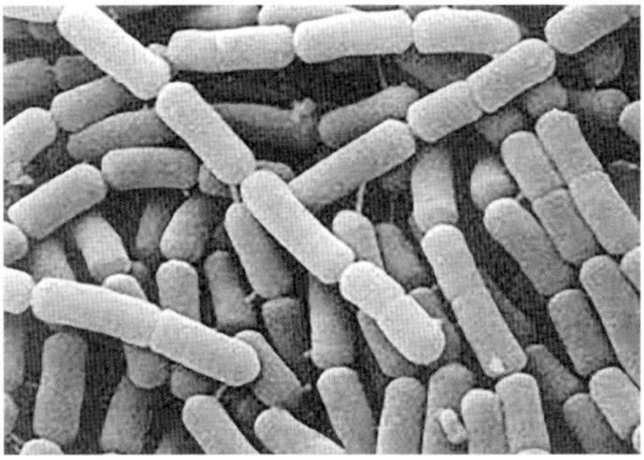

Lactobazillen

Gewisse Mikroben produzieren Überträgerstoffe (Neurotransmitter), die ihre Wirkung in unserem Gehirn entfalten, so bei Depressionen, Adipositas, Anorexie und vielen anderen Krankheiten. Es wurde erkannt, dass die Mikroben über die Darm-Hirn-Achse mit mehreren Systemen unserer Biologie komplexe Wechselwirkungen unterhalten, mit dem Stoffwechsel, dem Immunsystem, dem hormonellen System und unserem Nervensystem. So wurde zum Beispiel autistischen Kindern Stuhl von gesunden Kindern in den Darm gegeben, wodurch die Symptome sich für längere Zeit deutlich besserten. Eine dauerhafte Veränderung des Mikrobioms des Darms ist aber nur diätetisch möglich, durch die vegetabile Frischkostdiät mit hohem Rohkostanteil. Es hat sich gezeigt, dass diese Diät bei Kindern mit ADHS und mit Autismus die Symptomatik deutlich bessert. Dabei kann eine begleitende Therapie mit Bakterienpräparaten die Heilung unterstützen.

Das Problem der Impfungen

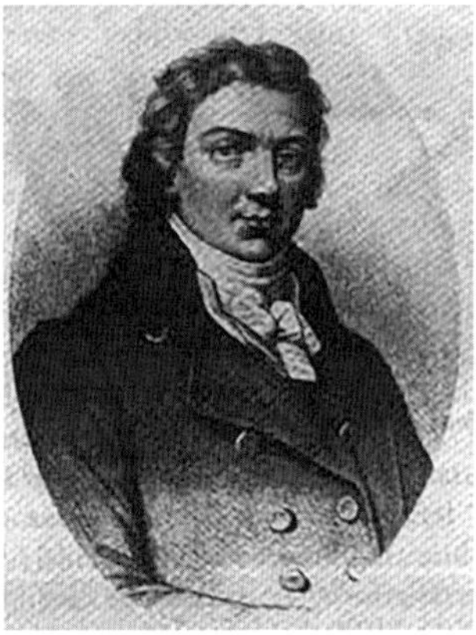

Edward Jenner

Die erste Schutzimpfung war diejenige gegen die Pocken. Als ihr Entdecker gilt der englische Landarzt Edward Jenner (1749–1823). Kuhpocken waren harmlos. Sie verursachten beim Menschen nur einen örtlichen Bläschenausschlag, der in der Regel von selbst wieder ausheilte. Doch war in der Landbevölkerung des 18. Jahrhunderts bekannt, dass durchgemachte Kuhpocken vor den gefährlichen Menschenpocken schützten. Ab dem Jahr 1775 begann Edward Jenner dies systematisch zu untersuchen und am 14. Mai 1796 impfte er den achtjährigen James Phillipps mit der Pustel vom Arm einer Magd, die an Kuhpocken erkrankt war. Wie erwartet, entstand bei dem Knaben ein leichtes Fieber, das bald wieder verschwand. Sechs Wochen später wagte es Jenner, ihn mit Menschenpocken zu infizieren, und das riskante Experiment gelang ihm, indem der Junge nicht an Pocken erkrankte. Im Jahr 1798 veröffentlichte er seine Entdeckung und dies ging in die Annalen der Medizingeschichte ein. So entstand der Begriff „Vakzination", abgeleitet vom lateinischen Wort „vacca", die „Kuh".

Das Grundprinzip jeder Schutzimpfung ist das bewusste Einbringen krankheitserregenden Materials in einen gesunden Menschen, um ihn vor einer schweren Krankheit zu schützen. Dies war in Italien seit Jahrhunderten bekannt, jedoch in Vergessenheit gegangen. So hiess es in einem um 1275 in Salerno entstandenen Ratgeber mit Namen: „Regimen sanitatis Salernitanum" der Rat: „Damit die Pocken nicht zum Tod der Kinder führen, bringe man den Gesunden Pockenmaterie in die Adern." Dies wurde nämlich damals in Indien und China praktiziert. Man entnahm jemandem, der die Pocken gerade überstanden hatten, mit einer kleinen Lanzette Material aus einer Pustel und übertrug dieses auf einen gesunden Menschen, indem man die Haut leicht einritzte. Dies war auch unter Steppenvölkern bekannt.

Die Gattin des englischen Botschafters in Konstantinopel, Lady Mary Wortley Montagu (1689–1762), kannte die Methode von osmanischen Ärzten her und machte sie in England bekannt. Sie liess ihren Sohn auf diese Weise impfen und es gelang ihr, König George I. (1660–1727) davon zu überzeugen, sodass er seine Enkel auf diese Weise impfen liess. Dann wurde diese Inokulation im Adel und in der städtischen Oberschicht bekannt. In der weiteren Bevölkerung gab es religiöse Bedenken dagegen. Auch war die Wirkung nicht zuverlässig. Stammte der Impfstoff

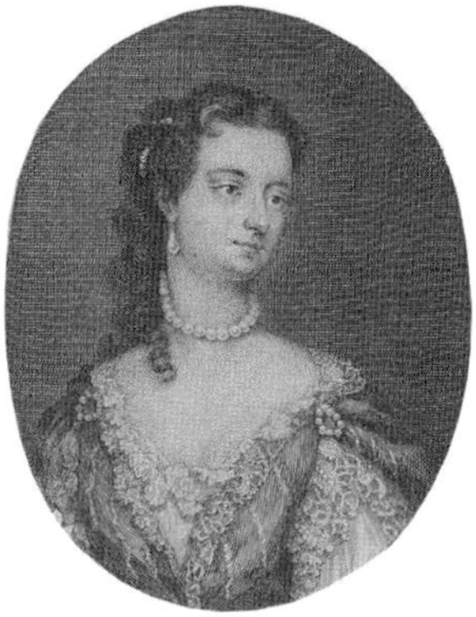

Lady Wortley Montagu

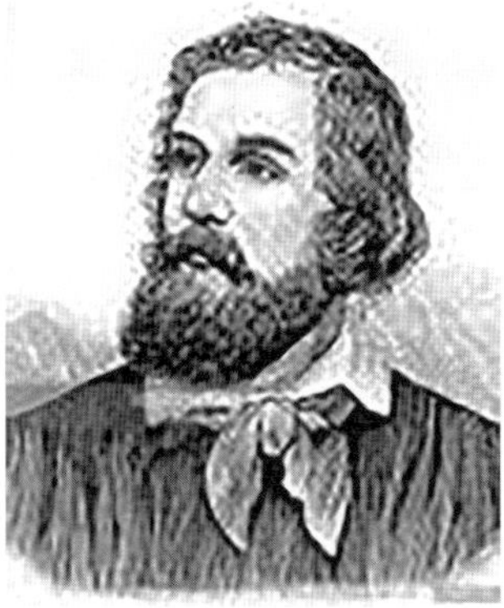

Friedrich Hecker

von jemandem mit mildem Krankheitsverlauf, so geschah es, dass der Impfling trotz der Inokulation schwer erkrankte oder gar an Pocken starb. Dies war bei jedem hundertzweiundachtzigsten Geimpften der Fall. Dagegen starb damals fast jeder Achte an den Pocken. Auch verlangten die wegen ihrer „Expertise“ hochgepriesenen englischen Impfärzte zum Teil horrende Honorare.

Umstrittener Fortschritt

Längst nicht alle waren vom Nutzen der neuen, nicht ungefährlichen Vakzination überzeugt. Jenners Veröffentlichung zog eine heftige Kontroverse nach sich, die auf andere Länder übergriff. Doch blieben die Kritiker unter den Ärzten in der Minderheit. So entstand zu Beginn des 19. Jahrhunderts überall in Europa zunehmend eine Impfeuphorie unter den Ärzten. Der Arzt Johann Immanuel Bremer (1745–1816) eröffnete im Jahr 1800 in Berlin eine „Vaccinations-Schule“ für Ärzte und im Jahr 1803 publizierte der Erfurter Medizinprofessor August Friedrich Hecker (1763–1811) eine erstaunliche Schrift: „Die Pocken sind ausgerottet. Das war eine kühne Utopie, denn erst im Jahr 1980 erklärte die Weltgesundheitsorganisation die Pocken für „ausgerottet“. 1804 verbreitete der Bückeburger Arzt Bernhard Christoph Faust (1755–1842) ein Flugblatt mit dem Titel: „Zuruf an die Menschen: die Blattern durch Einimpfung der Kuhpocken auszurotten“, und organisierte ein jährliches „Krengelfest“, bei dem jedes Kind, das sich von Faust impfen liess, eine Brezel bekam.

Doch war die breite Bevölkerung dagegen, sich impfen zu lassen. Auch viele Ärzte waren davon überzeugt, dass die Vakzination gesundheitsschädlich sei. Selbst den Befürwortern war nicht verborgen geblieben, dass mit der Impfung auch andere Krankheiten übertragen werden konnten, etwa durch unsaubere Lanzetten. In der Tat war die Art, wie damals geimpft wurde, höchst problematisch. Man verwendete humane Lymphe, die man aus der Impfpustel eines kurz zuvor geimpften Kindes gewonnen hatte. So war der Übertragung von Krankheiten, wie etwa einer Syphilis, Tür und Tor geöffnet. Erst ab dem zweiten Drittel des 19. Jahrhunderts verwendete man tierische Lymphe, aus Impfpusteln von der Haut einer Kuh. Auch traten damals regelmässig allergische Reaktionen auf, die zu schweren Impfschäden oder zum Tode führen konnten.

In Deutschland organisierten sich die Impfgegner in Vereinen und waren davon überzeugt, dass die Vakzination nicht nur gefährlich, sondern auch unwirksam sei. Dies wurde statistisch klar belegt, denn obschon ein grosser Teil der Bevölkerung bereits geimpft war, kam es im 19. Jahrhundert an verschiedenen Orten zu Pockenepidemien mit zahlreichen Todesopfern, denn erst in den späten 1820er-Jahren erkannte man, dass der Impfschutz nicht ein ganzes Leben lang anhielt und aufgefrischt werden musste.

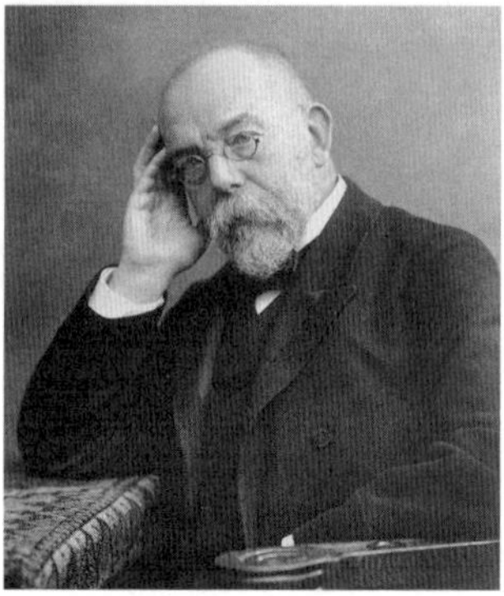

Robert Koch

Meilensteine der Entwicklung des Impfens

In der zweiten Hälfte des 19. Jahrhunderts leiteten der Arzt Robert Koch (1843–1910) und der Chemiker Louis Pasteur (1822–1895) das Zeitalter der Bakteriologie ein. Da forschte man intensiv nach Impfstoffen mit sehr geringer Menge an funktionsfähigen Keimen, die so abgeschwächt wurden, dass sie sich zwar noch vermehren konnten, die Krankheit aber nicht mehr auslösen konnten. Ein erster Hoffnungsträger war das von Robert Koch entwickelte Wundermittel „Tuberkulin", eine Mischung aus abgeschwächten Tuberkelbazillen in Glycerin und Wasser. Das Tuberkulinum versagte zwar als Impfstoff, dient aber bis heute als Hauttest, als Beitrag zur Diagnose der Tuberkulose. Erst im Jahr 1920 entwickelten der Mikrobiologe Albert Calmette (1863–1933) und der Tierarzt Camille Guérin (1872–1961) einen Lebendimpfstoff gegen die Tuberkulose, indem sie die Virulenz des Mykobakteriums abschwächten.

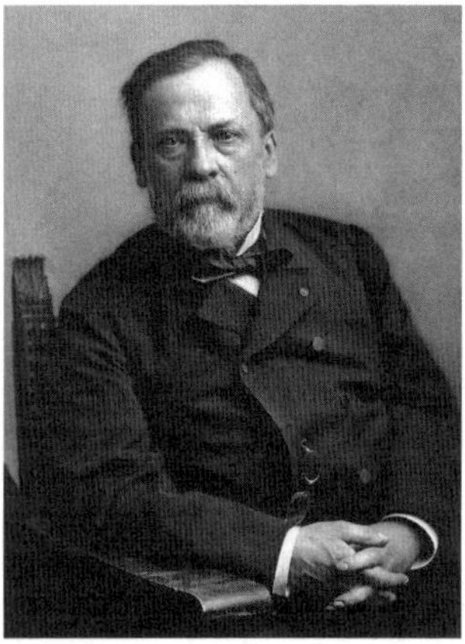

Louis Pasteur

Bereits im 19. Jahrhundert experimentierte man zudem mit sogenannten Totimpfstoffen. Noch heute beruhen einige Schutzimpfungen auf diesem Prinzip. Davon gibt es heute vor allem zwei Typen: die Totimpfstoffe gegen die Diphtherie, den Keuchhusten (Pertussis) und den Starrkrampf (Tetanus). Sie enthalten das Toxin der Krankheit, welches durch spezielle Verfahren entgiftet worden ist, ohne dass der Impfstoff seine Wirkung als Antigen verliert. Daneben entstanden inaktivierte Lebendimpfstoffe gegen die Cholera, die Hepatitis-A, die Tollwut und die Kinderlähmung, bei denen die Virulenz des krankmachenden Virus abgeschwächt wurde, durch eine Behandlung mit verschiedenen Substanzen, Hitze oder Bestrahlung. 1896 entwickelte Wilhelm Kolle (1868–1935), ein Mitarbeiter Robert Kochs, einen durch Hitze abgetöteten und durch Zugabe von Phenol konservierbar gemachten Cholera-Impfstoff. Ab 1895 forschte der Bakteriologe Waldemar Haffkine (1860–1930) an einem Totimpfstoff gegen die Pest. Verschiedene indische und chinesische Studien ergaben unterschiedlichste Ergebnisse. Dann verursachte eine Verunreinigung einer Impfstoffcharge mit Tetanussporen den Tod aller damit geimpften Menschen.

1885 erreichte die Impfgeschichte einen Meilenstein durch einen waghalsigen Versuch: Einen neunjährigen Bäckerssohn namens Joseph Meister, der von einem tollwütigen Hund gebissen worden war, brachte man zu Louis Pasteur nach Paris. Pasteur hatte bereits zahlreiche Tierversuche mit dem Tollwuterreger unternommen. Nun verwendete er eine abgeschwächte infektiöse Suspension, die er aus dem getrockneten Rückenmark eines tollwutinfizierten Kaninchens gewonnen hatte und womit er nachgewiesen hatte, dass damit geimpften Hunde fortan immun waren gegen die Krankheit. Um trotz des Bisses durch einen tollwütigen Hund einer Infektion vorzubeugen, bekam Joseph Meister zunächst eine Injektion mit einer während 14 Tagen getrockneten Hirnmasse eines infizierten Kaninchens, und danach, über einen Zeitraum von zehn Tagen verteilt, zwölf Injektionen mit immer frischerem, also auch zunehmend virulentem Material. Die letzte Injektion bestand aus voll virulenten Tollwut-Viren. Damit überprüfte Pasteur, ob der Patient nach dieser Behandlung tatsächlich immun war gegen die Tollwut. Während mehrere Monate erkrankte Joseph Meister nicht an Tollwut und wurde aus der ärztlichen Obhut entlassen. Durch diesen Erfolg dieser „postexpositionellen Impfung“ wurde Pasteur berühmt und nun wurden immer mehr Menschen mit seinem Impfstoff geimpft und dessen Wirksamkeit wurde anerkannt.

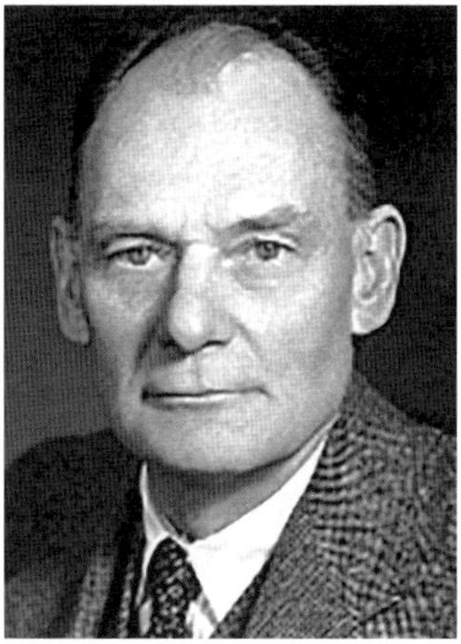

Jonas E. Salk

Pasteur entwickelte noch drei weitere Impfstoffe, was ihn zu einem der bedeutendsten Vertreter der frühen Impfstoffforschung machte: 1879 gegen die Geflügelcholera, 1880 gegen den Milzbrand und 1883 gegen den Schweinerotlauf. Damit galt als wissenschaftlich anerkannt, dass – zumindest im Prinzip – eine Impfung vor beliebigen Infektionskrankheiten schützen konnte.

Durch die Viruszüchtung in Zellkulturen brachte John Franklin Enders (1897–1985) die Impfforschung voran. Auf Enders Grundlage entwickelte Jonas Edward Salk (1914–1995) im 20. Jahrhundert einen Totimpfstoff gegen die Kinderlähmung, bei welchem die Viren durch Formalin inaktiviert wurden. Doch geriet dieser Impfstoff im Jahr 1955 in die Schlagzeilen, nachdem bei mehreren Kindern Lähmungen aufgetreten waren und es zu Todesfällen gekommen war. Es stellte sich heraus, dass versehentlich ein Impfstoff verwendet worden war, der noch infektiöses Material enthielt. Später entwickelte der Virologe Albert Sabin (1906–1993) einen oralen Impfstoff auf der Basis von lebenden, aber in ihrer Virulenz abgeschwächten Polio-Viren. In der Bundesrepublik Deutschland wurde

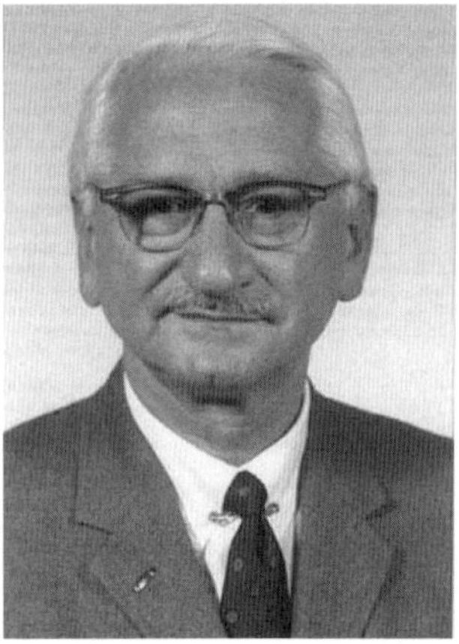

Albert Sabin

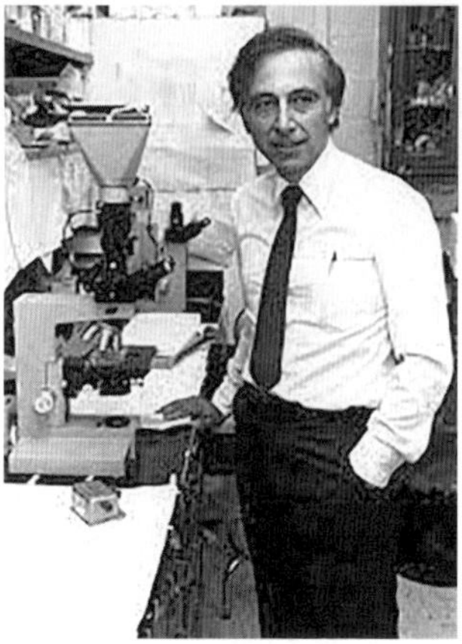

Robert Gallo

dieser mit der Werbebotschaft „Schluckimpfung ist süss, Kinderlähmung ist grausam“ beworben.

Mit der Entdeckung des Human Immuno-Deficiency-Virus zu Anfang der 1980er-Jahre begann ein weiteres Kapitel der Impfstoffforschung. Als man den Virologen Robert Gallo einen der Entdecker dieses Aids-Erregers fragte, wann ein Impfstoff gegen diese gefürchtete Krankheit bereitstehen würde, antwortete er: „In zwei Jahren“. Inzwischen sind mehr als 35 Jahre vergangen und obwohl Milliardenbeträge investiert wurden, ist noch kein wirksamer Impfstoff in Sicht. Intensiv wurde weitergeforscht und seit 1996 existiert die „International Aids Vaccine Initiative“, eine gemeinnützige Einrichtung, die sich darum bemüht, die fast kaum noch überschaubaren internationalen Forschungsanstrengungen zu koordinieren und finanziell zu unterstützen. Nachdem man anfangs versuchte, durch Antikörper gegen sein Hüllprotein dem Virus den Infektionsweg zu blockieren, versuchen die meisten Aids-Forscher nun Impfstoffe zu entwickeln, die sowohl die Immunantwort anregen, als auch sich die zelluläre Immunabwehr zunutze machen. Inzwischen ist es auch möglich geworden, Hybridviren herzustellen, mit denen sich die Schutzwirkung an Menschenaffen testen lässt, bevor man sich an klinische Versuche am Menschen wagt, denn Impfversuche an Freiwilligen sind weiterhin ein grosses, ethisches Problem.

Impfzwang oder Freiwilligkeit

Eng mit dem wissenschaftlichen Fortschritt und den Debatten um das Für und Wider der Vakzination verwoben, ist die Geschichte der Impfpolitik. In einigen deutschen Territorien war bereits wenige Jahre nach der Erfindung der Vakzination ein mehr oder weniger rigider Impfzwang eingeführt worden. Den Anfang machte 1807 Bayern, nachdem ein Appell des Königs, sich gegen Pocken impfen zu lassen, in der Bevölkerung wenig Resonanz gefunden hatte. Damals schrieb ein Gesetz vor, dass alle über Dreijährigen, die noch nie die Pocken gehabt hatten, bis zum 1. Juli 1808 geimpft sein müssen. Für jedes nicht rechtzeitig geimpfte Kind erhielten die Eltern eine Geldbusse in der Höhe von einem bis acht Gulden, je nach ihrem Vermögen, wobei der Tagelohn eines Handwerkergesellen damals lediglich etwas mehr als einen Gulden betrug.

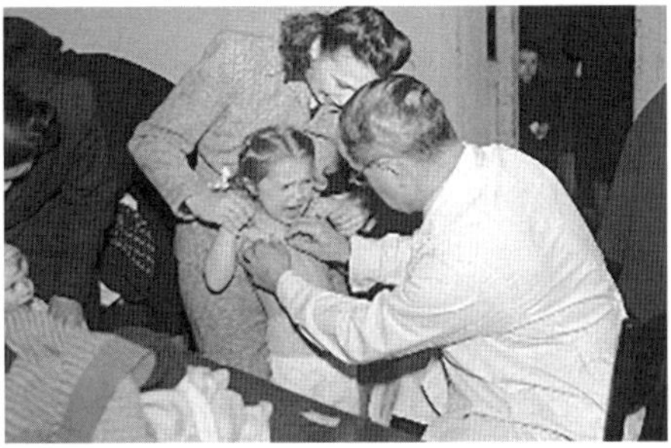

Lübecker Impfunglück 1930

1815 folgte das Grossherzogtum Baden dem bayerischen Vorbild, 1818 das Königreich Württemberg und 1821 das Königreich Hannover. Sachsen und der Stadtstaat Hamburg erliessen dagegen bis Anfang der 1870er-Jahre kein Impfgesetz. In Preussen wurden nur jene Kinder zur Schule und zur Ausbildung zugelassen, die einen Impfschein vorweisen konnten. Nachdem wegen des deutsch-französischen Kriegs von 1870/71 wieder eine grosse Pockenepidemie mit Hunderttausenden Todesopfern ausgebrochen war, erliess das neu geschaffene „Deutsche Reich" entgegen dem Widerstand der Impfgegner, ein Reichsimpfgesetz. Dadurch mussten alle Säuglinge gegen Pocken geimpft werden, mit einer Auffrischung mit zwölf Jahren.

Wieweit ein „Vorsorgestaat" das Recht hat, seine Bürger zum Impfungen zu zwingen, wurde immer wieder heftig diskutiert. Die Fronten gingen im Reichstag quer durch die Parteien. Doch blieb die Impfpraxis bis 1933 durch einen „pragmatischen Paternalismus" gekennzeichnet, indem der Staat weiterhin auf dem Impfzwang bestand, auch wenn er ihn nicht mit Gewalt durchsetzte. Dies lag nicht zuletzt daran, dass immer wieder Berichte über Impfschäden an die Öffentlichkeit gelangten. Im Jahr 1930 geschah dann das sogenannte „Lübecker Impfunglück", als 77 Kinder an einer Injektion durch einen kontaminierten Tuberkulose-Impfstoff starben und weitere 131 schwer krank wurden. Durch diese Katastrophe verzögerte sich in Deutschland die Einführung der Tuberkuloseimpfung mit dem Bacillus Calmette-Guérin bis nach dem Zweiten Weltkrieg und nun ging es im politischen Diskurs nicht mehr nur um die Vakzination gegen Pocken, sondern die Impfungen gegen eine Vielzahl von Krankheiten.

Selbst die nationalsozialistische Diktatur, welche die Volksgesundheit über die individuelle Gesundheit stellte, unterdrückte nicht die Impfkritik. Das hing nicht nur damit zusammen, dass einige seiner führenden Vertreter, zum Beispiel Rudolf Hess, mit alternativen Heilmethoden liebäugelten. Das „Dritten Reich" verfolgte in der Impfpolitik einen pragmatischen Ansatz. Der Grund dazu waren erfolgreiche Werbekampagnen der Pharmaindustrie für eine freiwillige Impfung, mittels Broschüren, Radiosendungen und Filmen. So erreichte man am Ende der 1930er-Jahre eine Impfquote von 90 % und für die Diphterieimpfung sogar über 95 %, während früher, bei der Pflichtimpfung gegen die Pocken, nicht mehr als zwischen 60 und 80 % erreicht wurden.

Nach 1945 handelte die Bundesrepublik und die DDR nach unterschiedlichen Konzepten. Vor allem die Schluckimpfung gegen Poliomyelitis rückte in den Mittelpunkt, nachdem die Pocken seit dem Ende der 1970er-Jahre weltweit nicht mehr als Gefahr galten, denn man versprach sich einen Prestigegewinn im Systemwettbewerbe zwischen den beiden Ländern, falls auch diese Kinderkrankheit durch die Impfung bekämpft werden könnte.

Die DDR war stolz darauf, international als Vorsorgestaat par excellence zu gelten und brüstete sich mit Erfolgen ihres staatlich vorgeschriebenen Präventionsprogramms. In der Bundesrepublik gab es Vereine, welche Impfkampagnen führten, wie zum Beispiel die „Deutsche Vereinigung zur Bekämpfung der Kinderlähmung“ oder das „Deutsche Grüne Kreuz“. Seit 1972 gibt es die staatliche Impfkommission (STIKO), welche die Behörden mit Impfempfehlungen versieht. Deren Empfehlungen gelten heute als medizinischer Standard. Die seit 1874 bestehende Impfpflicht gegen die Pocken wurde nach gut hundert Jahren, wie auch alle anderen gesetzlichen Zwangsimpfungen, schrittweise aufgehoben.

Im vereinten Deutschland entstand eine „liberale Wende des Präventionsdiskurses“. Dabei appelliert man an die Eigenverantwortung. Doch wurde im Jahr 2001 in Deutschland ein „Infektionsschutzgesetz“ eingeführt. Dadurch können die Politiker jederzeit durch eine einfache Rechtsverordnung wieder eine Impfpflicht einführen. Auf diese Weise beschloss der Bundestag im November 2019 eine bundesweite Impfpflicht gegen die Masern.

Mit Blick auf den fast 200-jährigen Kampf gegen die Menschenpocken gilt ein kausaler Zusammenhang zwischen dem endgültigen Verschwinden dieser Seuche bis Anfang der 1980er-Jahre mit der konsequenten Massenimpfung als erwiesen. Bei anderen Infektionskrankheiten ist dieser Zusammenhang aber umstritten. 1965 veröffentlichte der Arzt Gerhard Buchwald von Staats wegen erhobene Statistiken der Bundesrepublik Deutschland und Österreichs, welche zeigten, dass durch das Einführen der jeweiligen Impfungen, weder die Häufigkeit der Erkrankungen, noch die Todesfälle der Tuberkulose-, Masern-, Röteln-, Tetanus-, Keuchhusten und Kinderlähmungsimpfung beeinflusst wurden.

Diese Statistiken der Bundesämter zeigen, dass sich die Häufigkeit dieser Krankheiten seit dem Ende des Zweiten Weltkriegs in einer asymptotisch nach unten verlaufenden Kurve nach unten bewegten und dass die jeweilige Einführung dieser Impfungen und die dazu geführten Impfkampagnen keinen überzeugenden Einfluss auf deren Verlauf hatten.

Diesem starken, wenn auch umstrittenen Argument für eine Unwirksamkeit all dieser Schutzimpfungen steht eine hohe Anzahl schwer impfgeschädigter Menschen gegenüber. Diese menschlichen Katastrophen belegen, dass abgeschwächte Impfviren im menschlichen Körper einen Weg finden, Infektionsherde im Gehirn zu erzeugen. In meinen 45 Jahren ärztlicher Praxis habe ich im Ganzen acht Menschen kennengelernt, welche, meist durch eine kombinierte Impfung, einen ganz schweren Hirnschaden, mit Epilepsie und geistiger Behinderung davongetragen haben. Zwei dieser Patienten verloren die Sprache, da die Impfenzephalitis

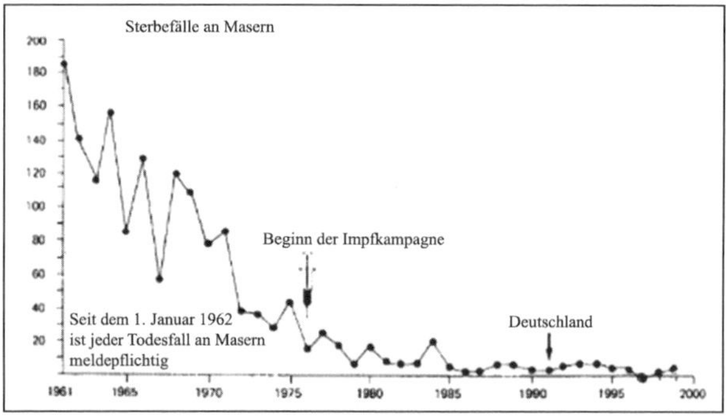

Statistik der Bundesrepublik zu den Todesfällen an Masern

das Broca'sche Sprachzentrum befallen hatte. Auffallend ist, dass die Ärzte in der Regel den Zusammenhang einer solchen Hirnentzündung mit der wenige Wochen zuvor erfolgten Impfung nicht erkennen, während die Eltern immer dieselbe Geschichte erzählen: Nach der Impfung schrie das Kind unaufhörlich, hatte hoch Fieber und 3–4 Wochen danach gingen die epileptischen Anfälle los. Nur schon in Deutschland gibt es hunderttausende impfgeschädigte Menschen. Sie sind ernst zu nehmen, denn ihrem Leiden steht ein Milliardengeschäft und die enorme Propaganda der Impfhersteller gegenüber und die relative Ignoranz der allgemeinen Ärzteschaft sowie der Universitäten in Bezug auf dieses Problem.

Impfungen enthalten Toxine, Schwermetalle, Aluminium und Quecksilber. Ein Säugling erhält nach dem derzeit gültigen Impfschema wesentlich eine Überdosis an Quecksilber pro kg Körpergewicht, die weit über dem offiziellen Grenzwert der Toxizität für Erwachsene pro kg Körpergewicht liegt. Schwermetallvergiftungen können bei jungen Säuglingen schwere Entwicklungsstörungen verursachen, Verhaltensstörungen, Autismus und das ADHS („attention-deficit-hyperactivity Syndrome"), Krankheiten, die in starker Zunahme begriffen sind. Der erfahrene Kinderarzt weiss, dass bei den meisten Kindern im Anschluss an kombinierte Impfungen Lymphknotenschwellungen entstehen und rezidivierende Luftwegsinfekte, Anginen und Mittelohrentzündungen, die immer wieder antibiotisch behandelt werden müssen, Erscheinungen, die Kinder anthroposophischer Eltern, welche sie nicht impfen lassen, vermissen lassen.

Eine ganz neue Dimension hat die sogenannte Impfung gegen das SARS-CoV-2 in die Welt gebracht. Coronaviren sind seit vielen Jahren an den alljährlichen Grippewellen beteiligt. Doch wurde eines dieser Coronaviren Anfang 2020 als „ganz neues, äusserst gefährliches Virus" deklariert, das die Welt bedrohe. Bald wurde ein wissenschaftlich ganz ungenügend evaluierter PCR-Test vermarktet, um nach Infizierten zu suchen und mehrere Pharmariesen witterten ein Milliardengeschäft, durch dessen Herstellung und durch gentechnische RNA-Impfstoffe. Diese sollen den Körper der Impflinge dazu zwingen, unentwegt Spikeproteine dieses Coronavirus zu produzieren, um das Immunsystem dazu zu zwingen, unaufhörlich Antikörper gegen die Spikeproteine des Virus zu produzieren. Unter dem Vorwand der Dringlichkeit wurden diese Impfstoffe zugelassen, ohne dass die Hersteller die wissenschaftlich wohl etablierten Wege zur Prüfung deren Sicherheit einhalten mussten. Bald wurde klar ersichtlich, dass diese „Impfungen" unwirksam sind, da sich die Krankheit ungehindert in immer neuen Wellen ausbreitete. Nichts desto trotz wurde in manchen Ländern für gewisse Berufsgruppen ein Impfzwang eingeführt, wurden Kinder und Schwangere geimpft und wurden diejenigen Menschen, welche dies verweigerten vom sozialen Leben ausgeschlossen. In allen Ländern schürten die Politiker Angst in der Bevölkerung, so gut dies nur möglich war, operierten mit einer allgemeinen Maskenpflicht und manipulierten Statistiken zu einer angeblichen Überlastung der Spitäler und Intensivpflegestationen. Dass eine Virusinfektion eine lebenslange Immunität hinterlässt, ist wissenschaftlich erwiesen. Doch für das Coronavirus soll dies auf einmal nicht gelten: man kann einmal positiv, dann wieder negativ getestet sein und die Krankheit mehrmals hintereinander durchmachen. Die mit den Steuergeldern bezahlten Impfungen müssen vergeben werden. Auch die Erkenntnis, dass alle Viren, da sie zu Mutationen neigen, an Virulenz verlieren, will man nicht mehr wahrhaben, sodass immer neue Varianten durch staatliche Massnahmen und Auffrischimpfungen bekämpft werden müssen. Während dieser Coronapandemie hat die Wissenschaft ihren Bezug zur Wahrheit verloren und damit ihre Glaubwürdigkeit eingebüsst. Die „Wissenschaft“ hat sich dem Diktat der Milliardäre gebeugt.

Gleich einem Trojanischen Pferd, werden die Zellen des Empfängers durch eine Bindung der RNA-Moleküle an Graphen- bzw. Lipid-Nanopartikel gezwungen, diese überall einzulassen, auch dort, wo sie nicht hingehören. Die einschichtigen Graphen-Nanopartikel, auch die Lipid-Nanopartikel, binden sich an die Lipide der Zellmembranen und bewirken dort schwere Schäden. Um dies zu untersuchen, wurde vor Jahren eine internationale, universitäre Institution eingerichtet, namens „Graphen-Flagship“[116]. Noch kaum waren einschlägige Studien dazu entstanden, doch was vorhanden ist, gibt zu denken. In Versuchen an Zebrafischen[117], denen man Graphen-Nanopartikel in niedriger Dosis ins Wasser tat, entstanden schwere Schäden und Nekrosen an den Kiemen und in inneren Organen.

Auch bei den Menschen blieben die Impfschäden nicht aus. Frauen starben an Sinusvenenthrombosen[118], andere wurden schwer behindert, Männer erkrankten an einer autoimmunen Myokarditis und Perikarditis[119]. Mehrere Pathologen, welche Impftote untersucht hatten, berichteten über schwere Schäden in verschiedensten Organen durch Autoimmunentzündungen, denen die Geimpften erlegen waren. Nicht im Jahr 2020, als die Coronaepidemie sich ausbreitete, sondern erst 1 ½ Jahre später, als man im grossen Stil impfte, äusserten sich Versicherer der USA alarmiert über einen plötzlichen Anstieg der Mortalität um 40 %, durch verschiedenste Krankheiten und einen Ansturm an Rentenbegehren. Dies wurde denn auch bald durch Studien, die in der renommierten medizinischen Fachzeitschrift *The Lancet* publiziert wurden, bestätigt[120]. Nun bleibt die Schuldfrage und die Wissenschaftler und Politiker des „Mainstreams“ versuchen weiterhin,

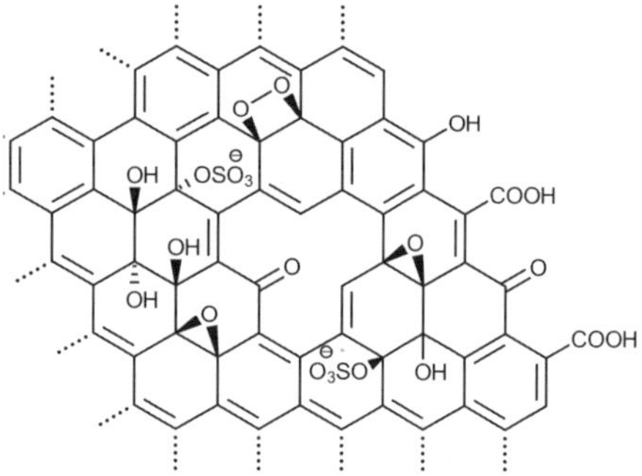

Graphenoxyd, die Struktur

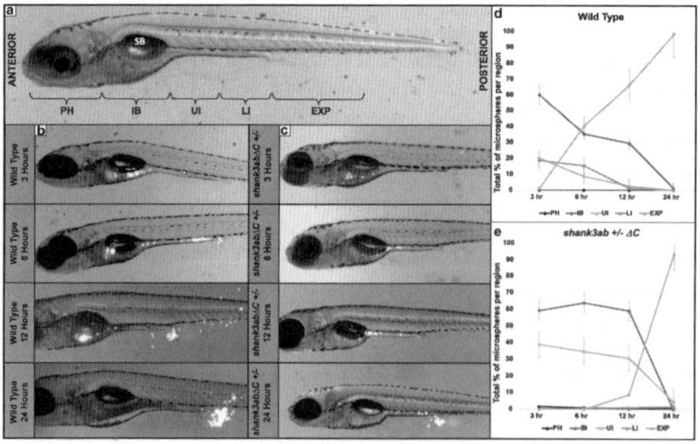

Schädigung des Darms der Zebrafische durch Graphenoxyd-Nanopartikel

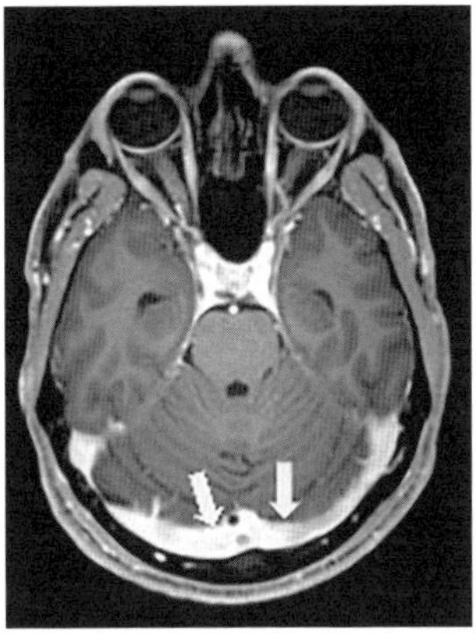

Sinusvenenthrombose

durch eine neu eingeführte Zensur die Wahrheit so gut wie möglich zu unterdrücken[121]. Jeder mit positivem PCR-Test gestorbene Patient wird durch eine Autopsie untersucht, im Gegensatz zu jenen, die nach dieser Impfung gestorben sind. So werden Impftote nicht als solche erkannt und als Coronatote gezählt. Hinzu kommt, dass mehrfach nachgewiesen worden ist, dass alle Lebendvaccinen das Enzym reverse Transkriptase enthalten, sodass bei jedem Menschen, der irgendwann mit einer Lebendvaccine geimpft worden war die Zellen über die „reverse Transkriptase" verfügen, sodass die Ribonukleinsäure des Impfstoffs sogleich in eine entsprechende DNA-Sequenz umgewandelt und ins Erbgut eingegliedert wird. Dies ist auch bei allen Menschen, die an einer chronischen Hepatitis[122] oder an einer HIV-Infektion leiden, der Fall. Damit ist die gentechnische Manipulation vollendet.

Die Pubertät

Der lateinische Ausdruck „Pubertas" bedeutet „Geschlechtsreife". Auf dem Weg bis zur Fruchtbarkeit verändert sich der Körperbau und die Stimme in typischer Weise. Bei Mädchen geschieht dies zwischen dem 10. und 16. Lebensjahr und bei Knaben zwischen dem 12. und 18. Lebensjahr. Die körperlichen Veränderungen der Pubertät sind unter anderem durch einen Wachstumsschub, die Reifung der primären und sekundären Geschlechtsmerkmale und die geschlechtsabhängige Umverteilung von Muskel- und Fettgewebe gekennzeichnet. Bei Mädchen beginnt nun die Menstruation, bei den Knaben vermehrt sich die Muskelmasse, wachsen die Geschlechtsorgane bis zur Spermienproduktion, wächst der Bart und die Stimme wird tief. All diese Vorgänge sind, durch die Gene KiSS1 und KiSS1R gesteuert[123]. Ist das Kind übergewichtig, so produzieren die Zellen des Fettgewebes Östrogene. Dann erscheint die Pubertät bei Mädchen sehr früh und die Knaben leiden unter einer gewissen Verweiblichung. Durch Essstörungen und eine Anorexie verspätet sich die Pubertät deutlich[124]. Die sexuellen Regungen, die das Kind schon von der Kleinkindheit her kennt, waren während der Latenzphase verdrängt. Nun erwachen sie deutlich. Oft sind sie mit Schamgefühlen verbunden. Früher nahm man an, dass die Launenhaftigkeit pubertierender Kinder durch den Hormonschub verursacht sei. Doch dies wurde später widerlegt.

Manche Wissenschaftler unterteilen die Adoleszenz in drei Abschnitte: die frühe Adoleszenz zwischen 11 und 14 Jahren, die mittlere Adoleszenz zwischen 15 und 17 Jahren und die späte Adoleszenz zwischen 18 und 21 Jahren. Dabei kommt es auch im Gehirn zu grundlegenden anatomischen Veränderungen, zu einer Abnahme der grauen Substanz und einer Zunahme der weissen Substanz. In dieser Zeit reagiert das sich entwickelnde Gehirn auf Alkohol, Nikotin und andere Drogen ganz besonders empfindlich. Neurobiologisch betrachtet, endet die Adoleszenz zu Beginn des dritten Lebensjahrzehnts mit dem Abschluss dieser Veränderungen des Gehirns. In den letzten Jahren geht man in dieser „Umbauphase" von einem Ungleichgewicht aus, das zwischen dem System für die kognitive Kontrolle und den Systemen, welche den Affekt beeinflussen. Das „affektive System" spricht nun besonders auf Belohnungen sowie emotionale und soziale Reize an und wird durch die hormonellen Veränderungen modelliert, während sich das „kognitive Kontrollsystem" während der Adoleszenz und dem jungen Erwachsenenalter kontinuierlich entwickelt. Man vermutet, dass während der Pubertät das limbische System, das die Emotionen verarbeitet, die Oberhand gewinne über die Steuerungsfunktionen des präfrontalen Kortex und dass die Jugendlichen deshalb an Motivations- und Stimmungsschwankungen leiden und besonders oft an affektiven Störungen oder Impulsivität. Doch wirken sich neben der genetischen Disposition die Erfahrungen der Kindheit, der Einfluss Gleichaltriger, schulische und berufliche Überforderung und die familiären und gesellschaftlichen Umstände viel stärker auf den Verlauf der Adoleszenz aus.

Seit den letzten Jahrzehnten erscheint die Pubertät früher als noch vor 70 Jahren. Als ein Grund dafür gilt die zu eiweissreiche Nahrung. Dazu kommt, dass Kinder häufiger an Übergewicht leiden. Vor allem bei Mädchen ist das kritisch zu sehen, denn je schwerer sie sind, desto früher setzt die erste Regelblutung ein. Als weitere Ursache wird die Belastung der Bevölkerung durch *Bisphenol-A* vermutet. Bisphenol A wird synthetisch hergestellt, als Bestandteil vieler Produkte des täglichen Gebrauchs, wie Plastikflaschen, Plastikspielzeug, Thermopapier, Auskleidung von Konservendosen, Bodenbeschichtungen aus Epoxidharz u.a. Endokrinologische Fachgesellschaften und die Weltgesundheitsorganisation betrachten Bisphenol A als Stoff mit hormonähnlicher Wirkung, und sehen als erwiesen an, dass diese Substanz beim Menschen bereits in kleinsten Mengen zur Entstehung von Diabetes mellitus, Fettleibigkeit, Störungen der Schilddrüsenfunktion, kindlichen Entwicklungsstörungen und Unfruchtbarkeit beiträgt[125,126]. Die „European Chemicals Agency" hat Bisphenol A 2017 als „besonders besorgniserregenden Stoff" eingestuft[127]. Diese Substanz hat eine ähnliche Wirkung wie Östrogen, sodass vermutet wird, dass sie zu einer zu frühen Pubertät beiträgt. Zudem wird ein Zusammenhang zwischen dem hohen Fernseh- und Computerkonsum und dem verfrühten Beginn der Pubertät vermutet, da sowohl die Blaulichtspektren der Bildschirme, als auch die gepulste Hochfrequenzstrahlung der Mobiltelefonie, WLAN und DECT-Telefone die Produktion das Schlafhormons Melatonin behindere, was zur frühen Pubertät beiträgt.

Bei den Mädchen entsteht im Alter zwischen zehn und elf Jahren ein starker Wachstumsschub. Zuerst werden die Hände und die Füsse grösser und die Brust und die ersten Schamhaare beginnen zu wachsen. Auch mit zwölf Jahren wachsen sie stark und entwickeln sich die Schweissdrüsen und das Schamhaar. Im Alter von 13–14 setzt meistens die erste Regelblutung ein. Dann werden das Becken und die Hüften breiter und unter den Armen bildet sich ein zarter Flaum. Mit 15 Jahren ist die Brust voll entwickelt, wird der Zyklus regelmässiger und setzt der erste Eisprung ein. Mit 16 Jahren sind die Mädchen fähig, schwanger zu werden.

Die Pubertät der Knaben setzt etwas später ein, mit etwa zwölf Jahren. Zuerst wachsen die Hoden, der Hodensack und die Schamhaare. Dann beginnt auch der Penis grösser zu werden. Im Alter von 13 Jahren folgt ein Wachstumsschub, der sich über drei Jahre hinzieht. Mit 15 Jahren kommt es meistens zu einem ersten Samenerguss, dann wachsen auch erste Körper- und Gesichtshaare, wird die Stimme um eine Oktave tiefer und entwickeln sich die Schweissdrüsen. Mit 16 Jahren ist die Pubertät bei den meisten Jugendlichen beendet und ihre Hoden produzieren reife Samenzellen.

Jeder fünfte Jugendliche leidet unter einer bedeutenden seelischen Störung. In der „BELLA-Studie", welche die mentale Gesundheit in Deutschland auf der Basis der grossen epidemiologischen Erhebung des „KiGGS-Surveys" untersuchte, fand man bei 24,9 % der Jungen und 22,2 % der Mädchen zwischen 14 und 17 Jahren für dieses alter typische psychische Auffälligkeiten, die nicht mit psychiatrischen Diagnosen gleichgesetzt werden dürfen.

Während in der Pubertät die biologischen Prozesse des Übergangs zwischen der Kindheit und dem Erwachsensein im Vordergrund stehen, ist die Adoleszenz die „psychosoziale Pubertät", in der ganz wesentliche mentale und soziale Entwicklungsschritte stattfinden. Im Gleichschritt mit der körperlichen Reifung werden die Anforderungen der Eltern, der Schule und der Gesellschaft an den Jugendlichen viel stärker und diese lassen ihm keine

Zeit, seine Kreativität und seine Begabungen zu entwickeln. Dabei ist in dieser Zeit das Erleben der Sexualität in ihrer physiologischen, kulturellen und persönlichen Dimension eine ganz wesentliche Erfahrung.

Nicht immer ist es einfach, die vorgegebene Geschlechtsrolle und die Veränderungen des Körpers anzunehmen. Nun muss man einen ganz neuen Freundeskreis finden, um sich aus der Abhängigkeit von den Eltern zu lösen. Kritisch blickt man nun auf seine Kindheit und auf seine Eltern zurück und man versucht nun, sich ein annehmbares Bild von dieser Welt zu machen, in der man irgendwann seinen Platz finden sollte, um von zu Hause unabhängiger zu werden. Statt die Gedanken und Ideen Jugendlicher zu schätzen, kommt ihnen heute viel Feindseligkeit entgegen, und in der Schule und Ausbildung gibt man ihnen zu verstehen, dass nur die nach wirtschaftlichen Kriterien „Tüchtigsten" mit den besten Noten geschätzt und gefördert werden und die anderen wertlos sind. Darum fallen viele Jugendliche tief in Mutlosigkeit, bis hin zur Depression, sodass sie das von ihnen Geforderte erst recht nicht leisten können.

Im Frühjahr 2021 haben deutlich mehr Heranwachsende im Vergleich zum Vorjahr versucht, sich das Leben zu nehmen. Reduzierte soziale Kontakte, Schulschliessungen und zunehmender Medienkonsum zählen zu den Hauptursachen. Eine Studie des Universitätsklinikums Essen hat im Jahr 2001 einen sprunghaften Anstieg an Suizidversuchen von Kindern und Jugendlichen nachgewiesen, verursacht durch die Repressionen und die Angstmacherei der Politiker. 27 deutsche Kinderintensivstationen meldeten 93 Suizidversuche. Rechnet man diese Zahl auf alle deutschen Kinderintensivstationen hoch, so kommt man auf rund 500 Suizidversuche von Kindern und Jugendlichen in Deutschland in jener Zeit. Als familiäre Risikofaktoren gelten Konflikte mit den Eltern durch ein rigides Erziehungsverhalten, ein nur geringes Interesse an den Ideen und Aktivitäten des Kindes, eine mangelnde Betreuung des Jugendlichen, eine Trennung oder Scheidung der Eltern und eine psychische Erkrankung eines Elternteils sowie Enttäuschungen in einer Freundschaft. Auch sind Jugendliche von Familien, die unter Armut oder sozialen Problemen leiden, besonders gefährdet oder wenn sie in soziale Randgruppen geraten mit Drogenkonsum oder Delinquenz. Depressive Jugendliche zweifeln an sich selbst, verlieren jeden Antrieb bis zur Apathie, leiden an Schlafstörungen, psychosomatischen Beschwerden, Appetitlosigkeit und Gewichtsverlust, bis hin zu Bulimie und Anorexie und sind gefährdet für ein Suchtverhalten.

Die Beziehung zu den Eltern

Während der Pubertät berichten manche Eltern und Jugendliche, dass sie sich einander nicht mehr so nahe fühlen. Ein Grund für auftretende Probleme zwischen dem Kind und seinen Eltern kann die verbesserte Urteilsfähigkeit des Kindes sein, wodurch das Denken und Handeln der Eltern eher in Frage gestellt und kritisiert wird. Zusätzlich verändern sich mit der körperlichen Reife auch die Rollen der Jugendlichen in ihrem Leben und sie wollen dementsprechend als Erwachsene behandelt werden. Die Heranwachsenden wollen auch für ihren Freizeitbereich mehr Verantwortung übernehmen dürfen, während die Eltern sie vor drohendem Schaden bewahren möchten, sodass leicht Konflikte entstehen. Meistens sind diese Zänkereien nur oberflächlich und gefährden nicht den Schutz der Familie für die Kinder. Auch streiten sich Jugendliche öfter mit ihren Geschwistern.

Für pubertierende Kinder kommen viele Belastungen zusammen: das Gefühlschaos der ersten Liebe, Schwierigkeiten, den sich verändernden eigenen Körper anzunehmen, Identitäts- und Sinnkrisen. Die Verarbeitung von Emotionen geschieht bei Teenagern und Erwachsenen in unterschiedlichen Hirnarealen, womit man auch die sehr unterschiedliche Art zu reagieren erklärt.

Pubertierende nutzten bei Entscheidungen das Areal der Mandelkerne (Amygdalae), eine Hirnregion, in der Entscheidungen eher emotional und kurz entschlossen getroffen werden.
Bei den älteren Menschen findet derselbe Prozess im wesentlich weiter entwickelten frontalen Cortex statt, einer übergeordneten Einheit. Wissenschaftler schliessen aus diesem Unterschied, dass Jugendliche weniger gut in der Lage sind, Emotionen richtig einzuordnen und deshalb oft impulsiv reagieren. Diese Erkenntnisse können Eltern helfen, ihr pubertierendes Kind besser zu verstehen und Ausfälligkeiten zu tolerieren.

Pubertierende Kinder zu Hause und in der Schule zu betreuen, ist eine vornehme Aufgabe, die viel Toleranz, Verständnis und Einfühlungsvermögen erfordert. Da ist es ganz wichtig, sich für die Ideen und Äusserungen des Kindes zu interessieren und diese nicht von vornherein mit „Erwachsenenlogik" abzulehnen. Wenn wir das Kind verstehen, lieben wir es. Wird es verstanden, so ist es geliebt und so kann es sich weiterhin nach inneren Gesetzen entwickeln und zu einer liebenswerten, verantwortungsvollen Persönlichkeit werden. Dann kann zwischen dem Jugendlichen und seinen Eltern trotz seiner Ablösung eine tiefe Freundschaft entstehen.

Die Rolle der Grosseltern

Nicht nur weil die Grosseltern die Eltern entlasten können, sind sie für die jungen Familien und die Enkel ganz wichtig. In gesunden Familien bringen sie die Erfahrung und das Wissen von Generationen mit sich, die Erfahrung ihrer eigenen Eltern und Grosseltern und diejenige ihres ganzen Lebens. Sie tragen das Wissen früherer Generationen zu den Enkelkindern weiter, Wissen aus früheren Zeiten. Doch ist die Kunst der Erziehung im Wandel und manche Grossmutter mag sich Sorgen machen, wenn ihre Tochter mit ihren Kindern ganz anders umgeht, als sie das selbst für richtig hält. Gerade in Familien, bei denen die Grossmutter die Enkelkinder teilweise betreut, besteht die Gefahr, dass die Tochter sich von ihrer Mutter kritisiert fühlt und dass es zu Rivalitäten kommt. Es ist ganz wichtig, dass sich alle Mitglieder der Familie und der Grossfamilie stets darüber im Klaren sind, dass die Entscheidungen betreffend die Kinder bei der Mutter liegen. Wenn die Grossmutter sich mit ungefragten Ratschlägen zurückhält, kann die Mutter ihre eigene Familie nach bestem Wissen und Gewissen gestalten und die Kinder so aufwachsen lassen, dass sie sich zu gesunden Persönlichkeiten entwickeln können. Wenn der Vater und die Grosseltern sich mit Ratschlägen zurückhalten, wird die Mutter gerne um Rat fragen, wenn sie mit ihren Entscheidungen nicht weiterkommt und sie wird sich akzeptiert und in der Grossfamilie geborgen fühlen. In Familienaufstellungen wird oft klar, wie sehr Menschen krank werden und seelisch leiden, wenn diese Regel der von der Natur aus gegebenen Zuteilung der Kompetenzen der einzelnen Familienmitglieder und die Grenzen zwischen den Generationen nicht beachtet werden. Auch in der systemischen Familientherapie wird oft klar, was für eine ungeheure, krankmachende Kraft entstehen kann, wenn einzelne Familienmitglieder die Würde und Kompetenz der anderen Familienmitglieder nicht respektieren und stets versuchen, sie mit vorgefassten Meinungen und Vorurteilen zu ändern. Stets muss man sich dessen bewusst sein, dass man niemals einen anderen Menschen ändern kann, auch nicht ein Kind. Man kann aber ihm dazu verhelfen, dass er seine ganz eigene Persönlichkeit und seine Kreativität entdecken und entwickeln kann. Dies ist eine wichtige und vornehme Aufgabe.

Als Grosseltern muss man die Erziehungsregeln der Mutter einhalten, doch hat man ein kleines Privileg: Man darf ein klein wenig toleranter sein, denn das Kind kann diesen Unterschied verstehen und sich danach verhalten, sodass dies die Erziehungsregeln der Mutter nicht stört. Wenn die Grosseltern pensioniert sind, ist es ein Segen für die Enkelkinder, wenn sie diese besuchen dürfen, mit ihnen ein Schiff, ein Flugzeug, ein Auto basteln oder eine Puppe nähen dürfen, nach ihren eigenen Vorstellungen, wenn sie in den Ferien bei ihnen sein dürfen, an einem ganz anderen Ort, mit neuen Erfahrungen, wenn die Grosseltern Märchen vorlesen, mit ihnen singen und wandern. So erweitert sich ihre Welt in wunderbarer Weise und sie werden ihr Leben lang ihren Grosseltern dankbar sein, für alles, was sie mit ihnen erleben durften und dies gibt den Eltern die Sicherheit und die Geborgenheit, die nötig ist, um die schwierige Aufgabe der Betreuung ihrer Kinder zu meistern. Viele Mütter müssen diese Aufgabe heute ganz alleine meistern, wenn die elterliche Beziehung gescheitert ist. Dann fehlt für die Kinder oft der Vater und bleibt der Grossvater die einzige verlässliche Vaterfigur. Das Erleben einer gesunden, liebevollen Beziehung zwischen den Eltern ist oft die Voraussetzung, dass das Kind zu einer gesunden Beziehung fähig sein wird. Nicht umsonst scheitern elterliche Beziehungen bei Männern und Frauen, welche mit geschiedenen Eltern aufgewachsen sind. Da erhalten die Grosseltern eine grosse Aufgabe, nicht nur die Mutter zu entlasten, sondern als Vorbild einer liebevollen Beziehung, wo man sich gegenseitig achtet und versteht. Denn wo man verstanden wird ist man zu Hause und nicht da, wo man sein Domizil hat.

Die Ernährung in der Familie

Drei Bedingungen entscheiden über die Konstitution, die Gesundheit und das spätere Leben unserer Kinder: das Angeborene, das seelische Erleben in der Kindheit und die Ernährung. Das Angeborene umschliesst das Erbgut der Menschheit und der Generationenkette der Vorfahren. Die konstitutionellen Veränderungen sind eine Folge der Lebensführung, insbesondere der Ernährung, der Eltern und Grosseltern. Von grosser Bedeutung ist, wie schon gesagt, die Ernährung der Mutter vor und während der Schwangerschaft und Stillzeit, die wir in unserem Bircher-Benner Handbuch Nr.15: „Für die Ernährung in der Schwangerschaft und Stillzeit" eingehend beschrieben haben, bereit zur praktischen Anwendung. Das seelische Erleben wird von innen und von aussen bedingt: Von innen durch die von den Vorfahren genetisch und epigenetisch vererbten Inhalte der Seele, das kollektive Unbewusste der Menschheit, die Archetypen und die Triebregungen. Dies alles beeinflusst die Art, wie ein Kind auf äussere Einflüsse reagiert und von aussen her wird das seelische Erleben durch die Eltern, Erzieher, Geschwister, die Lehrer und Kameraden des Kindes beeinflusst. Während die vererbten Inhalte und die Bezugspersonen nur schwer willkürlich zu beeinflussen sind, verhält es sich mit der dritten Bedingung, der Ernährung, umgekehrt. Man kann sie willkürlich zum Heil oder zum Unheil des Kindes beeinflussen.

Die Wirkung der Ernährung auf das Kind ist immens. Grosse Ärzte, wie Hippokrates und Paracelsus, haben schon zu ihrer Zeit versucht, dies den Menschen nahezubringen. Alle Eltern, denen die Zukunft ihrer Kinder am Herzen liegt, sollten sich deshalb ein gründliches Wissen zur Wirkung der Nahrung auf den menschlichen Organismus erwerben. Auch Lehrer und Erzieher sind eigentlich dazu berufen, dieses Wissen im Dienste der Menschheit zu verbreiten.

Alle epidemiologischen Daten der modernen Wissenschaft zeigen jedes Jahr, dass sich die Gesundheit und die Konstitution der „zivilisierten" Menschheit stetig verschlechtert. Gesundheit ist ein kostbares Gut. Erst wenn sie nicht mehr da ist, erlebt man diese schlichte Wahrheit in ihrer ganzen Bedeutung. Eine vollkommene Gesundheit bedeutet eine vollkommene Form und Architektur des ganzen Körpers, volle Leistungsfähigkeit aller Organe, eine hohe Widerstandskraft des Organismus und des Immunsystems und eine erstaunliche Fähigkeit zur Heilung von Krankheiten und Verletzungen. Dieses Gesundheitsideal muss man heute „mit der Laterne des Diogenes" suchen. Wohl leben die Menschen der „zivilisierten Welt" mit der „Prothese" vieler Medikamente und raffinierten Operationen länger, was sich vor allem durch die verminderte Säuglingssterblichkeit erklärt, doch werden immer mehr unter ihnen und immer früher im Leben chronisch krank. Schon die Kinder vertragen heute viele Nahrungsmittel nicht mehr, leiden an Asthma, Ekzemen, an Adipositas, Diabetes, ADHS und Depressionen. All dies kann verhindert werden.

Alle Erkenntnisse der modernen Ernährungswissenschaft weisen einstimmig nach, dass die Ernährung des Menschen

„pflanzenbasiert“ sein muss, dass sich vegetarisch ernährende Menschen länger leben und wesentlich weniger an Zivilisationskrankheiten und Krebs erkranken. Nicht nur aus ökologischen Gründen, sondern ganz besonders deshalb betrachten wir die Ernährung mit Fleisch als antiquiert. Die biophysikalischen Erkenntnisse der medizinischen Wissenschaft zeigen, dass das Leben ein ständiger Kampf bedeutet gegen Degeneration und gegen drohendes Chaos. Der Physiker Ilya Prigogine hat dies, wie schon gesagt, in seiner Nobelpreisrede eindrücklich ausgedrückt: *„We grow in direct proportion to the amount of chaos we can sustain and dissipate“* (Wir wachsen in direkter Proportion zur Menge an Chaos, die wir aushalten und auflösen können).

Lebendige Zellen sind dissipative Systeme. Durch die Speicherung und Amplifikation der Photonen aus dem Sonnenlicht ist die Energie in unseren Zellen so hoch, dass der zweite Hauptsatz der Thermodynamik ungültig wird. Dadurch sind die lebendigen Zellen der einzige Ort, wo das Chaosprinzip, das die anorganische Welt beherrscht, ungültig wird und sich spontan in ein ordnendes Kohärenzprinzip verwandelt. Die Photonen in unseren Zellen sind stehende Lichtwellen. Sie stammen aus der Fotosynthese der Pflanzen. Degeneration entsteht, wenn das Chaosprinzip in unseren Zellen überhandnimmt, bis hin zum Krebs, dem grössten Chaos, das sich in uns ausbreiten will. Jeden Tag muss unsere Nahrung einen hohen Anteil an lebendigen Pflanzen enthalten, aus Pflanzen, welche zur Fotosynthese fähig sind, damit die Regenerationsfähigkeit unserer Zellen erhalten bleibt und sie nicht degenerieren. Die Erfahrung zeigt, dass, um gesund zu bleiben, unsere Nahrung zu mindestens Zweidritteln aus lebendigem Pflanzengewebe bestehen muss, aus vegetabiler Rohkost. Bei allen degenerativen Leiden hat es sich erwiesen, dass eine Diät aus reiner vegetabiler

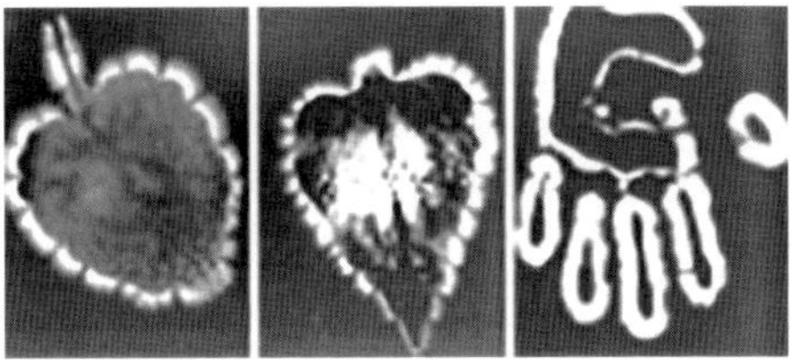

Rohkost eine gewaltige, regenerierende Wirkung entfaltet.

Hinzu kommt der hohe Gehalt der pflanzlichen Nahrung an sogenannten „sekundären Pflanzenstoffen“, an Inhaltsstoffen, welche die Pflanzen produzieren, um nicht selbst in Degeneration zu verfallen. Sie schützen uns Menschen vor Krebs, vor degenerativen Leiden durch oxidativen Stress, vor Thrombose und Embolie, vor Diabetes, vor Infektionen, kräftigen täglich unser Immunsystem und modulieren es gegen überschiessende Reaktionen, Allergie und Autoimmunkrankheiten. Diese Nahrung den Kindern zu geben ist das grösste Geschenk, das wir ihnen geben können. Gleichzeitig ist es die Nahrung, welche uns Erwachsene gesund erhält, sodass wir uns bis ins hohe Alter an den kommenden Generationen unserer Familie freuen können. Mit den Kindern muss man nicht viel darüber sprechen. Sie erleben die Wirkung der gesunden Nahrung ganz von selbst und wir müssen keine Religion daraus machen, nicht sektiererisch sein und ihnen kleine Ausnahmen erlauben. Dann gehen sie ganz von selbst diesen gesunden Weg.

Für die Kinder, ihre Eltern und die Grosseltern ist es ganz wichtig, eine moderne Ernährung nach den neuesten wissenschaftlichen Erkenntnissen zu pflegen. Immer mehr Kinder leiden unter Kameraden, da sie fettleibig geworden sind und ausgelacht werden. Sie und ihre Eltern erkranken an Diabetes, Nahrungsmittelunverträglichkeiten, Allergien, Asthma, Magen-Darmkrankheiten Hautleiden und

Krebs. Dies alles muss nicht sein, denn dies sind alles Zivilisationskrankheiten, welche durch eine Weise sich zu ernähren und zu leben entstehen, die den von der Natur vorgegebenen Bedingungen unseres biologischen Systems entgegenstehen. Sich gesund zu ernähren und diese Krankheiten zu vermeiden ist einfach, wenn man verstanden hat, worum es geht. Darum erklären wir hier einige Grundlagen und neueste Erkenntnisse der Ernährungswissenschaft.

Das Problem der Nahrungsenergie

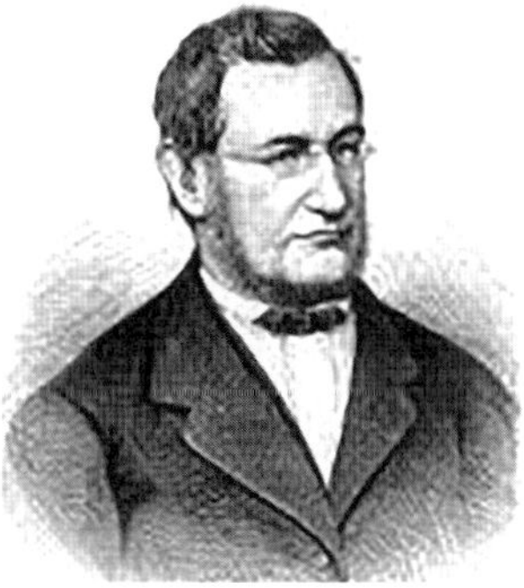

Julius Robert Mayer

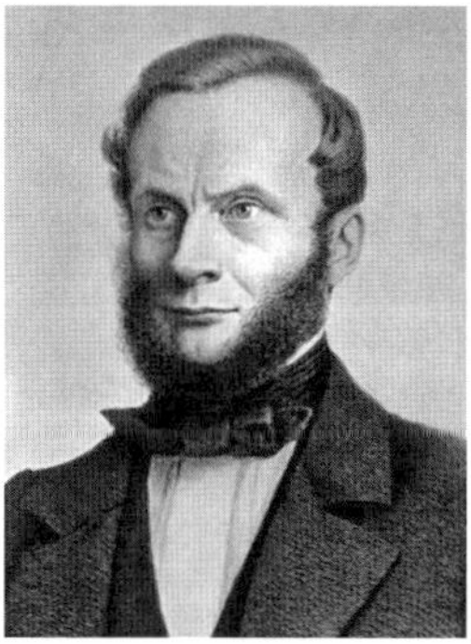

Rudolf Clausius

Die offiziell anerkannten Diätempfehlungen basieren auf einem Verständnis der Nahrungsenergie in Form reiner Wärmeenergie (Kalorien) und damit auf dem *1. Hauptsatz der Thermodynamik*, der 1842 vom deutschen Arzt Julius Robert Mayer formuliert wurde. Er bildete 1847 die Grundlage für die Formulierung des Energieerhaltungsgesetzes von Hermann von Helmholz. Dieses besagt, dass in einem geschlossenen System, bei mechanischen oder chemischen Prozessen, keine kalorische Energie verloren geht, sie bleibt erhalten.

1865 erkannte aber der deutsche Physiker Rudolf Clausius den Widerspruch des ersten Hauptsatzes zur Realität und formulierte den *zweiten Hauptsatz der Thermodynamik*, der besagt, dass wohl die thermische Energie in einem geschlossenen System nicht verloren geht, aber bei allen spontan ablaufenden, chemischen oder mechanischen Prozessen entsteht physikalisch gesehen Unordnung. Er nannte diese Unordnung Entropie und bewies damit, dass spontan ablaufende Prozesse nicht umkehrbar sind, sodass das Perpetuum mobile (ein Motor, der ohne Energiezufuhr läuft) nicht möglich ist. Mit Clausius kam ein neues Verständnis der Qualität von Energien auf. Diese Erkenntnisse sind in die Wissenschaften der Chemie und Physik sofort aufgenommen worden, erstaunlicherweise aber bis heute nicht in die Medizin und die Ernährungswissenschaft. Maximilian Bircher-Benner

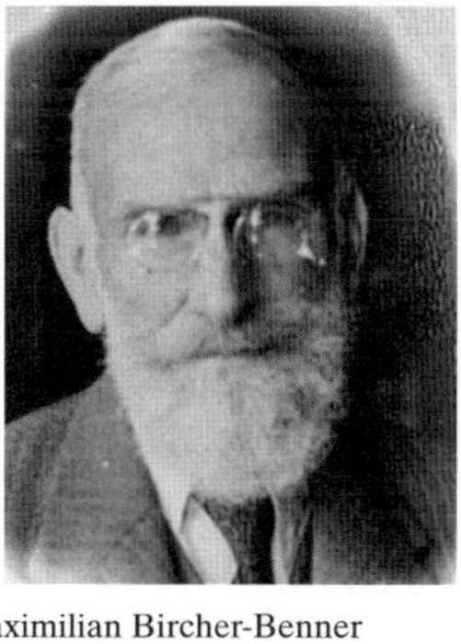

Maximilian Bircher-Benner

hat dies in seiner 1905 in Berlin publizierten Ernährungslehre korrigiert und den zweiten Hauptsatz der Thermodynamik auf die Nahrungsenergie angewandt[128,129]. Damit bekamen die lebendigen Nahrungsmittel aus Pflanzen, welche über die Fotosynthese verfügen, die höchste verfügbare Nahrungsenergie. Bircher-Benners Verständnis der Nahrungsenergie nach ihrem qualitativen Wert, ist durch die neuen Forschungen der Biophysik, der Biophotonenforschung und der Molekularbiologie, in jeder Hinsicht bestätigt worden[130,131,132,133,134,135,136].

Die biophysikalische Qualität und Ordnung der Nahrungsmittel bildet die Basis der Diätetik, die diesem Buch zugrunde liegt. Der erstaunliche Mangel des heutigen medizinischen Paradigmas an diesen Kenntnissen ist der Grund, dass eine dauerhafte Heilung der Adipositas und des Diabetes des Typs II, mit den allgemein üblichen Methoden reiner Kalorienreduktion, in der Regel nicht gelingt und dass so viele Menschen an Immunschwäche und Infektanfälligkeit leiden. Ganz anders sieht dies aus, wenn die in diesem Buch beschriebene Diät befolgt wird. Für die Heilung jeder Art von Immunschwäche sind diese Erkenntnisse von grosser Bedeutung.

Zweierlei Nahrungsenergie

Die Physiker unterscheiden zweierlei Energie, geordnete und chaotische Energie. *Geordnete Energie* speichert Information. *Chaotische Energie* kann nichts speichern. Wärmeenergie (Kalorien) ist chaotische Energie. Höchstgeordnete Energie ist das Sonnenlicht. Dessen komplexer Informationsgehalt gleicht einer grossen Symphonie. Hören wir eine Symphonie, so entsteht keine Wärme, aber sie vermittelt Informationen: ein hochgeordnetes Klanggebilde, das präzise Empfindungen und Gefühle auslöst. Über seine komplexen Schwingungen vermittelt und ordnet das Sonnenlicht die genetisch vorgegebene Information, die für das Wachstum, die Differenzierung und Regeneration alles Lebendigen auf der Erde notwendig ist.

Ein grünes Blatt enthält rund hunderttausend Chlorophylltrichter. Der Trichter reflektiert das einfallende Licht hin zur Basis, wo zwei Chlorophyll-A-Moleküle, mit den Schwingungen der Sonnenlichtstrahlung synchron, in maximale Resonanz treten. Die Physiker nennen dies *Kohärenz*. Dabei werden die Wellen des Sonnenlichts zu stehenden Wellen. Stehende Lichtwellen nennt man *Photonen*. Ihre Energie, und damit die Information und Resonanz aus dem Sonnenlicht, durchströmt den ganzen Pflanzenkörper bis in die Wurzeln. Nur wenig davon wird als UV-Licht abgestrahlt, unsichtbar für unser Auge. Alle lebendigen Zellen speichern in ihren Molekülen UV-Licht, ganz besonders in ringförmigen (aromatischen) Molekülen. Die weitaus stärkste Lichtspeicherung erfolgt aber in den Zellkernen, in der Doppelspirale der Erbsubstanz aus Desoxyribonucleinsäure (DNA). Diese Doppelspirale kann sich nach rechts oder nach links aufwinden oder sie kann kleeblattartige Ausstülpungen bilden, wobei sie ganz spezifische UV-Lichtspektren abstrahlt. Diese aufgewundene Doppelspirale der DNA dient als Hohlraumresonator für eine rhythmische Verstärkung des UV-Lichts in den lebendigen Zellen. Die Verstärkung erfolgt nach dem LASER-Prinzip. Damit ein LASER zu arbeiten beginnt, muss er eine gewisse Basisenergie erhalten. Die Physiker nennen diese minimal notwendige Energie *„LASER-*

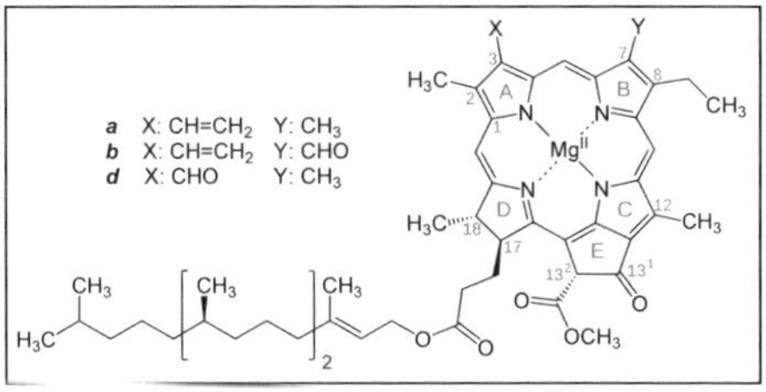

Chlorophyll-A-Molekül

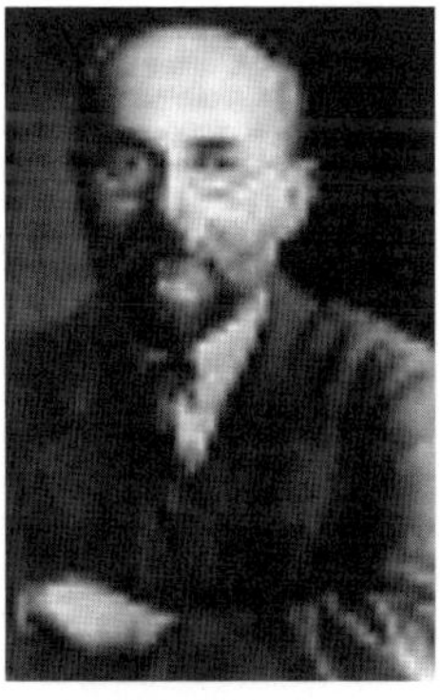
Alexander Gurwitsch

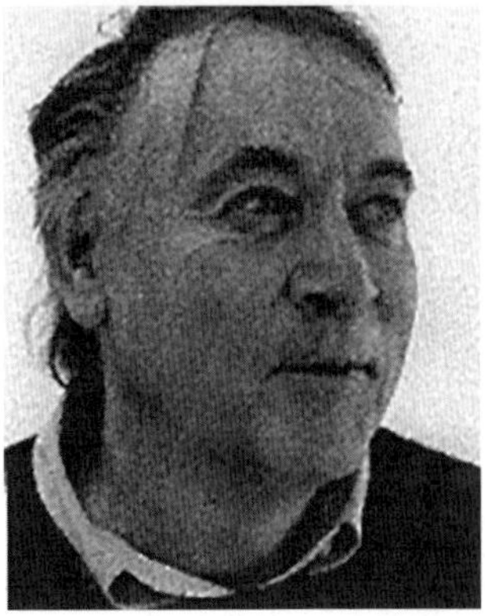

Fritz Albert Popp

Schwelle". Forscher der internationalen Akademie für Biophotonenforschung haben in ihren Experimenten die LASER-Schwelle an pflanzlichen Zellgeweben gemessen[43].

Menschliche und tierische Zellen sind, genau wie die Pflanzen, Lichtgebilde, solange sie lebendig sind. Dies ist der Unterschied zwischen Leben und Tod. Auch sie speichern das Licht in ihrer Erbsubstanz, der Desoxyribonukleinsäure (DNA), als UV-Licht[40]. Aber uns fehlt die Fähigkeit zur Fotosynthese und die direkte Sonnenbestrahlung der Haut genügt bei Weitem nicht, um unsere Lichtspeicherung über der LASER-Schwelle zu halten.

Die Pflanzenzelle speichert die Photonen des Sonnenlichts in ungeheurer Menge. Man konnte zeigen, dass die sogenannte *ultraschwache Zellstrahlung*[41] eigentlich bloss eine Leckstrahlung ist, ein minimes Durchsickern des UV-Lichts durch die Zellmembran. Messungen haben ergeben, dass die LASER- Amplifikation des Lichts in der DNA 10^4-mal stärker ist als diejenige der besten technischen LASER-Geräte. So gleicht das Innere der Zellen einem gewaltigen Lichtraum. Man hat auch nachgewiesen, dass Enzymsysteme durch Licht 10^9-mal stärker aktiviert werden, als durch Wärme.

Unsere Photonenspeicherung muss täglich genährt werden, durch eine ausreichend grosse Menge an lebendigen, photonenhaltigen Nahrungsmitteln, an vegetabiler Frischkost.

Die Übertragung der Information der lebendigen Nahrungsmittel aus der Fotosynthese auf unseren Organismus erfolgt, genau wie bei der Fotosynthese, durch Informationsübertragung, durch Kohärenz. Dies bedeutet, dass unsere eigene Lebensempfindung, Lebensenergie und Lebensinformation in den etwa 50 Billionen Zellen unseres Körpers dadurch immer wieder erneuert und geordnet werden, dass sie bei der Übertragung der Photonen mit den Schwingungsmustern und der komplexen Information des Sonnenlichts, in gemeinsame Resonanz treten.

Im Zellinnern bestehen ganz andere energetische Verhältnisse als in der unbelebten Natur. Die Biophysiker bezeichnen das Zellinnere als *Dissipatives System*. Dissipative Systeme sind sich selbst ordnende Strukturen in Systemen, die fern

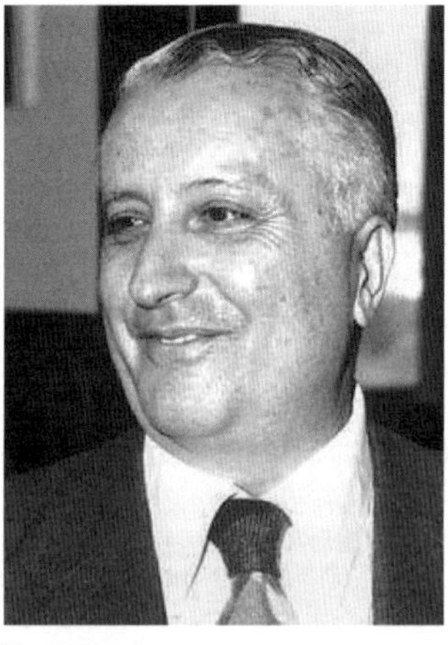

Ilya Prigogine

vom thermodynamischen Gleichgewicht entstehen. Der Russisch-Belgische Forscher Ilya Prigogine hat für seine Arbeiten hierüber im Jahr 1977 den Nobelpreis erhalten. Durch die intensive Photonenspeicherung ist die Energie im Zellinnern so weit vom thermodynamischen Gleichgewicht entfernt, dass der zweite Hauptsatz der Thermodynamik ungültig wird. Dadurch schlägt das *Chaosprinzip*, das ausserhalb alles Lebendigen gilt, um, in ein ordnendes Prinzip. Prigogine nannte dieses *Kohärenzprinzip*[49].

Fehlen die lebendigen Nahrungsmittel in unserer Nahrung, so vermindert sich der Photonengehalt in unseren Zellen. Der Lichtgehalt nimmt ab, bis die LASER-Schwelle unterschritten wird. Aus dem Ordnungsprinzip (Kohärenzprinzip nach Prigogine) verfallen die Zellen teilweise ins Chaosprinzip der Thermodynamik zurück und degenerieren.

Wir verstehen Krankheit als Verlust an Ordnung, Verlust an geordneter Information. Das Lebensprogramm gerät in Unordnung und durch den Mangel an lebendiger Nahrung kann es nicht mehr geordnet werden. Aus einer Vielzahl von Experimenten, die u.a. an der Universität Novosibirsk durchgeführt worden sind[137,138,139], geht hervor, dass die komplexen Vorgänge der Biochemie in unseren Zellen durch Information gesteuert sind. Bei Mangel an lebendiger Nahrung wird diese, durch die Gene der DNA vorgegebene Information, nicht mehr laufend erneuert und geordnet. Dadurch geraten die komplexen biochemischen Vorgänge unserer Zellen in Unordnung. Hier liegt die energetische Bedeutung der lebendigen pflanzlichen Rohnahrung. Sie erneuert und kräftigt die ordnende Resonanz im biologischen System und verhindert dadurch dessen Degeneration.

Das Grundregulationssystem des zarten Bindegewebes (Matrix)

Im Körper sind alle Zellen der Organe in die Zwischenzellsubstanz des zarten Bindegewebes eingebettet. Dieses durchdringt alle Organe und Strukturen. Sie besteht aus einem dichten, molekularen Netzwerk (Matrix) aus Zucker-Eiweissmolekülen, die man Proteoglykane nennt und ist von einer reichhaltigen Flüssigkeit durchtränkt (Zwischenzellflüssigkeit). Das zarte Bindegewebe enthält spindelförmige Zellen, welche das Netzwerk der Zwischenzellsubstanz aufbauen und nach ihrer Notwendigkeit laufend anpassen. Die Blutkapillaren durchziehen diese Zwischenzellsubstanz mit ihrem Netzwerk, so auch die Nervenendigungen des vegetativen Nervensystems. Dieses Grundregulationssystem des menschlichen Körpers wurde vom Molekularbiologen Alfred Pischinger eingehend erforscht.

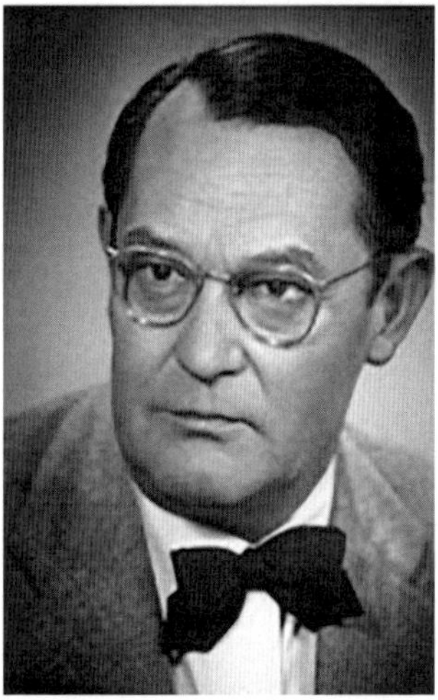

Alfred Pischinger

Ausserhalb des Gehirns und Rückenmarks sind die Kapillaren mit Absicht undicht. So können die Nährstoffe und Hormone des Blutes aus den Kapillaren in die Zwischenzellsubstanz hinaus austreten und durch das molekulare Netzwerk hindurch zu den Zellen gelangen. Dieses dient als Molekularsieb. Gleichzeitig ist es unser Leitungs- und Speichersystem für biologische Information, die Information in unserem lebendigen Organismus. Es gibt keinen direkten Kontakt der Blutkapillaren mit den Zellen unseres Körpers. Sie durchdringen die Zwischenzellsubstanz und machen dort ihre Schlaufe zu den abführenden Venen. Die Zwischenzellsubstanz wird durch das komplexe System der Lymphgefässe drainiert und in den Lymphknoten gereinigt. Dann wird sie als gereinigte Lymphe durch die grossen Lymphgefässe in das Venenblut zurückgeführt.

Die Nerven enden blind in der Zwischenzellsubstanz. Jede Information des Nervensystems zu den Zellen und von den Zellen zum Nervensystem, wird durch das molekulare Netzwerk der Proteoglykane hindurchgeleitet. Darum breitet sich jede Information immer im ganzen Körper aus: Das System reagiert immer als Ganzes, wessen die Akupunktur, zum Beispiel, sich zunutze macht. Dieses komplexe System ist unser „Grundregulationssystem"[140]. Alle Zellen unseres Körpers werden durch die Zwischenzellsubstanz und das Netzwerk aus Proteoglykanmolekülen hindurch mit biologischer Information, mit Hormonen, Nährstoffen und Sauerstoff versorgt.

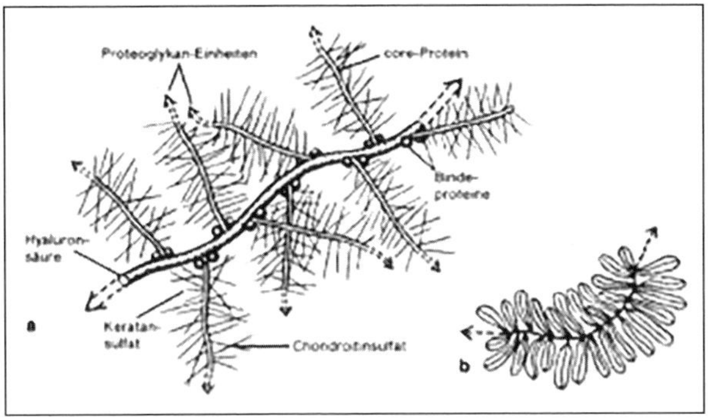

Proteoglkane durchdringen die Zwischenzellsubstanz

Bei der allgemein verbreiteten Fehlernährung mit viel tierischem Eiweiss, Fett, mit industriell verkünstelter Nahrung, viel Zucker, Weissmehl, Kaffee und Alkohol, bilden sich durch anaerobe Fäulnisbakterien Toxine, die zusammen mit den sinnlos zugeführten Nährstoffen, über das Pfortadersystem in die Leber gelangen und diese massiv überfordern. Sie verschlacken auch deren Zwischenzellsubstanz, so lange, bis die innersten Leberzellen der Leberläppchen zugrunde gehen und durch Fettzellen ersetzt werden. So entsteht die Fettleber. Alles, was die Leber nicht entgiften und wasserlöslich machen kann, geht über die Gallengänge zurück in den Darm. Von dort bekommt sie es immer wieder zugewiesen, um wiederum zu versuchen, es zu entgiften. So zirkulieren die Fäulnistoxine, die überschüssigen Nahrungsstoffe und Stoffwechselschlacken zwischen dem Darm und der Leber hin und her (Enterohepatischer Kreislauf). Dabei entstehen Hämorrhoiden durch Überlastung der Venen des Enddarms, da diese mit dem Pfortadersystem verbunden sind.

Zudem fallen bei der allgemein verbreiteten Fehlernährung im Stoffwechsel Riesenmengen an organischen Säuren an, stark oxidierende Ketonsäuren und andere sogenannte *R. O. S. (reactive oxydative species)*. Diese überfordern unsere antioxidativen Systeme massiv. *Oxidation bedeutet Degeneration*. Durch Oxidation veränderte Eiweisse werden unlöslich und lagern sich als Amyloide überall, im ganzen Körper, in die Zwischenzellsubstanz ein. Die R. O. S. oxidieren das Cholesterin, das auf seinem Transport zu den Zellmembranen im Blut innerhalb des LDL-Moleküls durch ungesättigte Fettsäuren geschützt ist. Durch Oxidation wird es unlöslich und lagert sich in den Arterienwänden und im Herzen ein, an Stellen rascher Blutströmung (Fatty streaks). Dies geschieht als Beginn der Arteriosklerose heute schon in jungen Jahren.

Die durch die R. O. S. oxidierten Eiweisse werden unlöslich und lagern sich als *Amyloide* in die Netzstruktur der Zwischenzellsubstanz ein. Durch Einlagerung solcher β-Amyloide und TAU-Proteine in die Zwischenzellsubstanz des Gehirns entsteht die Alzheimerkrankheit, in den Arterienwänden die Arteriosklerose, der Herzinfarkt, der Hirnschlag, in den Venen die Krampfadern, in der Synoviaschicht der Gelenke die Arthritis, in den Knäuelchen der Nierenkapillaren (Glomerula) die Glomerulonephritis oder die Nephrose, bis hin zum diabetischen Nierenversagen, in der feinen, bindegewebigen Struktur der Knochen und Knorpel die Osteoporose und die Arthrose, in der Schilddrüse die Hashimoto oder die Basedowsche Entzündung, in den Augen das Glaukom, der graue und grüne Star, bis hin zur Erblindung durch die Degeneration der Netzhaut (Makuladegeneration). Bricht die Regulationsfähigkeit des biologischen Systems zusammen, so entsteht Krebs, da das Immunsystem die täglich entstehenden Krebszellen nicht mehr erkennen und eliminieren kann.

Jede degenerative Entartung von Molekülen erkennt das Immunsystem als fremd, sodass Autoimmunreaktionen hinzukommen, als missglückter Versuch des Immunsystems, die fremdartig erscheinenden Substanzen zu zerstören, sodass die degenerativen Phänomene, zusätzlich durch Autoimmunentzündungen, beschleunigt werden, wie zum Beispiel bei der Psoriasis, der Vitiligo, der Sklerodermie oder dem Diabetes des Typs I.

Zum System der Grundregulation gehört auch das Milieu im Innern des Darms mit dem immensen Ökosystem der Darmflora. Autoimmunprozesse werden durch ein krankes Milieu im Darm und eine entartete Darmflora begünstigt, weil die Immunzellen unter solchen Bedingungen die notwendige Immunkompetenz nur mangelhaft erwerben können, um Fremd und Eigen, Nützliches von Schädlichem zu unterscheiden. Autoimmunität und Allergien bedeuten Immunschwäche, ein Immunsystem, das seine Reaktionen nicht kontrollieren kann. Ein krankes Milieu im Darm ist ein riesiges Störfeld, das im ganzen Organismus die Grundregulation und das Immunsystem stark beeinträchtigt.

Das Integralgesetz der Nahrung[141]

Die von der Natur vorgegebenen pflanzlichen Nahrungsmittel entsprechen in der Zusammensetzung ihrer Inhaltsstoffe am genauesten dem biologisch vorgegebenen Bedarf. Dabei muss beachtet werden, dass die verschiedenen Teile der Pflanzen, die Blüten, Früchte, Kerne, Nüsse, Blätter, Stiele und Wurzeln unterschiedliche Inhaltsstoffe haben. Manche Pflanzen schützen sich durch Toxine vor dem Tierfrass. Toxische Anteile müssen gemieden werden. Berücksichtigt man dies, so wird man der Forderung nach einer Nahrungsökonomie am ehesten gerecht, wenn man die Pflanze als Integral betrachtet und in seiner Ernährung alle Anteile berücksichtigt.

Die Lebendigkeit der Nahrung

Wie wir gesehen haben, ist ein hohes Energiepotenzial, ein hoher Anteil an lebendiger Nahrung aus Pflanzen, welche zur Fotosynthese fähig sind, von grösster Bedeutung zur Bekämpfung der Immunschwäche und aller degenerativen Krankheiten, wegen ihrer regenerativen Wirkung durch den hohen Gehalt an gespeicherten Photonen, der komplexen, das biologische System ordnenden Information aus dem Sonnenlicht. Zur Heilung der Immunschwäche ist ein hoher Anteil an lebendiger, vegetabiler Frischkost (Rohkost) von mindestens 70 %, am Anfang jeder Mahlzeit genossen, entscheidend. Bei rein veganer Ernährung muss dabei das Vitamin B12 ergänzt werden, das in Pflanzen nicht vorkommt. Ist die Krankheit tief eingedrungen und sind Autoimmunphänomene beteiligt, so ist eine reine Rohkostdiät aus lebendigen Vegetabilien, Pflanzenmilch und Nüssen über mehrere Monate am

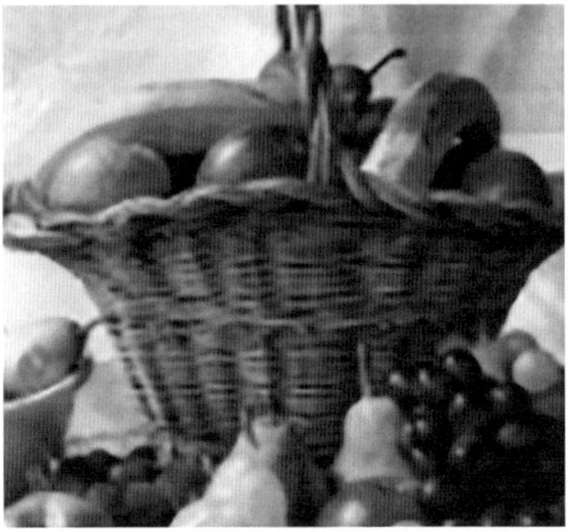

wirksamsten. Sie enthält auch die Pflanzenstoffe mit pharmakologischer Wirkung für die Immunabwehr, die sogenannten sekundären Pflanzenstoffe (Phytochemicals), in reinster Form.

Die Bedeutung der Nahrungsökonomie[142]

Maximilian Bircher-Benner führte diesen Begriff in die Ernährungswissenschaft ein. Er bedeutet, dass die Nahrung in ihrer molekularen Zusammensetzung dem Bedarf des Organismus möglichst genau entsprechen muss. Ist dies nicht der Fall, steigert sich der Appetit und entsteht trotz grosser Nahrungsmenge ein Mangel an gewissen Nährstoffen.

Der Stoffwechsel ist erstaunlich leistungsfähig. In den Leberzellen ist er zudem um ein Vielfaches gesteigert. Dennoch hat seine Leistungsfähigkeit ihre Grenzen. Sind diese erreicht, so können die sinnlos zugeführten Nährstoffe nicht mehr ausgeschieden werden und bleiben im zarten Bindegewebe (Matrix) liegen, das wie ein Nährboden den ganzen Körper durchdringt. Durch die allgemeine Übersäuerung und den oxidativen Stress, werden sie in unlösliche Formen verwandelt und lagern sich überall im Körper um die Kapillaren herum ab, als organische Säuren und degenerative Eiweisse (Amyloide). Diese Einlagerungen sind auch an der Beschaffenheit der Haut und des Unterhautfettgewebes als knotige Ablagerungen sichtbar, landläufig als „Cellulitis" bezeichnet. Durch diese Einlagerungen entsteht auch eine Resistenz gegen das Insulin und die anderen Hormone, welche den Appetit und den Energiehaushalt regulieren, was zu unkontrollierter Gewichtszunahme und Diabetes des Typs II führt.

Nahrungsökonomie bedeutet, dass die Ernährung in ihrer Zusammensetzung dem Bedarf unserer Biologie genau entsprechen muss, sodass nichts zu viel und nichts zu wenig zugeführt wird. Der Körper braucht sehr wenig Nahrung, aber deren Zusammensetzung muss möglichst genau auf den biologisch vorgegebenen Bedarf abgestimmt sein. Ein Übermass an sinnlos zugeführten Nahrungsstoffen kann unser biologisches System nicht bewältigen. Dies erzeugt die ganzen „Zivilisationskrankheiten", die unsere Spitäler und Arztpraxen füllen.

Die Nahrungsökonomie und die Nahrungsenergie sind für die Gesunderhaltung der komplexen Zwischenzellsubstanz und unseres Grundregulationssystems entscheidend, sowohl im Körper, im Immunsystem, in der Haut, als auch im zentralen Nervensystem, jenseits der Blut-Hirnschranke. Sinnlos und im Übermass zugeführte Nährstoffe und Giftstoffe aus einem kranken, überlasteten, übersäuerten Stoffwechsel und einem kranken Milieu im Magen und Darm, können nicht bewältigt, nicht ausgeschieden werden. Darum bleiben sie, wie schon gesagt, als degenerative Stoffwechselschlacken im komplexen System der Zwischenzellsubstanz liegen. Dort behindern sie nach und nach den lebenswichtigen Austausch an Stoffen, Gasen sowie die Speicherung und den Fluss der biologischen Information. Die Zwischenzellsubstanz, auch Matrix genannt, ist der Ort, wo die ganze Morbidität des „zivilisierten Menschen", seine Zivilisationskrankheiten, entstehen.

Sekundäre Pflanzenstoffe (Phytochemicals)

Um sich gesund zu ernähren, ist es ganz wichtig zu wissen, dass die pflanzliche Nahrung bioaktive, chemische Stoffe enthält mit natürlicher, pharmakologischer Wirkung. Es gibt sekundäre Pflanzenstoffe mit antiinfektiöser, immunsteigernder, immunmodulierender, antidiabetischer, gegen Blutgerinnsel und Krebs bekämpfender Wirkung. In der Ernährung, die wir in diesem Buch empfehlen, ist dies berücksichtigt.

Nahrungsmittel gegen Krebs

Krebs ist kein Zufall. Wissenschaftlich anerkannt ist, dass bestimmte Ernährungsfaktoren Krebs begünstigen und ihn in Tierexperimenten auslösen. Bei Übergewicht ist das Krebsrisiko erhöht. Nitrite aus gepökeltem Fleisch und gespritzten Wintergemüsen fördert Magenkrebs. Alkohol und reichliche tierische Nahrung fördert Brustkrebs, Prostatakrebs und Dickdarmkrebs und die verschiedenen Arten von Hautkrebs. Eiweissreiche und an tierischen Fetten reiche Nahrung sowie Kaffee, fördern Bauchspeicheldrüsenkrebs. Bei regelmässigem Alkoholkonsum, auch in moderater Menge, ist das Risiko für Mund- und Speiseröhrenkrebs deutlich erhöht. Aflatoxine aus angegrauten Nüssen erhöhen das Risiko, an einem Leberzellkrebs zu erkranken. Kaffee fördert Blasenkrebs. Reichliche tierische Nahrung fördert Dickdarmkrebs, Brustkrebs, Prostata- und Hautkrebs. Wir verweisen auf das Bircher-Benner Handbuch Nr. 17: „Zur Verhütung und begleitenden Therapie der Krebskrankheit."

Wichtig ist auch zu wissen, dass Vegetarier nur halb so oft an Krebs erkranken wie Omnivoren[143]. Die Ernährung, welche das maligne Melanom bekämpft und ihm vorbeugt, wurde im entsprechenden Kapitel unseres Handbuchs für Hautkranke und Hautempfindliche beschrieben. Ganz besonders vor Krebs schützende Nahrungsmittel sind: *Brokkoli, Grünkohl, Karotten, Tomaten, Vollweizen, Vollgerste, frische Sojabohnen, Aprikosen, Zitronen, Knoblauch, Zwiebeln und Leinsamen, alle möglichst in rohem Zustand. Etwas weniger stark, aber doch entscheidend kräftig wirken aber auch alle anderen Gemüse und Früchte gegen Krebs*[144,145,146]. Die *Vitamine A, B12, C, D und E und die Spurenelemente Selen und Zink* sind für den Krebsschutz ganz wichtig. Die Werte müssen in den oberen Normbereich gebracht werden. Die sogenannten *Ballaststoffe der Pflanzennahrung* binden im Darm krebserregende Substanzen an sich, sodass sie durch den Stuhl ausgeschieden werden. Sie vermindern wirksam deren Aufnahme ins Blut. Die *Rohkostdiät* erhöht den Sauerstoffgehalt aller Gewebe, was Krebszellen, gegenüber gesunden Zellen, benachteiligt. Fette sind zu vermeiden und durch *hochwertige ungesättigte Pflanzenöle* zu ersetzen.

Bei Krebsgefahr oder Krebs ist das Immunsystem erschöpft. Der informierte Arzt erkennt dies am Blutbild, an zu tiefen Lymphozyten im Verhältnis zu erhöhter Zahl der neutrophilen Granulozyten. Dabei ist die Bildung der Lymphzellen der Th1-Schiene erschöpft. Hier ist es wichtig, das einfach ungesättigte Olivenöl mit viel frischem *Leinöl (Omega 3)* zu kombinieren, um die Lymphozyten der Th2-Schiene zu veranlassen, die Aktivität der Zellen der Th1- Zellbildung zu mässigen, damit sich das Immunsystem erholen kann *(Immunmodulation)*. Die *Phytinsäure* der Hülsenfrüchte und Getreide stimuliert ebenfalls die Aktivität der Killerzellen und wirkt dadurch stimulierend auf das Immunsystem. *Knoblauch und Zwiebeln* modulieren das Immunsystem in idealer Weise, indem sie es kräftigen und gleichzeitig entzündungshemmend und antibiotisch wirken. Dies alles zu beachten ist für die Verhütung und Bekämpfung der verschiedenen Arten von Krebs von grosser Bedeutung. Im Bircher-Benner Handbuch Nr. 4: „Frischsäfte, Rohkost und Früchtespeisen", finden Sie Nahrungsmitteltabellen zu diesen Wirkungen.

Nahrungsmittel zur Bekämpfung der Infektionskrankheiten

Antimikrobiell (antibiotisch) und zwar auch gegen Viren, wirken ganz besonders *Knoblauch, Kresse, Senf, Meerrettich, Vollgetreide, Tomaten, frisches Obst und Gemüse*. Wir verweisen hier auf die Tabellen des Bircher-Benner Handbuches Nr. 4: „Frischsäfte, Rohkost und Früchtespeisen".

Nahrungsmittel zur Kräftigung und Modulation des Immunsystems

Eine Mangelernährung oder die allgemein verbreitete Fehlernährung mit viel tierischem Fett und Eiweiss schwächen, wie bereits erklärt, das Immunsystem. Die *Carotinoide, besonders β-Carotin aus rohen Früchten und Gemüsen*, stimulieren die Vermehrung der Monozyten und Makrophagen (Fresszellen), die Bildung von Zytokinen, Tumor-Nekrosefaktor-α und Interleukin-1-β. *β-Carotin* erhöht auch die im Blut zirkulierenden natürlichen Killerzellen. Auch die *Vitamine A, C und D* stimulieren das Immunsystem. Die *Flavonoide Quercetin und Tangeretin* der Früchte und Gemüse modulieren das Immunsystem eher im Sinne einer vorübergehenden Dämpfung und wirken dadurch der Erschöpfung des Immunsystems durch chronische Infektionen und Krebs sowie allergischen Reaktionen und Autoimmunkrankheiten entgegen. Gewisse Flavonoide hemmen auch die Prostaglandinbildung. Die *Sulfide von Knoblauch und Zwiebeln* wirken stark stimulierend auf die Immunabwehr, sowohl gegen Krebs, als auch gegen Infektionen.

Nahrungsmittel mit gerinnungshemmender, antithrombotischer Wirkung

Gerinnungshemmend wirken ganz besonders rohe Zwiebeln und Knoblauch. Die flavonoidhaltigen Zitrusfrüchte und Obst ganz allgemein wegen des hohen Gehalts an Polyphenolen in ihren Randschichten. Diese Nahrungsmittel hemmen die Aggregation der Blutplättchen. Beim Knoblauch (Ajoen) ist diese Wirkung am stärksten und durchaus vergleichbar mit der Wirkungsstärke von Aspirin (Acetyl-Salicylsäure)[147]. Ajoen des Knoblauchs und Allicin der frischen Zwiebel hemmen genauso wie die Flavonoide der Früchte und Gemüse und die Sulfide der Zwiebelgewächse die Thrombozytenaggregation auch über die Hemmung von Enzymen, welche die Bildung der Thromboxane bewirken (katalysieren). In einer epidemiologischen Studie zeigten Herz-Kreislaufpatienten mit der höchsten Flavonoidaufnahme durch Zitrusfrüchte und Obst in ihrer Nahrung die niedrigste Rate an Todesfällen[148]. Flavonoide gehen durch Schälen von Obst und Gemüse ganz und durch lange Lagerung teilweise verloren, jedoch nicht durch das Kochen.

Nahrungsmittel gegen Bluthochdruck

Heute leiden mehr als 50 % der erwachsenen Menschen über 19 Jahren in Deutschland an Bluthochdruck. Eine Ballaststoffreiche (pflanzliche) Nahrung senkt den Blutdruck auf unterschiedlichen Wegen[149]. Gewisse Ballaststoffe werden durch Bakterien zu kurzkettigen Fettsäuren abgebaut, welche blutdrucksenkend wirken. Pektine sind wasserlösliche Ballaststoffe in Äpfeln, Bananen und Zitrusfrüchten mit blutdrucksenkender Wirkung. Koffein und Theophyllin aus Kaffee und Schwarztee verdrängen Adenosin von seinen Rezeptoren an den Zellen und erhöhen dadurch den Blutdruck. An den Neuronen des Gehirns blockiert das Adenosin bei Überlastung des Nervensystems den Eindrang von Informationen in die Hirnzellen (Neurone), um diese vor Erschöpfung zu schützen. Koffein blockiert die Rezeptoren für Adenosin. Durch das Kaffeetrinken wird dieser wichtige Schutzmechanismus für die Hirnzellen ständig sabotiert und dadurch erschöpfen sich diese in gefährlicher Weise.
Aus Knoblauch und Lauchpräparaten wurden blutdrucksenkende Stoffe isoliert, darunter Adenosin und Allicin.

Nahrungsmittel mit antidiabetischer Wirkung

Beim Essen von Zucker oder Nahrungsmitteln, aus denen Zucker rasch freigesetzt wird, gelangt Glucose rasch ins Blut und in die Zwischenzellsubstanz der Gewebe. Dabei steigt der Glukosespiegel im Blut rasch und hoch an. Damit Glucose aus der Zwischenzellsubstanz in die Zellen hineingelangen kann zur energetischen Verwertung in den Mitochondrien der Zellen, braucht es das Bauchspeicheldrüsenhormon Insulin. Nahrungsmittel, welche die Verdauungsorgane lange abbauen müssen, um aus ihnen Glucose freizusetzen, bewirken einen geringen und lang anhaltenden Anstieg des Glucosespiegels im Blut und in der Zwischenzellsubstanz. Dazu ist eine viel geringere Insulinausschüttung notwendig. Damit schonen sie die Bauchspeicheldrüse. Der glykämische Index (GI) wird bestimmt, indem man die gleiche Glukosemenge in Form reiner Glucose und zum Vergleich, nach Berechnung, im zu testenden Nahrungsmittel eingenommen wird. Dabei wird die Auswirkung auf die Blutglucose beurteilt, indem man die Fläche der Blutzuckerverlaufskurve des zu testenden Nahrungsmittels mit derjenigen nach der Einnahme reiner Glucose vergleicht. Ein hoher glykämischer Index bedeutet, dass das Nahrungsmittel rasch einen hohen Blutzuckerspiegel erzeugt und deshalb für Diabetes gefährdet. Ein glykämischer Index über 60 wird als belastend betrachtet. Ist der Glukosespiegel oft hoch, so entsteht eine Belastung der Grundsubstanz des zarten Bindegewebes mit organischen Säuren und dadurch allmählich eine Insulinresistenz der Zellmembranen. Dies ist die Ursache des Diabetes Typ II. Dabei ist der Insulinspiegel lange Zeit erhöht und die Inselzellen der Bauchspeicheldrüse chronische überlastet, bis sie sich erschöpfen. Um einem Diabetes vorzubeugen, muss man die Nahrungsmittel mit tiefem glykämischen Index auswählen. Dies sind Nahrungsmittel mit hohem Ballaststoffgehalt. Als Beispiele haben Frischkorn, Erdnüsse, Linsen, und Fruchtzucker, der ohne Insulin in die Zellen eindringt, einen GI von 40 %, Roggenkörner, Joghurt, Milch, Erbsen, getrocknete Bohnen, Äpfel, Spaghetti, Orangensaft, Orangen einen GI von 60 %, Vollkornbrot, Naturreis, Bananen, Haferflocken, Graubrot, Haushaltszucker einen GI von 80 %, Knäckebrot, Kartoffeln und Kartoffelpüree, Weissbrot, Mais, Cornflakes einen GI von 95 %, bei einem GI von 100 % von reiner Glucose oder Malzzucker.

Neben den Ballaststoffen beeinflussen noch andere Komponenten der Lebensmittel die Umwandlung von Stärke in Glucose. Dazu gehören die Polyphenole der Randschichten der Früchte und Gemüse, die teils hitzelabilen Lektine der Hülsenfrüchte, die Phytinsäure aus den Randschichten der Vollgetreide, Hülsenfrüchte und Ölsaaten und die Protease-Inhibitoren der frischen Sojabohnen, Mungbohnen, Gartenerbsen, Erdnüsse, Kartoffeln, von Vollreis, Mais, Hafer und des Vollweizens. Der glykämische Index, das heisst die Glukosebelastung des Stoffwechsels, kann dadurch stark beeinflusst werden, dass die Nahrungsmittel durch die Küchenverarbeitung möglichst wenig aufgeschlossen werden, sondern in möglichst naturbelassenem Zustand genossen werden, also nicht püriert oder gemixt werden. Getreide und Hülsenfrüchte enthalten Amylase-Inhibitoren (Substanzen, welche die Aktivität des Enzyms Amylase hemmen, sodass die Stärke langsamer zu Zucker abgebaut wird). Man findet sie in Samen der Getreide und Hülsenfrüchte. Amylase-Inhibitoren sind hitzeempfindlich mit Ausnahme des Weizens, wo man sie im gebackenen Vollkornbrot noch finden kann. Hülsenfrüchte enthalten auch Tannine, welche die Stärkeverdauung verlangsamen und nach dem Kochen noch zu 50 % wirksam sind. Inzwischen ist wissenschaftlich anerkannt, dass eine vegetabile Ernährung besonders mit Vollgetreide und Hülsenfrüchten den Verlauf des Blutzuckerspiegels dämpft[150]. Diabetes des Typs II kann nach unserer jahrzehntelangen Erfahrung mindestens in den frühen Stadien, wo die Inselzellen der Bauchspeicheldrüse noch nicht völlig erschöpft sind, durch die Entschlackung der Grundsubstanz des zarten Bindegewebes mit einer sachkundig zusammengestellten Rohkostdiätkur zuverlässig geheilt werden. Dabei können die Medikamente unter Kontrolle allmählich abgesetzt werden, da sich die Blutzuckerverlaufskurven und Insulinspiegel normalisieren. Wir verweisen hier auf das Bircher-Benner Handbuch Nr. 7: „Für Diabetiker". Ein Weg, der sich lohnt.

Nahrungsmittel, die den Cholesterinspiegel senken

Cholesterin wird in der Leber gebildet und dient als Ausgangssubstanz zur Synthese der primären Gallensäuren und der Steroidhormone (Cortisol und Geschlechtshormone). Zudem ist es ein wichtiger Bestandteil der Zellmembranen und der weissen Substanz des zentralen und peripheren Nervensystems. Tierische Nahrungsmittel erhöhen den Cholesterinspiegel durch ihren hohen Anteil an gesättigten Fettsäuren und Cholesterin. Pflanzliche Nahrungsmittel enthalten kein Cholesterin, dafür cholesterinsenkende Inhaltsstoffe. Die Saponine der Hülsenfrüchte senken den Cholesterinspiegel, indem sie dessen Rückresorption im Darm verhindern. Die primären Gallensäuren synthetisiert die Leber aus Cholesterin und gibt diese über die Gallenwege in den Darm für die Fettresorption, wonach sie als Fettmyzelen über die Pfortader zur Leber zurückgelangen (enterohepatischer Kreislauf). Nur ein kleiner Teil der primären Gallensäuren werden im Darm durch die Bakterienflora zu sekundären Gallensäuren umgewandelt und mit dem Stuhl ausgeschieden.

Die Saponine erhöhen diese Ausscheidung durch Verseifung und senken dadurch den Cholesterinspiegel wirksam. Bohnen und Luzerne sind besonders reich an Saponinen. Die Beigabe von dreimal täglich 40 g hitzebehandelten Luzernensamen zu den Mahlzeiten senkt den Cholesterinspiegel um 18 %[151]. Kalt gepresste Pflanzenöle enthalten Phytosterine. Sie senken den Cholesterinspiegel auf verschiedenen Wegen[152]. Tovotrienole der Vollkornsamen von Roggen, Gerste und Hafer und Palmöl, Haferöl und Gerstenöl hemmen die Synthese von Cholesterin. Das Allicin des Knoblauchs und der Zwiebeln hemmt die Cholesterinsynthese in der Leber. Allicin des Knoblauchs, Carotinoide der Früchte und Gemüse, die

Vitamine C und E und die Anthozyane der Auberginen und blauen Beeren senken den LDL-Cholesterinspiegel wirksam, ohne das HDL-Cholesterin zu beeinflussen. Dadurch reduzieren sie die Bildung der Schaumzellen aus Makrophagen (Fresszellen) in den Arterienwänden, welche am Beginn der Bildung von Arterioskleroseplaques stehen. Das LDL-Cholesterin (low density cholesterol) bewirkt nur Arteriosklerose, wenn es oxidiert (ranzig) ist. Daher rührt die grosse Bedeutung der antioxidativen Wirkung der Rohkost gegen Arteriosklerose. Wir verweisen hier auf das Bircher-Benner Handbuch Nr. 19: „Für Bluthochdruck-, Herz- und Kreislaufkrankheiten".

Nahrungsmittel mit antioxidativer Wirkung

Zahlreiche Studien zeigen Zusammenhänge zwischen einem geschwächten antioxidativen System und einem hohen Risiko für Krebs, grauen Star, Makuladegeneration, Glaukom, Herz-Kreislaufkrankheiten, Arteriosklerose, Multiple Sklerose, Alzheimerdemenz und andere degenerative Leiden. Ein hoher Anteil an Gemüse und Obst, besonders in Form von Rohkost, ist der wirksamste Schutz gegen degenerative Leiden. Die Empfehlungen der deutschen Gesellschaft für Ernährung DGE wurden dieser Erkenntnis angepasst. Flavonoide gehen durch das Schälen von Gemüsen und Obst weitgehend verloren. Die schützende Wirkung der Carotinoide (Xanthine) geht durch Kochen ganz verloren. Wir verweisen hier auf das Bircher-Benner Handbuch Nr. 24: „Zur Verhütung von Demenz und Alzheimerkrankheit und auf das Handbuch Nr. 1: „Für Multiple-Sklerose-Kranke, gegen Morbus Parkinson und andere neurodegenerative Leiden".

Der nutritive Reiz

Die Diät kann ihre Wirkung viel besser entfalten, wenn durch den sogenannten „nutritiven Reiz" die Körperzellen vorgängig aufnahmefähig gemacht wurden. Zusätzlich zur Diät wird dieser ausgelöst durch den Einfluss von Licht, Luft, Wasser und körperlicher Tätigkeit. Auch die seelische Haltung hat einen grossen Einfluss auf den Heilungsvorgang. Durch eine angepasste Dosierung dieses „Reizes" kann man selbst einen grossen Beitrag zu seiner Heilung leisten. Dabei muss man sich bewusst sein, dass auch hier die Regel gilt: *schwache Reize fachen die Vitalität an, mittelstarke fördern sie und starke Reize hemmen die Vitalität.*

Die Bedeutung der Bewegung

Verschiedene Arten der Bewegung sind sinnvoll. Dabei ist massvolle Anstrengung wirksamer als Kraft- und Leistungssport. Ein tägliches Wandern während mindestens einer Stunde gehört immer in den Therapieplan. Dass gemässigtes Gehen, leicht aufwärts und leicht kühl gekleidet am wirksamsten ist, wurde wissenschaftliche nachgewiesen[153].

Die Bedeutung des Klimas

Für Ferien und Kuraufenthalte ist es wichtig, die Stärke des Reizes des Klimas zu beachten. Das Mittelgebirge, zwischen 600 und 800 m. ü. M. und die Ostsee, sind Regionen mit mittelstarkem Reiz. Sie sind besonders geeignet für Menschen, die an Herzbeschwerden leiden. Das Hochgebirge, über 1000 m. ü. M. und die Nordsee, sind starke Reizklimata. Sie sind für Herzkranke ungeeignet, aber ideal für Immunschwäche, für Hautkranke, bei Allergien, Asthma und anderen Lungenbeschwerden, für allgemein geschwächte Menschen und wenn noch keine Beschwerden vorhanden sind.

Die Bedeutung des Schlafs

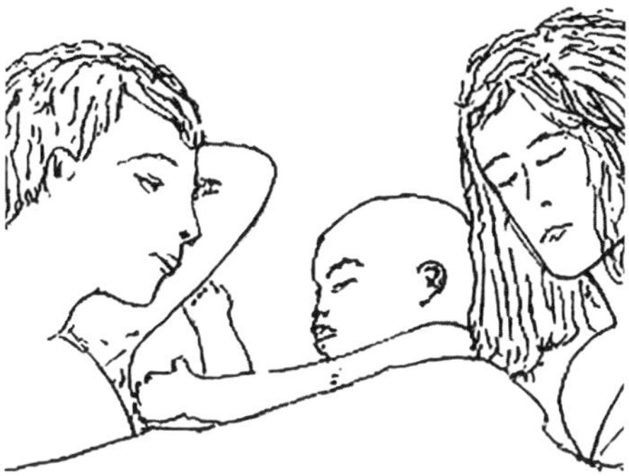
Schlafende Familie

Besonders wichtig ist der Vormitternachtsschlaf, da nach der Mitternacht die erholenden, tiefen NON-REM-Schlafphasen fast nicht mehr vorkommen. Mindestens acht Stunden, besser neun, sind notwendig, wo irgend möglich 2½ Stunden vor Mitternacht. Der REM-Schlaf, nach Mitternacht dient wenig der Erholung, sondern der seelischen Verarbeitung und der Vertiefung des Gedächtnisses. Es ist die Zeit, wo Gelerntes und Erlebtes sich „setzt“ und die Auseinandersetzung mit Inhalten unseres unbewussten Seins stattfindet. Er ist entscheidend für die seelische Gesundheit. Schlaf ist durch nichts anderes zu ersetzen. Hüten Sie sich vor chemischen Schlafmitteln. Sie zerstören nachhaltig die Schlaffähigkeit, schädigen das Gedächtnis und gefährden die seelische Gesundheit. Oft ist bei Schlafstörungen eine elektromagnetische Belastung vorhanden oder es liegt eine Angst zugrunde, welche verhindert, dass man das für den Schlaf nötige Vertrauen findet. Dann ist ärztliches Verständnis von grosser Bedeutung. Tiefe Ängste können durch Psychopharmaka (Anxiolytika) nicht geheilt werden, wogegen die klassische Homöopathie in der Hand des erfahrenen Arztes und in hoher Potenz, von grosser Hilfe sein kann. Wir verweisen hier auf unser Bircher-Benner Handbuch Nr.20: „Für die Überwindung von Angst und Depression.“

Die Bedeutung der Pflege der Haut

Die Haut ist das grösste Organ unseres Körpers. Nicht nur gibt sie uns das vollendete, harmonische Aussehen, sie hilft mit bei der Bildung von Vitalstoffen, sie schützt vor schädlicher Strahlung, vor Fremdstoffen, vor Verletzungen, wehrt sich gegen Eindringlinge, reguliert den Wärmehaushalt, bewahrt die notwendige Feuchtigkeit, sie atmet und hilft mit bei der Ausscheidung von Giftstoffen.

Um all dies leisten zu können, muss sie atmen können, muss sie regelmässig in angemessenem Mass besonnt werden, belebt werden, durch sanfte Pflege, durch Trockenbürsten, durch sanftes Anregen ihrer Regulationsfähigkeit durch Wärme, im Wechsel mit anschliessendem angemessenem Reiz mit kalten Güssen, Duschen, Wechselbädern.
Luft, Licht und Wasser sind für das Hautleben ganz besonders wichtig. Durch sie wird die Durchblutung der einzelnen Hautschichten gefördert, damit sie funktionstüchtig bleiben oder wenn sie erkrankt ist, die Störungen möglichst rasch beseitigt werden. Zu warme und zu enge Kleidung verhindern die Hautatmung. Die natürliche Verdunstung auf der Körperoberfläche wird verhindert und die Haut verliert die Fähigkeit, auf Wärme- und Kältereize angemessen zu reagieren.

Die Ordnung der Mahlzeiten

Die wissenschaftlichen Erkenntnisse und alle epidemiologischen Daten, über welche wir heute verfügen, zeigen, dass die Ernährung des Menschen auf Pflanzen basieren muss. Jede Art von Fleisch oder Hartkäse enthält neben viel tierischem Fett mit gesättigten Fettsäuren, viel zu viel Eiweiss und zwar von einer Art, welche demjenigen unseres Körpers so ähnlich ist, dass nach jeder tierischen Mahlzeit eine grosse Menge an Immunzellen im Blut erscheint, als Ausdruck einer hohen Belastung für das Immunsystem, da tierisches Eiweiss von unserem eigenen, menschlichen Eiweiss unterschieden werden muss. Man nennt dieses Phänomen „Verdauungsleukozytose". Hinzu kommen Gefahren für die Gesundheit durch die Verarbeitung von Fleisch. Die „European Association for Cancer Research" hat 300 Fleischprodukte als krebserregend eingestuft: alle gepökelten oder sonst irgendwie haltbar gemachten Fleischprodukte, alle geräucherten Fleischwaren, Aufschnitt und alle Würste. Hinzu kommt, dass beim Grillieren von Fleisch in den äusseren Schichten des Grillguts eine zehnfach erhöhte Konzentration an Benzo-A-Pyren und anderen polyaromatischen Kohlenwasserstoffen entsteht. Diese Substanzen sind sehr stark krebserregend und zwar ganz besonders, wenn der Saft des Grillguts in das Feuer tropft.

Nach jeder eiweissreichen, tierischen Mahlzeit entsteht im Stoffwechsel oxidativer Stress durch grosse Mengen Schwefelsäure und andere stark oxidierende, saure Metaboliten, sogenannte R.O.S. („reactive oxygen species"). Diese sind so reaktiv, dass sie Wassermoleküle, Stickoxidsauerstoffmoleküle und Schwefelwasserstoffmoleküle zu freien Radikalen aufspalten. Diese wiederum sind so reaktiv, dass sie die Lipide der Zellmembranen und der weissen Nervensubstanz oxidieren (Lipidperoxidation) und die Eiweisse unseres Körpers, sodass diese zu unlöslichen Amyloiden ausfallen (Proteinperoxidation), welche degenerative Krankheiten erzeugen. Freie Radikale greifen auch die Erbsubstanz an und verursachen Genmutationen und Krebs.

Andrerseits weist der Bedarf des Menschen etwas tierischer Nahrung, um mit Vitamin B12 versorgt zu werden, das für unsere Gesundheit ganz wichtig ist. Dies zeigt, dass wir von unserer biologischen Entwicklungsgeschichte her an ein wenig tierische Nahrung angepasst sind und etwas Milch benötigen. Pflanzliche Nahrung enthält kein Vitamin B12. Eine vegane Ernährung ist sehr gesund, doch muss man sie richtig durchführen und das Vitamin B12 überwachen und ergänzen, sonst kann es zu schweren gesundheitlichen Schäden kommen. Als Vollwertkost empfehlen wir eine Laktovegetabile Ernährung, mit nur geringer Menge an Milchprodukten und gelegentlich einem Ei, um uns mit Vitamin B12 zu versorgen.

Die Hormonspiegel richten sich nach dem Sonnenstand und beeinflussen den Stoffwechsel und die Verdauungsarbeit. Der Cortisolspiegel ist vor dem Mittag am höchsten. Es entspricht unserer Biologie, dass die Hauptmahlzeit am Mittag sein sollte und am Morgen und am Abend eine ganz leichte, frugale Mahlzeit. Obst bleibt, wenn man es gut kaut und dazu etwas trinkt, nicht im Magen liegen. Es gelangt direkt in den Zwölffingerdarm und reguliert die Darmflora in idealer Weise. Darum soll jede Mahlzeit mit Obst beginnen und nur hierwährend sollte man trinken. Alles andere bleibt gegen zwei Stunden im Magen, um verdaut zu werden. Trinkt man zu Salaten oder warmen Speisen, so verdünnt dies die Magensäure und die Verdauungsenzyme, sodass diese übermässig produziert werden müssen. So kann eine Refluxkrankheit entstehen, mit saurem Aufstossen. Salate benötigen relativ viel Verdauungsarbeit. Darum sollen sie den Früchten nachfolgen.

Warme Kost ist nicht notwendig, aber besonders im Winter angenehm. Sie soll nach der Rohkost genossen werden, damit die Vitalstoffe der Rohkost gut aufgenommen werden.
Um gesund zu bleiben, muss der Anteil pflanzlicher Rohkost mindestens 2/3 der Mahlzeiten betragen. Die Kinder gewöhnen sich leicht an die moderne Vollwertkost, wenn man die warmen Speisen anfangs nicht auf dem Tisch stehen hat, sondern sie erst hereinholt, nachdem die ganze Familie zuerst das Obst, dann die Rohkost gegessen hat.

Ein ideales Frühstück ist ein Birchermüesli nach dem Originalrezept, mit Mandelpüree zubereitet, mit 1–2 Scheiben Vollkornbrot, etwas frischer Butter und Honig. Auch als Abendessen ist dies ideal. Wenn man mit Obst beginnt, kann man abends auch belegte Brötchen mit Vollkornbrot reichen.

Für die Pause in der Schule kann man den Kindern etwas Obst und ein Sandwich aus Vollkornbrot, mit etwas Frischkäse bestrichen, mitgeben. Wenn man die Kinder mit Vollwertkost ernähren möchte, hat es sich bewährt, gelegentlich trotzdem eine Eiscreme oder etwas Schokolade zur Nachspeise zu geben, ihnen für die Schulreise auch etwas Wurst mitzugeben, oder an der Kirchweih einmal einen gebratenen Cervelat zu erlauben. Dadurch fühlen sie sich nicht zu sehr eingeengt, werden sie von ihren Kameraden weniger gehänselt und wenn sie dann in die Pubertät kommen, werden sie die hergebrachte gesunde Ernährung eher beibehalten, als wenn das Essen mit zu vielen Verboten belegt wurde.

Für das Vitamin B12 ist eine relativ geringe Menge frische Vorzugsmilch aus dem Reformhaus oder direkt vom Bauern, etwas Buttermilch, Sauermilch, etwas Joghurt, Kefir oder Sauerrahm aus dem Reformhaus geeignet. Leider ist die im Supermarkt erhältliche pasteurisierte Milch immer homogenisiert und sind alle Produkte daraus hergestellt, wenn nicht sogar aus ultrahoch erhitzter Milch. Um pasteurisierte Milch zu homogenisieren, wird sie unter fünffachen Atmosphärendruck gesetzt und über eine heisse Platte gespritzt, damit die räumliche Struktur der Eiweisse und Lipide so stark verkrüppelt werden, dass die Milch nicht mehr aufschwemmt. Verkrüppelte Moleküle sind für unser Immunsystem verdächtig, sodass es dagegen mit der Bildung von IgG-4-Antikörpern reagiert. Dies ist der Grund, weshalb heute viele Menschen Kuhmilch und ihre Produkte nicht mehr vertragen. Man kann auf Schaf- oder Ziegenmilch ausweichen, doch besteht hier dasselbe Problem. Es ist wichtig, tierische Milch und ihre Produkte mit Mass zu verwenden. In ihrer Zusammensetzung sind sie für schnell wachsende Kälber und nicht für den Menschen geschaffen. Für das schnelle Wachstum der Kälber enthält die Kuhmilch nicht nur sehr viel Eiweiss, sondern auch Wachstumshormone, die, wenn Kinder in grosser Menge Kuhmilch trinken, ihr Wachstum ungünstig beeinflussen.

Bei aller tierischen Nahrung muss man bedenken, dass sich die Herbizide und alle anderen Giftstoffe in der Nahrungskette bis zum Tier anreichern, sodass sie in tierischer Nahrung in hoher Konzentration vorhanden sind. In diesem Buch beschreiben wir die normale, gesunde Vollwerternährung für Kinder und Erwachsene. Alle Heildiäten findet man in unseren anderen Bircher-Benner Handbüchern beschrieben, in jedem Buch bezogen auf die Heilung bestimmter Krankheiten.

Die Ernährung des kleinen Kindes

Das Stillen

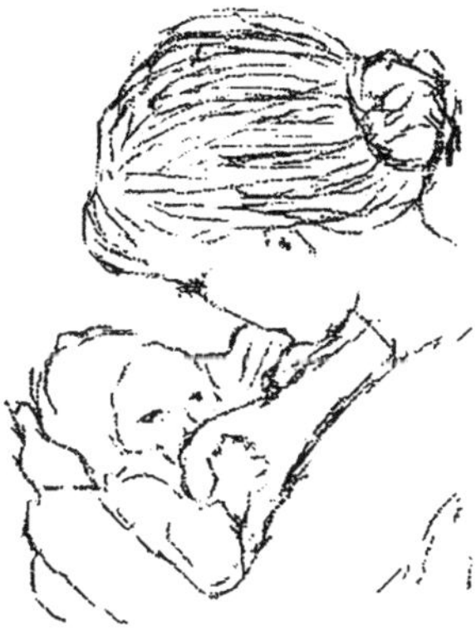

Der Prozess der Laktation beginnt am Anfang der Schwangerschaft und reicht bis zum Ende des Stillens. Ab dem 8. Schwangerschaftsmonat beginnt die Produktion der Muttermilch mit der Bildung der Vormilch (Kolostrum). Verantwortlich dafür ist das Hormon Prolaktin, dessen Konzentration im Laufe der Schwangerschaft immer weiter ansteigt. Das Prolaktin (PRL), wird auch laktotropes Hormon (LTH) genannt. Es wird in den laktotropen Zellen des Hypophysenvorderlappens gebildet und fördert während der Schwangerschaft das Wachstum der Brustdrüse. Während der Stillzeit (Laktation) ist es verantwortlich für die Produktion der Muttermilch.

Der Feinbau der Brustdrüse ändert sich je nach der Phase des Menstruationszyklus, während einer Schwangerschaft und während der Stillperiode. Nur beim Stillen ist die Drüse voll ausgebildet. Sie besteht aus feinen Drüsenläppchen, einem Hohlraumsystem. Das Drüsenläppchen besteht aus milchproduzierenden Zellen (Drüsenepithelen), die um einen feinen Hohlraum angeordnet sind, in welchen sie die Milch abgeben und aus Muskelzellen (Myoepithelzellen), welche die Milch auspressen. Alle Zellen gruppieren sich beerenartig um das Lumen des Läppchens.

Jedes Läppchen hat einen Ausführungsgang, der in einen feinen Milchgang mündet und ist von einer dünnen Kollagen-Schicht überzogen. Mehrere Lobuli sammeln sich traubenförmig zu einem grösseren Drüsenlappen. Aus diesem führt ein grosser Milchgang zur Brustwarze. Jeder grosse Milchgang mündet einzeln in der Brustwarze nach aussen. Kurz vor der Einmündung in die Brustwarze ist der Milchgang erweitert zu einem Milchsäckchen, dem Sinus lactifer. Die Brust enthält im Ganzen 10–20 Drüsenlappen, die zusammen mit den grossen Milchgängen sternförmig um die Brustwarze herum angeordnet sind.

Das Berühren der Brustwarzen und das Saugen des Kindes stimuliert reflektorisch die Absonderung der Muttermilch und fördert die Ausschüttung von Prolaktin und Oxytocin aus der Hypophyse. Oxytocin erleichtert beim Stillen den Milchfluss, indem es bewirkt, dass sich die Milchgänge zusammenziehen. Gleichzeitig wirkt es auf die Muskelzellen der Gebärmutter und fördert deren Kontraktion und Rückbildung. Oxytocin vertieft die Beziehung der Mutter zu ihrem Kinde bedeutend.

Die volle Bildung der Muttermilch beginnt erst nach der Geburt, wenn die Nachgeburt der Plazenta geschehen ist, denn die Plazenta bildet, solange sie da ist, noch Progesteron, welches die Prolaktinrezeptoren besetzt und dadurch die Prolaktinwirkung hemmt. Nach der Plazentalösung endet diese Hemmung, sodass es zum Milcheinschuss kommt.

Während der Stillperiode ist die Interaktion zwischen der Mutter und ihrem Kind entscheidend dafür, dass die Reflexe zur Milchbildung und für den Milchfluss gut weitergehen. Vor allem im Wochenbett ist es ganz wichtig, dass man sich zum Stillen Zeit und Ruhe gönnt, damit man mit dem Neugeborenen einen Rhythmus finden kann. Man muss das dem Partner und älteren Kindern erklären. Wichtig ist auch die Haltung beim Stillen, dass man das Kind zur Brust bringt und nicht die Brust zum Kind, damit der Rücken sich nicht verspannt. Man sucht eine bequeme Stellung, in der das Kind sich mit seinem ganzen Körperchen einem zuwendet, sich eng anschmiegen und mühelos die Brustwarze erreichen kann. Um die Brust zu schonen, sollte das Kind nicht nur die Brustwarze, sondern möglichst viel vom Warzenhof in den Mund nehmen. Während des Stillens sucht das Kind die Augen der Mutter. Da ist es ganz wichtig, dass man den Blickkontakt zu ihm sucht und behält, bis es fertig getrunken hat. Das Kind muss sich sozusagen in den Augen der Mutter spiegeln können, damit die Beziehung sich vertiefen kann. Schaut man während des Stillens zum Fernseher, spricht mit anderen Leuten oder surft mit dem Handy, so kann dies zum Ursprung einer frühen, narzisstischen Störung werden in der seelischen Entwicklung des Kindes.

Am Anfang bilden sich leicht schmerzhafte Rhagaden an den Brustwarzen. Dem kann man wirksam vorbeugen, indem man in den letzten Schwangerschaftswochen die Brustwarzen mit einer ganz weichen Zahnbürste ganz sanft massiert. Die Brust reagiert beim Stillen sehr empfindlich auf Temperaturschwankungen. Auch im Sommer muss man den Oberkörper warm zudecken und sich vor Zugluft schützen. Solange Milch ausläuft, eignen sich waschbare Stilleinlagen aus Wolle, Seide oder Baumwolle, doch müssen sie ausgewechselt werden, sobald sie feucht sind. Das Kind soll immer aus beiden Brüsten trinken, aber man soll nicht zu früh die Seite wechseln, denn erst nach etwa drei bis fünf Minuten geht die dünnere, den Durst stillende Milch in eine sättigende Nahrung über. Die Milchbildung wird besonders gut angeregt, wenn das Kind eine Brust ganz leer trinkt. Trinkt es dann an der zweiten Brust weniger, so ist das kein Grund zur Sorge. Dann bietet man beim nächsten Stillen zuerst die zweite Brust an. Damit man sich erinnert, welche an der Reihe ist, kann man den BH-Träger mit einem Band markieren.
Dass das Kind in den ersten Tagen bis zu 7 % seines Gewichtes verliert, ist normal. Innert zwei Wochen wird es das Geburtsgewicht wieder erreichen.

Neugeborene Kinder haben keinerlei Rhythmus, weder für den Schlaf, noch für das Stillen. Man kann es zuerst ansetzen, wann immer es danach verlangt, muss aber bald einmal versuchen, einen Rhythmus zu finden, mit immer länger werdenden Pausen und die Stillzeiten so wählen, dass sie einem selbst entsprechen. Behält man das Stillen „on demand“ bei, erschöpft man sich immer mehr, genauso wie das Kind. Man kann mit acht Mahlzeiten beginnen und diese allmählich auf sechs Mahlzeiten reduzieren, möglichst nur noch eine inmitten der Nacht. Hat das Kind zwischen den Stillzeiten Durst, so kann man etwas Fencheltee anbieten.

Das Problem der künstlichen Stimulation der Geburtswehen durch synthetisches Oxytocin

Durch die Gabe von künstlichem Oxytocin wird das mütterliche Oxytocin-System gestört. Es gibt Hinweise darauf, dass Frauen, die unter der Geburt hohe Dosen an synthetischem Oxytocin erhalten, am 2. Tag nach der Entbindung Schwierigkeiten mit der Produktion von körpereigenem Oxytocin haben, sodass der Milchspendereflex behindert wird. Ausserdem haben mehrere Studien gezeigt, dass bei Frauen, die unter der Geburt hohe Dosen von synthetischem Oxytocin erhielten, im gesamten ersten Lebensjahr des Kindes das Risiko für postpartale Depressionen und Angststörungen erhöht ist.

Durch die Gabe von synthetischem Oxytocin kann es zu einer Überstimulation des Uterus kommen. Normalerweise wird körpereigenes Oxytocin von der Hypophyse pulsatil, also mit hohen Spitzen und dazwischenliegenden Pausen, ausgeschüttet. Dies ermöglicht sowohl den Rezeptoren als auch der Muskulatur des Uterus eine Aktivität im Wechsel mit Pausen. Wenn diese Pausen durch eine kontinuierliche Zufuhr von synthetischem Oxytocin nicht mehr stattfinden, kann es zu einer Phase eines „Wehensturms“ kommen, mit Überlastung der Muskulatur und anschliessenden Ermüdungserscheinungen, wonach eine Wehenschwäche folgt. Während des Wehensturms wird die Blutzufuhr zum Kinde gedrosselt und zwar stärker und häufiger als normal, sodass das Kind unter Sauerstoffmangel leidet. Die überanstrengte Uterusmuskulatur wird zudem übersäuert. Dies bewirkt eine Übersäuerung des mütterlichen und genauso des kindlichen Blutkreislaufs und das Neugeborene hat bei der Geburt Schwierigkeiten mit der Adaptation, sodass der APGAR-Wert weniger gut ausfällt.

Das synthetische Oxytocin geht auch in den Blutkreislauf des Kindes über. Dies wirkt sich negativ auf die natürlichen Reflexe des Neugeborenen aus, die nach der Geburt beim ersten Hautkontakt mit der Mutter dafür sorgen sollten, dass das Kind eigenständig zur Brust findet[154]. Die neun Stadien nach Widström werden nicht wie von der Natur vorgesehen durchlaufen. Babys verbringen weniger Ruhezeiten auf der Brust der Mutter, finden die Brust nicht recht, saugen weniger effektiv und zeigen weniger klare Hungerzeichen.

Der Hautkontakt nach der Geburt setzt bei der Mutter und beim Kind in faszinierender Weise eine Reihe physiologischer Abläufe in Gang, welche für den Beginn des Stillens ganz wichtig sind. Aufbauend auf Forschungen der Neunzigerjahre, in denen bereits die Fähigkeit des Babys zum Self-Attachment erkannt wurde, beschrieb die schwedische Hebamme Ann-Marie Widström im Jahr 2010, erstmals gemeinsam mit Kolleginnen, dieses Geschehen nach der Geburt und unterteilte es in neun Stadien. In den darauffolgenden Jahren wurde dieses „Self-Attachment“ durch weitere Forschungen noch genauer beschrieben und die Bedeutung eines möglichst ungestörten Ablaufs wurde immer deutlicher. Heute ist klar geworden, dass ein direkter, ununterbrochener Hautkontakt der Mutter für mindestens eine Stunde bei jedem reifen, spontan und komplikationslos geborenen Kinde in jeder Klinik ermöglicht werden muss. Auch in besonderen Umständen und bei vulnerablen Neugeborenen nach einer Kaiserschnittentbindung ist dies oft möglich[155].

Die Muttermilch

Das Wort Muttermilch (lac maternum) ist recht neu und kam erst im Zusammenhang mit Stillkampagnen des 18. Jahrhunderts allgemein in Gebrauch, um die Mütter dazu anzuregen, ihre Kinder selbst zu stillen, statt sie einer Amme zu übergeben. Stillen hat viele Vorteile für das Kind und die Mutter. Das Kind erhält eine Immunität und eine optimale Ernährung. Das Risiko für den plötzlichen Kindstod ist bei gestillten Kindern deutlich geringer[156]. Bei der Mutter bildet sich die Gebärmutter besser zurück und das Risiko für Brust- und Eierstockkrebs sowie für Diabetes und Bluthochdruck ist durch das Stillen reduziert[157,158]. Der Milcheinschuss kann etwas schmerzhaft sein. Manchmal entsteht ein Milchstau. Durch Ausstreichen, Abpumpen oder Kühlung mit Quark, Ruhe und Entspannung, kann er sich lösen. Auch kommt es vor, dass das Kind durch zu starken Milchfluss beinahe erschrickt. Dann hilft es, bei voller Brust zuerst ein wenig abzupumpen, bevor man das Kind ansetzt. In den ersten Wochen nach der Geburt reagiert die Gebärmutter beim Stillen mit Nachwehen. Diese sind anfangs schmerzhaft, wenn auch weit weniger als Geburtswehen. Sie helfen der Gebärmutter, sich zusammenzuziehen und sich zurückzubilden.

Nährstoffe der Muttermilch

Verglichen mit der Kuhmilch enthält die Muttermilch viermal weniger Eiweiss, mehr Kohlenhydrate in Form von Milchzucker (Laktose) und besondere Oligosaccharide, Antikörper gegen Krankheiten und die Immunabwehr fördernde Enzyme, fettspaltende Enzyme (Gallensalz-aktivierte Lipasen), die dem Kind die Fettverdauung erleichtern, mehr Kupfer, deutlich weniger Phosphor, mehr von den Vitaminen A, C und E, dafür weniger B-Vitamine, Vitamin K und Vitamin D. Die Muttermilch enthält Docosahexaensäure (DHA), eine Omega-3-Fettsäure, die man sonst nur in rohem Fisch findet. Die Muttermilch ist reicher an Lipiden und Proteinen, wenn ein Junge geboren wurde, als bei einem Mädchen. Andererseits wurde festgestellt, dass Neugeborene Mädchen mehr Milch trinken als Knaben.

Die Besonderheit des Kolostrums

Dieses wird ab dem 5. Schwangerschaftsmonat gebildet, bis etwa 3–5 Tage nach der Geburt. Es enthält viel Eiweiss, Vitamine, Mineralstoffe und Spurenelemente, mehrfach ungesättigte Fettsäuren, aber wenig Lactose. Die Mineralstoffe sorgen dafür, dass sich der Flüssigkeitshaushalt des Kindes in den ersten Tagen stabilisiert. Kolostrum enthält doppelt so viele Kilokalorien wie die „reife" Muttermilch. Da der Gehalt am sekundären Pflanzenstoff Beta-Carotin 10-mal höher ist als in der „reifen" Muttermilch, ist das Kolostrum von gelber Farbe. Der hohe Gehalt an Beta-Carotin und Vitamin E schützt den Säugling vor oxidativen Schäden. Das Kolostrum ist zudem reich an Immunproteinen, Antikörpern und anderen Abwehrstoffen, die das Immunsystem des Neugeborenen kräftigen und dessen Verdauungstrakt vor Infektionen schützen; diese Stoffe „kleiden" den Gastrointestinaltrakt des Kindes von innen aus und erschweren dadurch das Eindringen von Keimen und Allergenen (Allergie auslösenden Stoffen). Dadurch wird das Kind im späteren Leben weniger anfällig für Infektionen, Nahrungsmittelunverträglichkeiten und Allergien[159].

Die „reife" Muttermilch

Ab dem 10. Lebenstag bis spätestens ab der 8. Woche, ist die Muttermilch „reif". Am Anfang des Stillens ist sie noch wässrig und trägt dem anfangs stärkeren Durst des neugeborenen Kindes Rechnung. Im späteren Verlauf der Stillperiode wird die Muttermilch Lipid- und kalorienreicher. Man nennt sie dann auch „Hintermilch". Die Muttermilch deckt den hohen Flüssigkeitsbedarf des Säuglings ab, denn beim Neugeborenen ist die Konzentrierungsfähigkeit der Nieren noch nicht ausgereift, sodass für die Ausscheidung harnpflichtiger Substanzen grössere Wassermengen notwendig sind. Die reife Muttermilch enthält mehr als 150 verschiedene Fettsäuren, ist reich an Oligo- und Polysacchariden, die zusammen mit dem hohen Gehalt an Laktose für den Aufbau der Darmflora wichtig sind, welche Infektionen durch das Eindringen von Bakterien und Pilzen in den Darm verhindert. Saccharide erzeugen ein saures Milieu im Darm, welches das Kind zusätzlich gegen eine Überwucherung durch pathogene Bakterien schützt. Die Muttermilch enthält Stoffe, welche die Ausscheidung von Umweltgiften bewirken.

Faszinierend ist, dass die Muttermilch auch nach dem Kolostrum weiterhin einen hohen Gehalt an sekundären Pflanzenstoffen hat, an Carotinoiden, mehrfach ungesättigten Omega-3- und Omega-6-Fettsäuren. Man hat festgestellt, dass gesunde Tiere, wenn sie erwachsen sind, die Nahrung instinktiv so zusammensuchen, dass der Gehalt an Nährstoffen der Milch des Muttertieres entspricht. Dies ist bei uns Menschen nicht anders und entspricht der Erkenntnis, dass man nur durch eine pflanzenbasierte Ernährung vermeiden kann, krank zu werden.

Details der Zusammensetzung der Muttermilch

Diese detaillierten Angaben teilen wir mit, da es wichtig ist zu wissen, wie komplex und genial die Muttermilch konzipiert ist: ein Meisterwerk der Schöpfung.

Die Muttermilch enthält 3–5 % Lipide, 0,8–0,9 % Eiweiss, 6,9–7,2 % Kohlenhydrate (berechnet als Laktose) und 0,2 % Mineralstoffe. In 100 g Muttermilch sind 87,5 g Wasser, 1,13 g Eiweiss, 4,03 g Lipide und 7 g Kohlenhydrate enthalten. Der Energiegehalt in Kalorien beträgt 60–75 kcal/100 ml. Das Kolostrum enthält deutlich mehr Eiweiss und weniger Kohlenhydrate. Der Lipidgehalt weist grosse tageszeitliche Schwankungen auf und nimmt im Laufe der Stillzeit zu. Die Hauptproteine der Muttermilch sind ein Casein, das bovinem Beta-Casein entspricht, Alpha-Lactalbumin, Lactoferrin, Immunglobulin Ig-A, Lysozym und Serumalbumin.

Die Muttermilch enthält auch viele Enzyme und mehrere „kleine" Proteine, deren Bedeutung noch weitgehend unbekannt ist. Die essenziellen Aminosäuren sind für den Bedarf des Säuglings optimal zusammengesetzt. Als Zucker ist vor allem Laktose enthalten, jedoch zusätzlich mindestens 30 Oligosaccharide, die alle sogenanntes „terminales Gal-(beta 1,4)-Glc" und 3–14 Saccharideinheiten pro Molekül enthalten. Deren Gehalt kann in der reifen Muttermilch bis zu 1 g/100 ml und im Kolostrum 2,5 g/100 ml betragen. Einige dieser Oligosaccharide kontrollieren den Aufbau der Darmflora, indem sie das Wachstum bestimmter Arten von Laktobazillen fördern.

Die Muttermilch hat einen hohen Gehalt an Palmitinsäure und an Ölsäure (Omega-3-Fettsäure). Der Gehalt an diesen antioxidativ und immunregulierenden Lipiden ist umso höher, je mehr die Nahrung der Mutter an Omega-3-Fettsäuren aus hochwertigen, kalt gepressten Pflanzenölen oder Avocados enthält. Zudem enthält die Muttermilch etwa 75 mg/100 ml Phospholipide, wie Phosphatidylethanolamin, Phosphatidylcholin, Phosphatidylserin, Phosphatidylinositol und Sphingomyelin. Phospholipide fördern den Stoffwechsel der Zellen und sorgen dafür, dass benötigte Stoffe in die Zelle hineingelangen und verbrauchte Stoffe abtransportiert werden. Phospholipide spielen zudem eine Rolle im Immunsystem, da sie toxische Stoffe von den Zellen fernhalten.

Die wichtigsten mineralischen Bestandteile der Muttermilch sind Natrium, Kalium, Kalzium, Magnesium, Phosphor und Chlor, als Salze gebunden. Die Kalziumkonzentration variiert zwischen 25 und 35 mg/100 ml. Phosphor ist konstant vorhanden, mit 13–16 mg/100 ml, aber im Verhältnis zu Casein und Kalzium in geringerer Menge als in der Milch der meisten Tierarten. Der Gehalt an Eisen-, Kupfer- und Zink variiert in der Muttermilch erheblich, je nach dem Spiegel der Mutter. Zudem wurde über eine lange Liste weiterer Spurenelemente berichtet.

Etwa 25 % des Gesamtstickstoffs der Muttermilch ist in Verbindungen enthalten, die keine Proteine sind, wie Harnstoff, Harnsäure, Kreatin, Kreatinin und in einer grossen Anzahl von Aminosäuren, in idealer Zusammensetzung für das Kind, ganz besonders Glutaminsäure und Taurin.

Enzyme und Hormone der Muttermilch
Die Muttermilch enthält Enzyme, die dem Neugeborenen helfen, Makro- und Mikronährstoffe (Vitalstoffe) zu verdauen und zu assimilieren. Sie enthält Hormone und andere Wachstumsstoffe, welche das Wachstum des Säuglings regulieren[160].

Der Anteil an Vitalstoffen (Mikronährstoffen)
Ausser dem Vitamin K, sind alle Vitamine in der Muttermilch in für das Kind richtiger Konzentrationen enthalten.

Anteil an Vitaminen und Mineralstoffen in der Muttermilch pro 100 Gramm

Vitamin A	68,97 µg
Vitamin A (Retinol)	69,69 µg
Vitamin A (Beta-Carotin)	3,0 µg
Vitamin D (Calciferol)	0,067 µg
Vitamin E (Tocopherol)	353 µg
Vitamin K	0,483 µg
Vitamin B1 (Thiamin)	15 µg
Vitamin B2 (Riboflavin)	38 µg
Vitamin B3 (Nicotinamid)	170 µg
Vitamin B5 (Pantothensäure)	210 µg
Vitamin B6 (Pyridoxin)	13,57 µg
Vitamin B9 (Folsäure)	8,5 µg
Vitamin B12 (Cobalamin)	0,05 µg
Vitamin C (Ascorbinsäure)	4,4 µg
Vitamin H (Biotin)	0,58 µg
Natrium	12,66 mg
Kalium	47,36 mg
Magnesium	3,14 mg
Kalzium	31,79 mg
Mangan	0,712 µg
Eisen	57,61 µg
Kobalt	0,114 µg
Kupfer	72,23 µg
Zink	148 µg
Nickel	2,9 µg
Chrom	4,10 µg
Molybdän	1 µg
Vanadium	0,5 µg
Phosphor	15 mg
Chlor	40 mg
Fluor	17 µg
Jod	6,30 µg
Selen	3,33 µg
Brom	100 µg

Der Gehalt der Muttermilch an all diesen wichtigen Inhaltsstoffen wird durch die Ernährung der Mutter während der Stillzeit beeinflusst. Eine vegetabile Vollwertkost mit hohem Anteil an lebendigen Vegetabilien, wie sie in diesem Buch erklärt wird, schafft ideale Voraussetzungen hierzu. Eine Ernährung, die sich lohnt.

Die Haltbarkeit der Muttermilch

Abgepumpte Muttermilch sollte bei Raumtemperatur innerhalb von 6 Stunden verbraucht werden. Gekühlt ist sie, wie bovine unpasteurisierte Frischmilch, bei 4 °C während maximal 5 Tagen im Kühlschrank haltbar. Danach nimmt der Gehalt an Infektionskeimen stark zu. Sie kann bei –20 °C eingefroren werden. Dadurch verliert sie aber einen Grossteil des Gehaltes an Antioxidantien[161]. Tiefgefroren ist die Muttermilch 6 Monate haltbar. Am besten lässt sich eingefrorene Muttermilch über Nacht im Kühlschrank auftauen. Dann muss sie noch am gleichen Tag verbraucht werden. In der Regel hat die frische Muttermilch nur einen sehr schwachen Geruch. Nach zweimonatiger Lagerung im Gefrierfach stellt man aber einen „metallisch-fischigen" Geruch fest mit etwas „schweissig, ranziger" Note. Auch der Geruch nach „fettig, nach Butter und nach Heu" intensiviert sich etwas. Diese Veränderungen entstehen durch Lipolyse- und Oxidationsprozesse, besonders durch die Oxidation der Linolsäure und anderer ungesättigter Fettsäuren. Durch die Oxidation verlieren sie ihre antioxidative Wirkung. Man könnte dies verhindern, indem man die Muttermilch sauerstofffrei oder bei noch viel niedrigeren Minustemperaturen lagern würde[162]. Doch ist dies im Privathaushalt kaum realisierbar. Würde man die Muttermilch pasteurisieren indem man sie sofort nach dem Abpumpen kurz auf über 82 °C erhitzt und dann sofort einfriert, würde man die Lipase deaktivieren, aus den mehrfach ungesättigten Fettsäuren entstünden gefährliche Radikale und ein Grossteil der Immunstoffe ginge verloren. Darum können wir dies gar nicht empfehlen. Trotzdem besteht die offizielle Meinung, dass die so behandelte Muttermilch noch besser sei, als jede handelsübliche, künstliche Säuglingsmilch[163].

Die Förderung der Bildung der Muttermilch

Bei Erschöpfung und Unruhe kann die Menge der Milch zurückgehen. Dann muss man sich beim Stillen eine entspannte Umgebung schaffen. Nach dem Stillen kann man die Brust, ausser der Brustwarze und den Warzenhof, mit Malvenöl einreiben. Malvenöl ist bei WALA erhältlich. Trinkt man dreimal pro Tag 3 dl ganz frisch zentrifugierten Frischsaft aus Karotten und Äpfeln, so fördert dies die Milchbildung sehr stark. Zudem verbessert dies die Qualität der Muttermilch.

Der Milchbildungstee nach Stadelmann
Kümmelsamen, Anissamen, Fenchelsamen, Hopfen, Melissenblätter, Holunderblüten, alle zu gleichen Teilen gemischt. 2 Teelöffel der Mischung mit einem Mörser kurz anstossen (damit die ätherischen Öle in den Tee übergehen, mit ¼ Liter kochendem Wasser aufbrühen, 10 Minuten abgedeckt ziehen lassen, abseihen und bei Bedarf mit Honig süssen.
Man trinkt 3-mal eine grosse Tasse über den Tag verteilt. Darf nicht überdosiert werden. Der Einsatz solcher Stilltees beruht auf der Erfahrung unzähliger Mütter und Kinderschwestern, die eine gute Wirkung beobachtet haben, auch wenn dies noch kaum wissenschaftlich untersucht worden ist.

Ein weiterer Stilltee
Rp: Fol. Melissae, Fol. Malvae, Flos Calendulae aa Fruct. Anisi, Frct. Foeniculi, Fol.

Melissae, Frct. Anethi aa. Zu gleichen Teilen gemischt.
Übergiessen, etwas ziehen lassen und 3-mal täglich eine Tasse trinken.

Die Ernährung der Mutter während der Schwangerschaft und Stillzeit

Die Ernährung der Mutter während der Schwangerschaft und der Stillzeit hat einen sehr grossen Einfluss auf die Entwicklung und die Gesundheit des Kindes und der Mutter selbst.
Ganz wichtig ist zu wissen, dass jede auch noch so kleinste Menge Alkohol für das Kind grösste Gefahr bedeutet für Fehlbildungen und eine geistige Behinderung durch das fetale Alkoholsyndrom. Auch während der Stillzeit muss man auf Alkohol und alle koffeinhaltigen Getränke ganz verzichten, da der Alkohol deren Inhaltsstoffe in das Kind ungehindert eindringen und seine geistige Entwicklung gefährden. Diese Wirkungen und die geeignete Diät haben wir in unserem Bircher-Benner Handbuch Nr. 15: „Für die Ernährung während der Schwangerschaft und Stillzeit“ sorgsam beschrieben, basierend auf der neuesten wissenschaftlichen Evidenz, mit vielen bewährten und feinen Diätrezepten, bereit zur praktischen Anwendung. Jeder werdenden Mutter empfehlen wir dringend, dieses Buch zu studieren und sich an diese Empfehlungen zu halten.

Die Ergänzung zur Muttermilch oder deren Ersatz, wenn das Stillen aus irgendeinem Grund nicht möglich ist

Das Genie der Zusammensetzung und der Reichtum der Muttermilch an Nähr- und Inhaltsstoffen, der fortwährend auf das Alter des Kindes abgestimmt wird, kann künstlich nicht nachgebildet werden. Die industrielle Säuglings-Pulvermilch wird aus Kuhmilch hergestellt und beschränkt sich auf den kontrollierten Inhalt einiger wichtiger Nährstoffe. Untersuchungen von Ablagerungen in den Nierenkörperchen von Kindern mit nephrotischem Syndrom haben gezeigt, dass der kindliche Darm Kuhmilchproteine nicht vollständig zu Aminosäuren aufspaltet, sodass sie in den Kreislauf des Kindes gelangen und sich in den Nierenkörperchen an den Basalmembranen der Kapillarschlingen ablagern können. Man kann deshalb leicht verstehen, dass Kinder, die mit künstlicher Nahrung aufwachsen, vermehrt an Allergien, Ekzemen und Asthma leiden. An vielen Orten gibt es „Muttermilchbanken", wo man pasteurisierte, gespendete Muttermilch erhalten kann. Dies ist für frühgeborene Kinder besonders wichtig und für alle Kinder der beste Ersatz.

Die allgemein übliche industrielle Säuglingsmilch

Als Beispiel geben wir hier die Inhaltsstoffe der Säuglingsmilch „BEBA PRE" von Nestlé an: Magermilchpulver, Laktose aus Milch, 13,1 % Pflanzenöle (Sonnenblumenöl und Rapsöl), Molke, 2-Fucosyllactose (mit LAKTOSE), Kalziumcitrat, Magnesiumchlorid, Fischöl, Kaliumcitrat, Cholinbitartrat, Kaliumchlorid, Natriumchlorid, Natriumorthophosphate, Natriumcitrate, Sojalecithine als Emulgator, Arachidonsäure reiches Öl aus dem Pilz Mortierella alpina, L-Phenylalanin, Vitamin C, Vitamin E, Vitamin A, Vitamin B6, Folsäure, Vitamin K, Vitamin D, Biotin, Vitamin B12, Niacin, Pantothensäure, Thiamin, Riboflavin, Milchsäurebakterien (L. reuteri), Taurin, Inositol, L-Histidin, die Nukleotide Cytidin-5-monophosphat, Uridin-5-monophosphat, Adenosin-5-monophosphat, Guanosin-5-monophosphat, Eisensulfat, Zinksulfat, L-Carnitin, Kupfersulfat, Mangansulfat, Kaliumjodid und Natriumselenat.

Hypoallergene industrielle Säuglingsmilch

Für Kinder, die zu Allergien neigen, wird als hypoallergene Spezialnahrung, sogenannte hydrolysierte Säuglingsmilch angeboten, zum Beispiel „Alfaré® mit HMO", die frei ist von Laktose. Sie wird Säuglingen und Kleinkindern empfohlen, bei welchen die übliche Säuglingsnahrung Verdauungsstörungen oder Durchfall bewirkt.

Vegane Milcharten für Erwachsene und Kinder nach dem Säuglingsalter

Immer mehr Menschen möchten vegan leben und sich mit Pflanzenmilch statt Kuhmilch ernähren. Für Eltern und grössere Kinder können folgende Angaben zur Auswahl dienen:

- Die Reismilch ist laktosefrei, glutenfrei und arm an Mineralstoffen. Sie schmeckt angenehm süsslich und hat den höchsten Gehalt an Kohlehydraten und den geringsten Anteil Fettstoffen, die jedoch in Form von Öl mit mehrfach ungesättigten Fettsäuren. Kommerzielle Reismilch wird oft mit Vitaminen oder Mineralstoffen angereichert, so besonders mit Kalzium.

- Die Hafermilch ist reich an Eiweiss und Ballaststoffen. Sie enthält zehn essenzielle Aminosäuren. Hafermilch enthält aber etwas Gluten.
- Die Mandelmilch ist reich an Ballaststoffen und mehrfach ungesättigten Fettsäuren, Antioxidantien und Vitamin E.
- Die Haselnussmilch ist reich an Kalzium und hat ein nussiges Aroma. Daher eignet sie sich gut zum Verfeinern von Süssspeisen.
- Die Cashewmilch ist reich an Eiweiss, Kalzium und anderen Mineralstoffen und Vitaminen.
- Die Macadamiamilch ist reich an ungesättigten Fettsäuren, besonders an Omega-3-Fettsäure. Sie schmeckt sehr wohltuend und wird gerne mit etwas Zimt oder Vanille angereichert.
- Die Kokosmilch ist reich an Mineralstoffen, mehrfach ungesättigten Ölen, Magnesium und Kalium. Sie hat einen fruchtig-nussigen Geschmack und verleiht den Speisen ein exotisches Aroma.
- Die Sojamilch ist reich an Eiweiss und Mineralstoffen. Sie lässt sich zu Joghurt, Quark, Sahne und Käse verarbeiten. Sie enthält nur halb so viele Lipide, ebenso viel Eiweiss, wie die Kuhmilch und alle acht essenziellen. Sie enthält nur wenig Kalzium, jedoch etwas mehr Kalium, Magnesium und Eisen schlägt wie die Kuhmilch, sodass der industriellen Sojamilch oft Kalzium zugefügt wird. Industrielle Sojagetränke werden meistens mit Rohrzucker, Apfeldicksaft oder Weizensirup gesüsst oder mit Vanille, Kakao oder Banane angereichert.

Die Macadamiamilch hat den höchsten Kalziumgehalt, gefolgt von Sojamilch, Mandelmilch, Reismilch und Kuhmilch, während Cashew-, Haselnuss- und Kokosmilch am wenigsten Kalzium enthalten. Die Mandelmilch enthält am meisten Oxalsäure, gefolgt von Cashew-, Haselnuss- und Sojamilch, während Kokos- und Leinsamenmilch gar keine Oxalsäure enthalten. Kokosmilch enthält wenig Natrium, Kalzium und Kalium, während Flachsmilch viel Natrium enthält. Der Gehalt der Hafermilch an Kalzium, Kalium und Natrium, bei niedrigem Oxalat ist ähnlich, wie in der Kuhmilch und ähnlich wie in der Reis-, Macadamia- und Sojamilch.

Die Pflanzliche Säuglingsnahrung

Für den Säugling stellen sich sehr hohe Anforderungen. Auf keinen Fall kann irgendeine andere Säuglingsmilch die geniale Qualität und Zusammensetzung der Muttermilch ersetzen, ob sie nun aus tierischer oder pflanzlicher Milch besteht. Eigentlich ist die Muttermilch keine Tiermilch. Wie wir schon gesehen haben, enthält sie viele sekundäre Pflanzenstoffe, Carotinoide, Flavonoide, mehrfach ungesättigte Fettsäuren und Antioxidantien, die man sonst nur in pflanzlicher Nahrung findet. Zudem enthält sie Immunglobuline zum Schutz des Kindes vor Infektionen, da das kindliche Abwehrsystem sich erst aufbauen muss. Es wurde nachgewiesen, dass alle wild lebenden Säugetiere nach der Zeit des Säugens sich ihre Nahrung bezüglich des Nährstoffgehalts, instinktiv so zusammensuchen, wie dieser in der Milch des Muttertiers vorhanden war. Die sozusagen „pflanzliche" Zusammensetzung der Muttermilch weist deshalb darauf hin, dass eine pflanzenbasierte Nahrung für den Menschen richtig ist, was die moderne Ernährungswissenschaft in den letzten Jahrzehnten wissenschaftlich bestätigt hat.

Die Mandelmilch

In einer randomisiert kontrollierten Studie wurden 52 Säuglinge im Alter von fünf bis neun Monaten untersucht, die an den Folgen einer nachgewiesener *Kuhmilchallergie* litten. Als Experiment erhielten 13 Kinder eine Säuglingsmilch auf Sojabasis, 13 Kinder eine derzeit moderne hypoallergene Säuglingsmilch mit hydrolysiertem Kuhmilcheiweiss und 26 Kinder erhielten Mandelmilch. Der Wechsel auf diese Arten Säuglingsmilch bewirkte bei allen Kindern innert fünf bis zwölf Tagen eine deutliche Verbesserung ihrer Symptome und ihr Wachstum, das Gewicht und der Kopfumfang entwickelten sich bei allen gleich gut weiter. Allerdings wurden die Kinder, die mit hydrolysierter Säuglingsmilch ernährt wurden zu 15 % auch auf diese Milch allergisch und 23 % der mit Sojamilch ernährten Kinder allergisch auf Sojaproteine. Hingegen entstand bei keinem einzigen der Kinder, die mit Mandelmilch ernährt wurden, eine sekundäre Allergie und alle Kinder gediehen gut. Darum empfehlen die Autoren für alle älteren Säuglinge mit Kuhmilchallergie auf Mandelmilch zu wechseln[164].

Andere Autoren fanden in den medizinisch-wissenschaftlichen Banken nicht mehr als ca. 30 Fälle von Ernährungskrankheiten bei Kindern, die fast ausschliesslich mit Pflanzenmilch aufgezogen wurden: bei Sojamilch Fälle von Rachitis, bei Reismilch Fälle von Kwashiorkor und bei Mandelmilch Fälle einer metabolischen Alkalose[165].

Noch andere Autoren unternahmen einen Tierversuch mit neugeborenen Schweinchen, um die Wirkungen und die Sicherheit einer pflanzlichen *Mandel-Buchweizenmilch* für neugeborene Tiere zu prüfen, was später an Säuglingen untersucht werden soll. Die Tiere wurden in drei Gruppen eingeteilt und vom zweiten Tag an nach der Geburt bis zum Alter von drei Wochen auf zwei verschiedene Arten gefüttert: eine Gruppe mit einer Formel aus Kuhmilch, die andere Gruppe mit Mandel-Buchweizenmilch. Beide Gruppen gediehen als neugeborene Tiere und während der ersten drei Lebenswochen gleich gut und das Wachstum der Tiere und der Organe war normal und bei beiden Gruppen gleich gut. Sie nahmen gleich viele Kalorien auf und die Blutwerte entsprachen sich, ausser dass die mit Kuhmilch gefütterten Tiere nach zwei Wochen höhere Blutzuckerspiegel hatten und die mit Pflanzenmilch gefütterten Tiere einen höheren Kalziumspiegel. Die Forscher vermuten, dass die Mandel-Buchweizenmilch auch für neugeborene Kinder geeignet sei und regen an, dass dies nun wissenschaftlich untersucht werde[166].

Die Mandelmilch enthält ganz wichtige Nährstoffe, Vitamine, Mineralstoffe und Spurenelemente:
100 g Mandeln enthalten
589 kcal = 2467 kJ (Kilojoule). Sie sind reich an *Vitaminen:* 100 g Mandeln enthalten 20 µg Vitamin A (Retinoläquivalent), 220 µg Vitamin B1 (Thiamin), 169 µg Vitamin B2 (Riboflavin), 4180 µg Vitamin B3 (Niacin), 580 µg (Vitamin B5 (Pantothensäure), 580 µg Vitamin B6 (Pyridoxin), 45 µg Vitamin B9 (Folsäure), 25 893 µg Vitamin E (Alphatocopherol), jedoch kein Vitamin B7 (Biotin), Vitamin B12, Vitamin C, Vitamin D und Vitamin K. Diese müssen durch die Beigabe von Fruchtsäften und Vitamin-B12-Tropfen ergänzt werden.

100 g Mandeln enthalten folgende *Mineralstoffe:* 85 mg Kalzium, 676 mg Kalium, 218 mg Magnesium, 2 mg Natrium und 347 mg Phosphor. An Spurenelementen

enthalten sie 3,5 µg Selen, 2,2 mg Zink, 6 µg Chrom und 1 µg Jod und 1,9 µg Mangan. Dies sind alles Mineralstoffe, die für das Gedeihen und eine gesunde Entwicklung des Säuglings ganz wichtig sind.

Mandeln haben ein für das Kind äussert wertvolles *Fettsäureprofil:*
Gesättigte Fettsäuren enthalten sie zu nur 0,1 %. Sie enthalten 4–9 % Palmitinsäure, und höchstens 0,8 % Palmitoleinsure, 0,2 % Margarinsäure sowie 3,0 % Stearinsäure mit einer Kettenlänge kleiner als C16, höchstens 0,1 % Palmitinsäure, 4,0–9,0 % Palmitoleinsäure, höchstens 0,8 % Margarinsäure, höchstens 0,2 % Stearinsäure und höchstens 3,0 % Ölsäure. Die wertvolle mehrfach ungesättigte Ölsäure enthalten sie zu 62,0–86,0 %, 20,0–30,0 % Linolsäure, maximal 0,4 % α-Linolensäure, höchstens 0,2 % Arachidonsäure, maximal 0,3 % Eicosansäure, 0,2 % Behensäure und höchstens 0,1 % Erucasäure[167].

Man vermutet, dass Mandelbäume aus dem Südwesten Asiens stammen und sich von dort aus in den Kaukasus und die Türkei ausbreiteten. Wild wachsende befinden sich meistens in Höhenlagen zwischen 700–1700 Metern. Mandelbäume werden seit etwa 4000 Jahren kultiviert. Sie bevorzugen sonnige Hänge mit steinigem Boden. Daher werden sie heute vor allem in Kalifornien und im Mittelmeerraum von Spanien, Frankreich und Italien angebaut. In diesen Gegenden wurde bereits im Mittelalter Mandelmilch zubereitet, ursprünglich als Fastenspeise. Die Mandelmilch ist in der spanischen Küche bis heute sehr beliebt. Auf der Baleareninsel Mallorca wird daraus Sorbet hergestellt, und mit Mandelkuchen serviert. Auch in Sizilien trinkt man gerne Mandelmilch. In diesen Mittelmeerländern verwendete man die Mandelmilch seit Jahrhunderten nach dem Abstillen des Kindes als Säuglingsnahrung. Noch findet man die verschiedensten Meinungen dazu und wissenschaftliche Studien sind erst spärlich vorhanden.

Die Frucht-Mandelmilchdiät

Dr. med. Maximilian Edwin Bircher, der älteste Sohn Dr. Bircher-Benners hat weitreichende Versuche mit pflanzlicher Säuglingsnahrung unternommen, für Situationen, in denen das Stillen aus irgendeinem Grund nicht möglich ist oder ergänzt werden muss[168]. Durch regelmässige Rückmeldungen der Mütter und Kinderschwestern hat er die Wirkung und das Gedeihen der Kinder kontrolliert. Sein Büchlein „Säuglingsernährung mit Fruchtmilch“ wurde in sieben Auflagen und 26 000 Exemplaren verbreitet und erfreute sich bei Müttern, Säuglingsschwestern und Hebammen grosser Beliebtheit. Dabei hat es sich gezeigt, dass diese Säuglingsmilch auch von Neugeborenen und ganz jungen Säuglingen gut vertragen wird und dass alle Kinder gut gediehen sind und sich normal entwickelt haben. Bei dieser Frucht-Mandelmilch für Säuglinge ging es darum, die Lebendigkeit der Muttermilch so weit als nur möglich nachzuahmen, durch die Beigabe ganz frisch gepresster Obst- und Gemüsesäfte zur Mandelmilch, um die Nähr- und Mineralstoffe denjenigen der Muttermilch möglichst genau anzugleichen.

Die dazu verwendeten Nahrungsmittel müssen roh sein, weder durch Erhitzen, noch durch irgend einen Sterilisierungs- oder Raffinierungsprozess denaturiert worden sein, um die volle Wirkung der Vegetabilien zu erhalten. Die Frucht-Mandelmilch ist so zusammengesetzt, dass sie im Wesentlichen die gleichen Mengenverhältnisse der Nährstoffe aufweist wie die Muttermilch, also gleichviel Eiweiss, Fett, Kohlenhydrate und möglichst ähnliche Mengen an Mineralstoffen. Ihr Gehalt an Vitaminen muss ausrei-

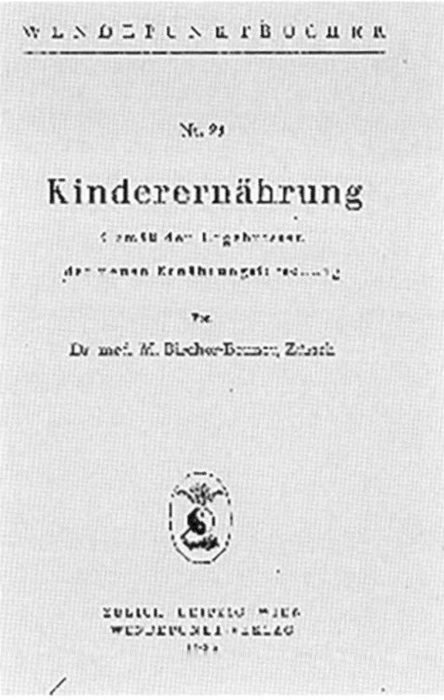

chend sein und die Basen müssen leicht überwiegen. Gegenüber einer Tiermilch, die von Natur aus immer nur für die betreffende Gattung bestimmt ist, hat die Frucht-Mandelmilch den Vorteil, dass sie nicht verdirbt. Auch ist die Gefahr der Verunreinigung und Übertragung von Krankheitserregern und allergischen Reaktionen, im Gegensatz zu einer rohen Tiermilch, wesentlich geringer. Das Eiweiss der Frucht-Mandelmilch (Mandeleiweiss) gerinnt im Magensaft in kleineren Flocken als Kuhmilchproteine und ist dadurch leichter verdaulich.

Die Frucht-Mandelmilch setzt man zusammen aus $^{1}/_{10}$ frischem Frucht- oder Gemüsesaft und einer Mandelemulsion. Je nach dem Zuckergehalt der Früchte muss die Fruchtmilch mit Milchzucker oder Rohzucker mehr oder weniger gesüsst werden. Von ganz jungen Säuglingen wird Milchzucker oft besser vertragen. Die Mandelemulsion bleibt immer gleich, während der Zusatz des Obstes an die Früchte der Jahreszeit angepasst werden kann.

Die folgenden Früchte haben sich als besonders geeignet erwiesen:
Äpfel, Orangen, Trauben und evtl. Tomaten. Die Variation ergibt sich schon aus der Jahreszeit und hat den Vorteil, dass die Abwechslung das Angebot an Mineralstoffen und Vitaminen bereichert.

Die folgende Tabelle vergleicht die Zusammensetzung der Grundnährstoffe Eiweiss, Fett und Kohlenhydrate der Muttermilch mit derjenigen der Frucht-Mandelmilch:

Pro 100 g	**Eiweiss**	**Fettstoffe**	**Kohlenhydrate**
Muttermilch	1,0–1,5 g	3,6 g	6,3 g
Fruchtmilch mit Äpfeln und Mandelpüree	1,5 g	3,9 g	4,6 g
Fruchtmilch mit Orangen und Mandelpüree	1,7 g	3,9 g	6,0 g
Fruchtmilch mit Trauben und Mandelpüree	1,6 g	3,9 g	7,3 g

Diese Tabelle zeigt, dass die verschiedenen Arten der Frucht-Mandelmilch bezüglich der wichtigsten Nährstoffe der Muttermilch äusserst nahekommen.

Der Kaloriengehalt variiert bei der Muttermilch zwischen 55 und 65 Kalorien pro 100 g.

Bei der Untersuchung der Frucht-Mandelmilch ergaben sich Werte zwischen 60 und 72 Kalorien pro 100 g. Das notwendige, übliche Süssen beträgt in der Regel 3 g Milchzucker für ganz junge Säuglinge und ab dem 2. Monat Rohzucker pro 70 ml Frucht-Mandelmilch. Bei der Frucht-Mandelmilch mit Äpfeln muss man 4 g Zucker pro 70 ml zugeben, da die Äpfel weniger Kohlenhydrate enthalten. Bei Bedarf können die Kalorien erhöht werden, wenn der Gewichtsverlauf des Kindes dies erfordert, indem man etwas mehr Rohzucker dazugibt.

Die folgende Tabelle vergleicht die wichtigsten Mineralstoffe der Muttermilch mit denjenigen der Frucht-Mandelmilch (Angaben in g):

100 g Fruchtmilch	**K_2O**	**Na_2O**	**CaO**	**MgO**	**Fe_2O_3**	**P_2O_5**	**SO_3**	**Cl**	**Basensumme**	**Säurensumme**
Aus Mandelpüree und Orangen	0,1176	0,0058	0,0464	0,0163	0,0028	0,0519	0,0294	0,0004	5,26	3,05
Trauben	0,1654	0,0111	0,0322	0,0159	0,0022	0,0746	0,0335	0,0069	5,9	4,18
Äpfel „belle Fleur“	0,0855	0,0097	0,0260	0,0118	0,0005	0,0448	0,0371	0,0048	3,67	2,95
Tomaten	0,1327	0,0388	0,0352	0,0281	0,0049	0,0598	0,0349	0,0176	6,91	3,89
Bananen	0,1151	0,0148	0,0260	0,0180	0,0038	0,0542	0,0349	0,0202	4,90	3,73
100 g Frauenmilch	0,1013	0,0275	0,1024	0,0065	0,0009	0,0731	0,0057	0,0552*	7,04	4,79

*Wahrscheinlicher Wert bei kochsalzreicher Ernährung der Mutter

Diese Tabelle zeigt, dass mit der Frucht-Mandelmilch die Werte, wie sie bei der Muttermilch vorkommen, im grossen Ganzen erreicht werden, ausser dass der Kalziumoxid-Wert niedriger ist. Darum muss man den Kalziumgehalt durch eine Zugabe von 10 g Kalziumbikarbonat ($CaCO_2$) zu 100 g Frucht-Mandelmilch zugeben, um ihn demjenigen der Muttermilch angleichen. $CaCO_2$ bindet die Fruchtsäuren teilweise, sodass der Säuregehalt demjenigen der Muttermilch angeglichen wird. Dadurch fällt auch der Reiz der Fruchtsäuren für die Schleimhäute des Kindes weg.

10 g Kalziumbikarbonat enthalten 4,4 g Kalzium.

Die folgende Tabelle vergleicht den Gehalt der Vitamine A, B, C und D der verschiedenen Arten von Frucht-Mandelmilch mit demjenigen der Frauenmilch:

	Vitamin A	**B-Vitamine**	**Vitamin B12**	**Vitamin C**	**Wasserlösliches Vitamin D**
Mandelmilch allein	**	**	-	*	0,75µg/100 ml
Frucht-Mandelmilch mit Äpfeln	**	**	-	**	?
Frucht-Mandelmilch mit Orangen	***	*	-	****	***
Frucht-Mandelmilch mit Tomate	****	****	-	****	****
Frucht-Mandelmilch mit Trauben	**	**	-	***	**
Muttermilch	***	****	0,1 µg/100 g	***	3 IE= 0,075 µg

*nur eine Spur vorhanden **, nur wenig vorhanden ***, genügend vorhanden ****, reichlich vorhanden

Das Vitamin B12 kommt nur in tierischer Nahrung vor. Darum muss es unbedingt ergänzt werden. Ein Säugling benötigt 0,5 bis 1,4 µg Vitamin B12 pro Tag. Nori- und Chlorellaalgen enthalten zwar auch etwas Vitamin B12, doch ist bis heute nicht bekannt, ob es aus den Algen auch genug gut aufgenommen wird. 5 g rohes Eigelb enthalten 0,1 µg Vitamin B12. Diese Menge könnte man zu 100 g Frucht-Mandelmilch hinzufügen, doch kann es selten vorkommen, dass Eier mit Salmonellen infiziert sind, sodass wir dies nicht empfehlen können. 25 ml Vorzugsmilch enthalten ebenfalls gleich viel Vitamin B12, wie 100 g Muttermilch. Um eine Sensibilisierung gehen Kuhmilchproteine zu vermeiden, empfehlen wir aber, der Frucht-Mandelmilch das Vitamin B12 als Tropfen mit standardisiertem Vitamin B12-Gehalt beizufügen. Diese gibt es im Handel Als B12-Tropfen für Kinder mit 1 µg Vitamin B12 pro Tropfen Lösung. Gibt man zu 100 g Fruchtmilch immer einen Tropfen dieser Lösung bei, so erhält das Kind dieselbe Menge Vitamin B12 wie mit der Muttermilch.

Die Frucht-Mandelmilch enthält natürliche Geschmacksstoffe, sodass sie von den meisten Kindern sehr gerne getrunken wird. Sie enthält mehr Eisen als die Muttermilch, was besonders ab dem 6. Monat für das Gedeihen und die Blutbildung des Säuglings wichtig ist, da viele Säuglinge an einer Eisenmangelanämie leiden. Darum ist auch bei gestillten Kindern ab dem 3. Monat eine geeignete Beikost wichtig. Die Frucht-Mandelmilch ist leicht Basenüberschüssig und dies ist für die Wirksamkeit der Vitamine von Bedeutung. Erhält ein Kind säureüberschüssige Nahrung, so ist es anfällig für Infektionen. Die Mandelmilch ist säureüberschüssig. Doch handelt sich beim Säuregehalt der Mandeln fast ausschliesslich um Schwefel. Dieser wird im Stoffwechsel nicht zu Säuren umgewandelt, sodass er nur im Labor als Säure erscheint[169]. Daher ist auch die Mandel in ihrer Wirkung leicht basisch.

Der hohe Gehalt an Mandeln fördert eine gesunde Besiedlung des kindlichen Darms, mit Bakterien, welche kurzkettiger Fettsäuren produzieren. Bei Erwachsenen Menschen wirkt eine auf Mandeln basierende Diät gegen Diabetes. Daraus lässt sich vermuten, dass die Mandelmilch sich auch beim Säugling regulierend auf den Zuckerstoffwechsel auswirkt[170].

Der Zuckergehalt der Muttermilch

Die Muttermilch enthält 7 g Kohlenhydrate in Form von mehr als 200 verschiedenen Zuckerarten. Die Aufgabe der Muttermilch geht weit über die Ernährung des Säuglings hinaus. Stillen reduziert die Säuglingssterblichkeit und schützt vor Infektionskrankheiten. Auch früh geborene Kinder gedeihen und überleben mit Muttermilch am besten. Die Zucker der Muttermilch fördern eine gesunde Besiedelung des Darms des Neugeborenen. Diese kann das Kind aber anfangs noch nicht metabolisieren, da die Fähigkeit des kindlichen Darms, die dazu notwendigen Enzyme zu produzieren, sich erst entwickeln muss. Anfangs dienen die Zucker der Muttermilch den Bakterien, welche nun den vor der Geburt sterilen Darm besiedeln. Sie stammen aus der Vagina. Durch Kaiserschnitt entbundene Kinder können eine nur minderwertige Darmflora entwickeln, da ihre Bakterien von der Haut der Mutter stammen. Im Verlauf der Stillzeit verändert sich die Zusammensetzung der Zuckermoleküle der Muttermilch und damit verändert sich auch die Bakterienflora im Darm des Kindes fortwährend.

Der Zuckergehalt der Frucht-Mandelmilch

Muttermilch kann man durch nichts Gleichwertiges ersetzen. Wenn man aber aus irgendeinem Grund nicht stillen kann und auch keine Frauenmilch aus einer Milchbank zur Verfügung steht, so stellt sich die Frage, wie man bei der Frucht-Mandelmilchdiät die 7 g Zuckerzusatz pro 100 ml so wählen kann, dass sich im kindlichen Darm eine gesunde Darmflora heranbilden kann.

100 g Muttermilch enthalten 7 g Kohlenhydrate als Zucker. 100 g Mandeln enthalten 4,5 g Zucker. Da man 100 g Mandelmilch mit 10 g Mandelpüree herstellt, ergibt dies 0,45 g Zucker pro 100 g. Die Früchte dieser Säuglingsnahrung enthalten bereits eine Vielzahl verschiedener Zuckerarten. In 100 g Apfel hat es 14 g Kohlenhydrate, 2,4 g als Ballaststoff (Cellulose) und 10 g als Zucker. Trauben enthalten Glucose und Fructose zu gleichen Teilen und etwas Saccharose. In 100 g Trauben hat es 17 g Kohlenhydrate, 1 g Ballaststoffe und 16 g Zucker als Saccharose. Diese besteht aus je einem Molekül Glucose und Fructose, die über eine α, β-1,2-glykosidische Bindung miteinander verbunden sind. Rohrzucker besteht überwiegend aus Saccharose. In 100 g Orange hat es 12,4 g Kohlenhydrate, 2,4 g als Ballaststoff (Cellulose) und 9 g als Zucker. 2,5 Gramm als Glukose, 2,8 g als Fructose, 3,70 g als Saccharose. 100 g Tomaten enthalten 3,5 g Kohlenhydrate, 0,9 g als Ballaststoffe (Cellulose) und 2,6 g als Zucker und davon 1,1 g Glucose, 1,3 g Fruktose, 0,1 g Saccharose und weitere 0,1 g andere Zuckerarten. Daraus ist erkenntlich, dass die Frucht-Mandelmilch bereits verschiedene Zuckerarten enthält, die sich wertvoll ergänzen und von denen die meisten für ihre Verwertung im Stoffwechsel des Kindes kein Insulin benötigen. Die Verschiedenheit dieser Zucker aus dem Zusatz von Fruchtsaft zur Mandelmilch fördert die Bildung einer gesunden Darmflora des Kindes.

Die Durchführung der Frucht-Mandelmilchdiät

Die Zubereitung muss ganz genau nach diesen Angaben durchgeführt werden, damit diese Säuglingsmilch die hohen Anforderungen erfüllt. Sowohl die Mandelmilch als auch die Fruchtsäfte müssen durch ein Milchsieb gegossen werden, damit sie ganz fein und homogen sind. Die Zubereitung ist etwas aufwendig, doch kann das nicht vereinfacht werden. Alle Zutaten müssen unbedingt aus biologischem Landbau stammen.

Die Zubereitung

Die Zutaten
80 ml stilles Mineralwasser
10 g Mandelpüree (für die ersten 14 Tage eines neugeborenen Kindes 5 g Mandelpüree, dann allmählich steigern)
4 g gereinigter Milchzucker beim Neugeborenen und Vollrohrzucker ab dem 2. Monat
10 g Kalziumbikarbonat-Pulver*
10 ml frisch zentrifugierter Apfelsaft, Traubensaft, frisch gepresster Orangensaft oder 10 ml Tomatensaft.
Die Tomate muss man in lauwarmem Wasser erwärmen, schälen und frisch zu Tomatensaft zentrifugieren. Diesen muss man mit dem Stabmixer oder im Bechermixer gut durchmixen. Die fertig zubereitete Frucht-Mandelmilch aller Arten muss man durch ein Milchsieb hindurchfiltern.
*Reines Kalziumbikarbonatpulver ist in Apotheken erhältlich

Die Mandelmilch muss für jede Mahlzeit frisch zubereitet werden. Wenn man das Mandelpüree kauft, ist je nach Dauer der Lagerung das Mandelöl aufgeschwemmt. Darum muss man jede neu geöffnete Packung mit einem Stabmixer gründlich durchmixen, bis sie homogen geworden ist. In den meisten Dörfern und Städten werden dem Trinkwasser desinfizierende

Zusätze beigefügt. Darüber gibt die Gemeindeverwaltung Auskunft. In diesem Fall ist es wichtig, statt Leitungswasser stilles Mineralwasser zu verwenden und zwar aus Glasflaschen und nicht aus PET-Flaschen, da sich aus PET toxische Bestandteile lösen können. PET gibt mit der Zeit gesundheitsschädliches Acetaldehyd und Antimontrioxid in die Flüssigkeit ab. Zudem können aus PET-Flaschen hormonell wirksame Stoffe ins Wasser übergehen.

Für das neugeborene Kind und in dessen ersten Tagen, muss die Mandelmilch dünnflüssiger zubereitet werden: zu 100 ml Wasser gibt man, wie schon gesagt, 5 g Mandelpüree und in den ersten vier Wochen verwendet man vorsichtshalber Milchzucker statt Rohrzucker. Bei Neigung zu dünnen Stühlen kann man auch Malzzucker in gleicher Menge verwenden. Doch ist dieser schwer löslich, sodass man ihn in warmem Wasser auflösen muss. Das Mandelpüree steigert man allmählich bis auf die normale Menge von 10 g/100 ml. Man kann das Püree auf einem Stück Pergamentpapier mit einer Briefwaage abwägen. Zu 150 ml Wasser entspricht dies etwa einem Esslöffel Mandelpüree. Die Mandelmilch muss beim Mixen eine homogene Emulsion ergeben, welche der Kuhmilch sehr ähnlich sieht. Die frisch zubereitete und gefilterte Frucht-Mandelmilch stellt man in einen Behälter mit 37 °C warmem Wasser, bis sie diese Temperatur erreicht hat. In den Läden für Kinderutensilien kann man dazu praktische „Schoppenwärmer" finden.

Die Berechnung der täglichen Nahrungsmenge

Wenn das Kind nicht mehr genug Muttermilch erhält, kann man das Stillen mit der Frucht-Mandelmilch ergänzen. Wie man die Menge der Muttermilch fördern kann, haben wir in unserem Bircher-Benner Handbuch Nr. 15: „Für die Ernährung in der Schwangerschaft und Stillzeit" eingehend erklärt. Es lohnt sich für jede Mutter, dieses Buch zu lesen.
Neben Stilltees ist es für die Förderung der Milchbildung wirksam, wenn die Mutter dreimal täglich 3 dl ganz frisch zentrifugierten Karotten-Apfelsaft trinkt. Dies erhöht zudem die Qualität der Muttermilch, durch den hohen Gehalt an sekundären Pflanzenstoffen.

Da die Frucht-Mandelmilch weitgehend der Muttermilch nachgebildet ist, ergeben sich dieselben Mengen wie beim Stillen: In den ersten Lebenswochen trinkt das Kind etwa einen Fünftel seines Körpergewichtes. Dann wird die Menge bezogen auf sein Gewicht allmählich geringer. Mit 4 Monaten trinkt es etwa einen Sechstel seines Körpergewichtes und mit 6 Monaten etwa ein Achtel[171].

Die Anzahl der Mahlzeiten

Es ist ganz wichtig, dass man das Kind unmittelbar nach der Geburt der Mutter auf die Brust legt. In diesem Moment geschieht ganz viel in der Beziehung des Kindes zu seiner Mutter und umgekehrt. Es wurde nachgewiesen, dass dies die Reflexe zur Milchbildung positiv beeinflusst. Nach dem Milcheinschuss und spätestens nach etwa 12 Stunden kann das Kind trinken, sodass man ihm die erste Mahlzeit geben kann. Wenn es aus irgendeinem Grund nicht an der Brust trinken kann, so ist es gut, ihm zuerst etwas leicht gezuckerten und stark verdünnten, frisch gepressten Apfelsaft zu geben. Beim Stillen reicht man ihm die Brust anfangs sooft es danach verlangt, meistens geschieht dies etwa alle drei Stunden. Das Kind hat aber von sich aus keinen Rhythmus. Man muss ihm helfen, einen Rhythmus zu finden und muss die Zeiten so wählen, dass die Mutter sich nicht erschöpft. Meistens muss man mit acht Mahlzeiten beginnen, etwa alle drei Stunden. Wenn man ihm abends um 23 Uhr zu trinken gibt, wird es ca. um Mitternacht wieder danach verlangen und nochmals um drei Uhr und um sechs Uhr, sodass beide zu Schlaf kommen. Man kann die Häufigkeit allmählich auf sechs Mahlzeiten reduzieren, wobei man in der warmen Jahreszeit darauf achten muss, dass man den Durst des Kindes wenn nötig zwischendurch mit Fencheltee stillt. Beim Stillen „on demand“ oder einer Fütterung mit dem Schoppen „on demand“ kann es leicht geschehen, dass das Kind keinen Rhythmus findet, sodass sich beide, die Mutter und das Kind erschöpfen. Damit dies nicht geschieht, hat es sich bewährt, für die Mahlzeiten die Zeiten 6, 10, 14, 18, 22, 02 Uhr zu wählen und wenn das Kind zwischendurch nach der Brust oder dem Schoppen verlangt, ihm Fencheltee anzubieten, bis es diesen Rhythmus gefunden hat. Man kann, wenn das Kind etwas älter geworden ist, in die Frucht-Mandelmilch etwas Reisschleim geben, besonders, wenn es dazu neigen sollte, etwas herauszugeben. Dieser ist in Apotheken als Pulver erhältlich, was die Zubereitung erleichtert.

Die Dauer des Stillens und die Beikost

Die ersten drei Monate ist das Stillen ganz besonders wichtig. Danach bewährt es sich am besten, wenn man das Kind solange stillt, wie es der Mutter angenehm ist und sie sich nicht erschöpft. Auch wenn man lange stillen möchte ist es für das Kind wichtig, mit der Beikost anzufangen, sobald es von einem Löffelchen pürierte Nahrung essen kann. Für die Entwicklung des Kindes ist es gut, wenn man spätestens mit drei Monaten als Zwischenmahlzeit am Vormittag mit einem ganz frisch zubereiteten Apfel-Bananenbrei beginnt, und nach ein bis zwei Wochen am Nachmittag zusätzlich mit einem frisch zubereiteten Gemüsebrei. Gewisse Gemüsesorten kann man auch roh zu einem Brei mixen, wodurch die Vitamine und die sekundären Pflanzenstoffe voll erhalten bleiben. Breinahrung für Kleinkinder aus dem Supermarkt ist wesentlich weniger wertvoll, doch ist sie eine angenehme Abwechslung für unterwegs. Sobald das Kind gut sitzen kann, darf es am Familientisch etwas mitessen von dem die Erwachsenen und die älteren Kinder essen. Wenn man mit Nahrung aus Weizen, Ei und Milchprodukten bis zum Alter von neun Monaten zuwartet, entstehen weniger Allergien, doch muss man das Vitamin B12 als Kindertropfen solange täglich geben, bis das Kind auch etwas Kuhmilch oder Ei verträgt.

Die Versorgung mit Vitamin D

Ein Vitamin-D-Mangel ist bei Erwachsenen und Kindern weitverbreitet, besonders in den Wintermonaten und wenn man im Sommer die Haut konsequent mit Sonnencreme schützt, kann sie auch kein Vitamin D bilden, auch bei noch so tiefem Schutzfaktor. Vitamin D ist für die Entwicklung des kindlichen Immunsystems wichtig, für sein Wachstum und die Entwicklung eines gesunden Knochenbaus. Für das neugeborene Kind sind 400 Einheiten täglich richtig, als Tropfen gegeben. Ab dem 6. Monat soll man die Dosierung auf 800 Einheiten steigern und danach die Dosierung allmählich dem Alter anpassen, bis zu 2000 Einheiten für die Eltern. Um einen Vitamin-D-Mangel zu korrigieren, benötigen Erwachsene täglich 4000 Einheiten. Bei Sonnenbestrahlung bildet die Haut in den Niederungen nur im Sommerhalbjahr Vitamin D, dies aber in ganz kurzer Zeit, wenn nicht durch Sonnenschutzcremen abgefiltert. Im Winterhalbjahr dringt das UV-B-Spektrum des Sonnenlichts wegen den Dunstschichten nicht bis in die Niederungen hinein. Häufiges Sonnenbaden während ¼ Stunde ist für das Kind ganz wichtig und gesund, wenn man ihm den Kopf bedeckt hält und nicht die Mittagszeit wählt. Ältere Kinder und Erwachsene sollten möglichst oft ein Sonnenbad nehmen: 20 Minuten pro Körperseite mit bedecktem Kopf. Um eine Überdosierung zu verhindern, hört die Haut im richtigen Moment ganz von selbst auf, Vitamin D zu bilden.

Notfallsituationen in der Familie

Die wichtigsten Kindernotfälle

Verdacht auf Hirnhautentzündung

Wenn ein Kind hohes Fieber hat, zeigt ein Schmerz im Nacken mit Unmöglichkeit, den Kopf nach vorn zu beugen einen Verdacht auf Meningitis an. Bei kleinen Kindern kann dieses Zeichen der Nackensteife und des Nackenschmerzes versagen. Bei ihnen ist das sicherste Zeichen das „Kniekussphänomen". Man nimmt das Kind mit dem Kopf nach oben möglichst entspannt auf seinen Schoss und versucht eines der Knie an seinen Mund zu bringen. Wenn es schreit und sich wehrt, ist dies das sicherste Zeichen für einen Verdacht auf eine Hirnhaut- oder Hirnentzündung. Jede Familie sollte in ihrer Notfallapotheke das homöopathische Mittel Belladonna in der zweihundertsten C-Potenz haben (Belladonna C200). Bei einem solchen Zeichen muss das Kind sofort zu einem Arzt oder in eine Notfallstation gebracht werden. Doch ist es ganz wichtig, sofort und auf dem ganzen Weg dahin dem Kinde etwa jede halbe Minute Belladonna C200 in den Mund zu geben. Dies hat schon manchem Kinde das Leben gerettet.

Hohes Fieber

Fieber ist ein ganz wichtiger, gesunder Abwehrmechanismus des Immunsystems. Die Ausschüttung von Prostaglandinen im ganzen Körper erzeugt dieses Fieber. Dabei jagen die Immunzellen durch den ganzen Körper und geschieht eine massive Ausschüttung von Interleukinen, Substanzen, welche die weissen Blutkörperchen aktivieren, sodass eine massive Immunabwehr gegen Infektionskeime entsteht. Das Fieber zu senken sabotiert diese kräftige Immunabwehr, sodass Infektionserreger es leichter haben, sich zu vermehren. Wenn das Fieber hoch ist, ist es wichtig das helle Licht etwas abzudunkeln.

Wenn sich die Hitze in den Kopf hinauf. staut, es am Kopf schwitzt und das Kind kühle Händchen und Füsse hat, soll man Belladonna C200 in kurzer Abfolge geben, bis man es dem Hausarzt zeigen kann. Bei Kleinkindern ist Fieber oft das einzige Zeichen eines Harnwegsinfekts, sofern es weder Schnupfen, noch Husten hat. Mit Umschlägen mit kaltem Essigwasser kann man die Hitze etwas in den Körper herunterholen, da der Essig eine Erweiterung der Blutgefässe bewirkt, sodass er das Blut kühlt. Dies ist für das Kind angenehm. Ist die Hitze im Kopf gestaut, jedoch ohne Schweiss und das Kind unruhig, kommt Aconitum C200 in Betracht. Ist das fiebernde Kind aggressiv, schreit unstillbar und schlägt um sich, sobald man es tragen und beruhigen will, ist Chamomilla C200 das richtige Mittel. Dies geschieht oft bei starken Schmerzen wegen des „Zahnens". Allerdings ist hierbei das Fieber meistens weniger hoch. Chamomilla ist das geeignetste Mittel gegen das „Zahnen" des Kindes. Je akuter die Situation, desto häufiger soll man das homöopathische Mittel geben. Die Anzahl Globuli spielt keine Rolle, das es sich bei homöopathischen Mitteln in Hochpotenz um reine Information handelt.

Das Überwärmungsbad

Ältere Kinder und Erwachsene können das Immunsystem stark anregen, indem sie in einem aufsteigenden Bad die Körpertemperatur anheben. Die Voraussetzung dafür ist, dass das Herz gesund ist und man nicht an Bluthochdruck leidet. Auch ist es besser, wenn jemand in der Nähe ist, der wenn nötig helfen kann. Vor dem Überwärmungsbad muss man unbedingt mindestens 1 ½ Liter Lindenblütentee mit Zitrone und Honig trinken. Dann legt man das Bett mit Badetüchern aus. Nun steigt man in ein lauwarmes Vollbad und steigert die Temperatur langsam bis auf gemessene 40 °C und dies während 10 Minuten. Dadurch steigt die Körpertemperatur auf ca. 38,5 °C an und ist der Körper und alle Organe stark durchblutet. Danach legt man sich sofort, ohne sich abzutrocknen ins Bett und schwitzt ½ Stunde nach.

Man muss vorsichtig sein, denn falls einem schwindlig wird, muss man sich sofort tief hinunterbücken, um das Blut im Kopf zu behalten, um sicher zu sein, dass man nicht hinfällt. Am besten ist es, wenn man von jemandem begleitet wird. Die immunsteigernde Wirkung des Überwärmungsbades ist bedeutend und ist wissenschaftlich nachgewiesen[172,173,174,175].

Fieberkrampf

Nur wenige Kleinkinder sind hierfür gefährdet. Senkt man das Fieber, so besteht die Gefahr, dass bei jedem Nachlassen der Wirkung des Fieberzäpfchens (meistens Paracetamol) ein neuer Fieberkrampf entsteht. Durch die Gabe von Belladonna C 200, oft und in regelmässigem Abstand, können Fieberkrämpfe in aller Regel vermieden werden.

Brechdurchfall

Säuglinge und Kleinkinder sind dafür anfällig. Oft sind es Rotaviren, die ihn verursachen. Da ist es wichtig, bei jedem Zweifel das Kind dem Hausarzt zu zeigen, denn es kann leicht austrocknen und dies ist bei Kleinkindern gefährlich. Trockene Schleimhäute, fadenziehender Speichel und Gewichtsverlust sind Zeichen des Austrocknens.

Bei einem Brechdurchfall muss das Kind mindestens folgende Mengen an Flüssigkeit aufnehmen und behalten können, damit es nicht gefährdet ist:

Im 1. Lebensjahr
Mit 0–3 Monaten 1/6 des Körpergewichts
Mit 4–7 Monaten 1/7 des Körpergewichts
Mit 8–12 Monaten 1/8 des Körpergewichts

Nach dem 1. Lebensjahr
Für die ersten 10 kg Körpergewicht 100 ml/kg: als Beispiel: bei 8–10 kg Körpergewicht: 800 ml
Für ein Körpergewicht zwischen 10 und 20 kg: zusätzlich 50 ml/kg: als Beispiel: bei 20 kg Körpergewicht: 1800 ml
Für die weiteren kg zusätzlich 20 ml/kg: als Beispiel: bei 30 kg Gewicht: 2000 ml

Die „Drittelsmischung"
Dieses Getränk hat den Sinn, das Kind vor dem Austrocknen zu bewahren, einen zu grossen Elektrolytverlust zu vermeiden und den Darm zu beruhigen. Bei Kindern, die älter sind als 1 Jahr, kann man sie dem Kinde zu trinken geben.

Zubereitung
1/3 Kamillentee mit 1 Teelöffel Traubenzucker pro 100 ml
1/3 Kochsalzlösung (½ l Wasser mit 1 Teelöffel Kochsalz aufkochen)
1/3 Orangensaft.

Bei Zubereiten des Kamillentees muss man darauf achten, dass man diesen nur kurz anbrüht, er soll noch hell sein. Wenn man die Kamille länger im Wasser lässt, lösen sich aus der Kamille Gerbstoffe, welche Übelkeit und Erbrechen verursachen können. In der Apotheke gibt es ähnliche Getränke in Form von Tabletten, die man auflösen kann. Im Handel gibt es Normolytoral, Elotrans und Oralpädon. Für Eltern von Kleinkindern ist es gut, dies in der Hausapotheke zu haben. Diese Elektrolytlösungen haben Gegenanzeigen, die im Beipackzettel aufgelistet sind. Sie können erst ab dem Alter von 2 Jahren gegeben werden.

Wann immer man sich unsicher fühlt, soll man das Kind dem Hausarzt oder Notfallarzt zeigen, damit er entscheiden kann, ob eine Hospitalisation und Infusionsbehandlung notwendig ist.

Der Aufbau der Ernährung bei Brechdurchfall

Im akuten Stadium kann das Kind keine Nahrung behalten. Darum ist eine Nahrungspause notwendig, während der man einem Kind unter 2 Jahren alle 5 Minuten hell angegossenen Kamillentee mit Zucker gibt, damit es nicht in einen Hungerzustand gerät. Man muss daran denken, dass bei jedem Hungerzustand Azeton entsteht, das Übelkeit und Brechreiz erzeugt. Ab 2 Jahren gibt man mit die Drittelsmischung oder eine Elektrolytlösung. Man bereitet sie so vor, wie auf der Packung beschrieben und gibt dem Kind alle fünf Minuten einen Löffel davon, bis der Brechreiz aufhört. Die Lösung sollte gekühlt sein.

Falls das Erbrechen innert 2–4 Stunden nicht aufhört, das Kind apathisch wird oder die Urinausscheidung stark zurückgeht, besteht Gefahr und es muss unbedingt dem Arzt gezeigt werden. Den Säugling soll man sobald als möglich weiterstillen, mit kürzeren und häufigeren Stillzeiten. Kindern ab sechs Monaten kann man Karottensuppe geben. Diese ist gegen den Durchfall sehr wirksam.

Rezept für die Karottensuppe

500 g Karotten in 1 Liter Wasser 1–1½ Stunden kochen, pürieren und mit abgekochtem Wasser auf eine Gesamtmenge von einem Liter auffüllen. Einen gestrichenen Teelöffel Kochsalz beifügen. Die Karottensuppe gibt man mit dem Löffel ein. Man kann etwas Reismehl dazugeben, wodurch sie für den Magen des Kindes milder wird.

Kinder, denen man industrielle Zusatznahrung gegeben hatte, kann man, sobald sie nicht mehr erbrechen, nach Trockenreis, gekochte Karotten, Apfel-Bananenbrei, pürierten Fenchel und Kartoffelpüree anbieten. Der Nahrungsaufbau darf nicht zu schnell erfolgen, sonst riskiert man einen Rückfall. Zitrusfrüchte, fettige Nahrung, Milch und Milchprodukte, Eier, stark gewürzte Speisen und Fleisch muss man über längere Zeit ganz meiden.

Kinderkrankheiten

Alle Kinderkrankheiten hinterlassen eine lebenslängliche Immunität. Das Problem der Impfungen und deren umstrittene Wirksamkeit haben wir weiter oben und in unserem Bircher-Benner Handbuch Nr. 5: „Zur Steigerung der Abwehrkräfte und gegen Infektionskrankheiten" beschrieben.

Masern

Die Masern werden durch Tröpfchen übertragen. Sie beginnen mit hohem Fieber, Lichtscheu, dann folgt ein Hautausschlag (Exanthem), mit grobflächigen, fetzenartigen roten Stellen, die hinter den Ohren beginnen und sich allmählich nach unten verlagern. Die Masern verlaufen normalerweise problemlos. Doch können sie gefährlich werden, wenn man das Fieber senkt, denn dies schwächt die Immunabwehr so stark, dass die Krankheit nach innen schlägt und eine gefährliche Lungenentzündung oder Hirnentzündung entstehen kann. Man soll das Zimmer etwas abdunkeln, das Kind beruhigen und ihm oft Lindenblütentee mit Honig und Zitrone zu trinken geben, mit Zwieback und fein geschnittenen Apfelschnitzchen, Bananenscheibchen und Orangenschnitzen. In aller Regel ist Belladonna C200 bei Masern das richtige homöopathische Mittel. Dieses ist sehr wirksam und beruhigt den Zustand, wenn man es dem Kind jede halbe Stunde gibt. Die Masern sind meldepflichtig, sodass man das Kind in jedem Fall dem Arzt zeigen muss.

Röteln

Die Röteln werden durch Tröpfchen übertragen. Sie machen weniger hohes, manchmal gar kein Fieber und einen viel feineren Hautausschlag als die Masern, der ebenfalls hinter den Ohren beginnt, nach unten geht, und nach ca. drei Tagen wieder verschwindet. Die Röteln sind nicht gefährlich. Man muss aber das Kind von schwangeren Frauen konsequent fernhalten, da sie eine schwere Embryopathie bewirken können.

Das Dreitagefieber

Diese Kinderkrankheit verursacht zwei verschiedene Arten humaner Herpesviren. Das Kind hat plötzlich drei Tage hohes Fieber und dann folgt meist ein feiner Hautausschlag. Die Krankheit heilt in aller Regel problemlos aus und das Kind ist wieder munter.

Mumps

Diese virale Kinderkrankheit befällt vor allem die Ohrspeicheldrüsen, aber auch andere Organe. Vor allem wenn man das Fieber senkt, kann als relativ häufige Komplikation eine Hirnhautentzündung (Meningitis) entstehen oder eine Hodenentzündung. Diese Infektion hinterlässt eine lebenslange Immunität. Die Behandlung besteht in der Linderung der Symptome. Die Erkrankung an Mumps und der labordiagnostische Nachweis ist in Deutschland meldepflichtig. Die Wirkung der Impfung ist wissenschaftlich umstritten.

Die Kinder sind in der Regel schon etwas älter. Dann soll ein tägliches Überwärmungsbad durchgeführt werden, wie auf Seite 157 beschrieben. Beim Mumps lohnt sich eine homöopathische Therapie sehr, um drohende Komplikationen zu vermeiden. Das Mittel muss durch einen erfahrenen Arzt oder Heilpraktiker gewählt werden. Sehr oft handelt es sich um die Arznei Pulsatilla pratensis, die ebenfalls in der zweihundertsten C-Potenz ganz oft gegeben werden muss. Die Wirkung der Impfung gilt offiziell als anerkannt, ist aber wissenschaftlich ebenfalls umstritten.

Husten

Neben den üblichen Hustenmitteln kann die Homöopathie von grosser Hilfe sein. Nächtliche Hustenanfälle eines Kindes oder der Eltern können für die ganze Familie sehr belastend sein. Darum beschreiben wir hier homöopathische Arzneien, die bei verschiedenen Arten von Husten von grosser Hilfe sein können.

Bei trockenem Husten kommen folgende Arzneien in Betracht

Belladonna
Infektionen, die für Belladonna sprechen, beginnen oft mit stechendem Schluckweh, bei rasch ansteigendem, hohen Fieber über 39 °C, manchmal mit Schüttelfrost, Hitzestau in den Kopf und Kopfschmerz, verstärkt bei jedem Hustenstoss. Später eventuell beschleunigte Atmung und trockener, bellender Husten.

Bryonia
Bryonia ist ein grosses Grippemittel. Die Infektion beginnt meistens mit kratzendem Schluckweh, Schnupfen, starkem Frieren und elender, hoffnungsloser Stimmung. Der Husten kann trocken oder Produktiv sein und oft schmerzhaft. Leicht geht die Infektion in die Bronchien und die Lungen hinunter, was man verhindern kann, wenn man Bryonia in der zweihundertsten C-Potenz ganz oft und ganz kurz hintereinander nimmt. Typisch sind die grippalen Gliederschmerzen. Manchmal entsteht ein stechender Schmerz beim Husten und oder auch beim jedem tiefen Atemzug, sodass man nur noch vorsichtig und oberflächlich atmen kann. Der Husten ist schlimmer im warmen Zimmer, besser bei offenem Fenster oder im Freien. Durst auf grosse Mengen kalter Getränke.

Causticum
Der Husten ist trocken, mit lästigem, kitzelndem Reiz und oft verbunden mit Heiserkeit, schlimmer im Liegen und besser durch kaltes Trinken. Man hat das Gefühl, man müsse tiefer husten können, um etwas Schleim aus den Atemwegen lösen zu können. Manchmal geht beim Husten etwas Urin ab.

Drosera
Der Husten ist trocken und verläuft in heftigen Anfällen. Man hat das Bedürfnis, zur Linderung die Hand fest gegen die Brust oder die Magengegend zu drücken. Drosera ist typisch für trockene, nächtliche Hustenanfälle, nach dem Hinlegen und nach Mitternacht. Trinken, Essen oder Sprechen löst den Hustenreiz aus.

Phosphorus
Der Husten ist trocken, schmerzhaft, mit Hitze und Brennen in der Brust. Man empfindet Enge beim Atmen und erschöpft sich rasch, friert und hat grossen Durst auf kalte Getränke. Der Husten wird abends schlimmer oder er weckt einen aus dem Schlaf. Wärme und rechts liegen bringt etwas Erleichterung. Phosphorus ist ein grosses Mittel bei Tuberkulose.

Rumex crispus
Der Hustenreiz ist kitzelnd und vor allem beim Einatmen von kalter Luft, ver-

schlimmert sich beim Wechsel der Lufttemperatur. Oft hat man beim Einatmen das Bedürfnis, sich die Hand oder ein Tuch vor den Mund und die Nase zu halten. Man kann nicht links liegen und hat ein Gefühl von festsitzendem, zähem Schleim im Kehlkopf.

Spongia
Der Husten ist trocken, bellend, hackend, mit Enge im Kehlkopf; Trockenheit und Brennen im Kehlkopf. Krupphusten schlimmer beim Einatmen, besser durch Essen und warm Trinken. Sich vorwärts zu beugen lindert etwas. Spongia ist hoch wirksam für Kinder mit Pseudokrupp

Bei feuchtem, rasselndem Husten kommen folgende Arzneien in Betracht

Antimonium tartaricum
Starkes und lautes Schleimrasseln in den Luftwegen, als wäre die Lunge voller Schleim und als wäre man zu schwach, diesen abzuhusten. Sich aufsetzen erleichtert etwas. Diese Arznei ist oft bei Kindern und älteren Menschen mit fortgeschrittenen Lungenleiden angezeigt.

Hepar sulfuris
Der Husten ist locker und manchmal würgend, mit dickem, gelbem Schleim. Man ist sehr verfroren und ein geringster kalter Luftzug verschlechtert ihn, während feuchte, warme Zimmerluft ihn bessert. Bei Krupp folgt diese Arznei oft nach Aconitum und Spongia.

Ipecacuanha
Diese Arznei ist bei Brechreiz sehr wirksam. Leicht muss man beim Husten erbrechen. Schleimrasseln in der Brust mit einer Empfindung, als sie zusammengeschnürt. Kinder werden manchmal bläulich während des Hustens.

Pulsatilla
Besonders morgens ist der Husten locker, mit Abhusten von dickem, gelbgrünem Schleim. Er verschlimmert sich im warmen Zimmer und wird besser an frischer Luft. Bedürfnis, das Fenster offen zu haben. Sanftes sich Bewegen erleichtert etwas Manchmal ist der Husten abends trocken und hindert am Einschlafen. Man mag nicht trinken. Tränenfluss beim Husten. Oft fühlt man sich weinerlich und möchte getröstet werden.

Kruppartiger Husten

Dies ist ein trockener, harter Husten mit Erstickungsgefühl, der sich bei jedem Atemzug verstärkt. Er beginnt meist plötzlich, nachdem man kaltem Wind ausgesetzt war, weckt einen aus dem ersten Schlaf, mit ängstlicher Unruhe.

Aconitum
Diese Arznei ist meistens zu Beginn dieser Art Erkältung und Husten wirksam.

Spongia
Dies ist die wichtigste Arznei gegen kruppartigen Husten, mit inspiratorischem Stridor (lautem Keuchen beim Einatmen). Die Schleimhaut oberhalb des Kehlkopfs ist geschwollen, behindert das Einatmen, mit Erstickungsgefühl. Dies wird meistens um oder nach Mitternacht schlimmer.

Hepar sulfuris
Diese Arznei wirkt bei kruppartigem Husten zwischen zwei und vier Uhr oder gegen den Morgen, mit viel Schleim und verschlimmert sich durch Kälte der Luft oder der Umgebung.

Keuchhusten

Diese Krankheit wird durch das Bakterium Bordetella pertussis und seltener Bordetella parapertussis verursacht und ist hoch ansteckend. Der Keuchhusten wird durch Tröpfchen der Atemwege übertragen. Er beginnt wie eine banale Erkältung, doch bald entsteht ein konvulsives Stadium mit erstickenden Staccato-Hustenanfällen, die über mehrere Wochen andauern. Bei Säuglingen können auch Atemstillstände entstehen, die lebensbedrohlich werden können. Die üblichen Medikamente gegen Husten sind unwirksam. Die klassische Medizin empfiehlt die Impfungen im Säuglingsalter und kennt keine wirksame Therapie. Dagegen kann die klassische Homöopathie von grosser Hilfe sein. Man muss die Mittel so wählen, dass sie dem Stadium entsprechen. Wenn das Kind an Keuchhusten leidet, lohnt es sich, die Hilfe von einem in Homöopathie erfahrenen Arzt oder Heilpraktiker anzufordern. Je nach dem Stadium des Keuchhustens sind folgende Arzneien wirksam: Belladonna, Carbo vegetabilis, Drosera, Ipecacuanha, Nux vomica, Pulsatilla oder Rumex crispus Die Toxine von Bordatella Pertussis erzeugen die Hustenanfälle. Die Homöopathie wirkt als Informationstherapie gegen die Information des Toxins, welches die Hustenanfälle auslöst, und neutralisiert die Toxinwirkung auf dem Informationsweg, vergleichbar in der Informatik.

Der echte Krupp

Der Name Krupp kommt von der Diphtherie, einer gefährlichen, verengenden, fibrinösen Entzündung des Kehlkopfs und der Luftröhre. Die Diphtherie ist eine vor allem im Kindesalter auftretende, akute Infektionskrankheit der oberen Atemwege durch das Corynebacterium diphtheriae. Gefürchtet ist das von diesem Erreger abgesonderte Diphtherietoxin, das zu lebensbedrohlichen Komplikationen und Spätfolgen führen kann. Diphtherie ist in Deutschland, Österreich und der Schweiz meldepflichtig. In den meisten Industrieländern ist die Diphtherie sehr selten geworden, ob durch die Impfung oder die veränderte Hygiene, ist wissenschaftlich umstritten.

Der Pseudokrupp

Der Pseudokrupp kommt dagegen bei Kindern zwischen sechs Monaten und sechs Jahren häufig vor. Fälle bei älteren Kindern, Jugendlichen und jungen Erwachsenen sind selten. Er entsteht durch eine virale Entzündung des Kehlkopfs, direkt unter der Stimmritze und in der Luftröhre. Die Stimme des Kindes wird heiser und es leidet unter laut bellendem Husten mit ganz lautem Keuchen beim Einatmen. Das Kind leidet unter grosser Angst, was die Symptomatik durch Verkrampfung des Kehlkopfs verstärkt. Bei schwerem Verlauf wird eine Hospitalisation notwendig. Der Pseudokrupp verschlechtert sich meistens am Abend. Da ist es ganz wichtig, die Luft im Zimmer stark zu befeuchten. Beim Pseudokruppanfall nimmt man das Kind ins Badezimmer und lässt ganz heisses Wasser in die Badewanne ein, um viel Dampf zu erzeugen. Man nimmt das Kind auf den Schoss und beruhigt es so gut es geht. Dadurch beruhigt sich der Stridor und die Atemnot ganz bedeutend. Für alle Eltern von Kleinkindern ist es wichtig, die homöopathische Arznei Spongia in der zweihundertsten C-Potenz vorrätig zu halten. Erkrankt ein Kind an Pseudokrupp, so entfaltet diese Arznei, alle vier Minuten gegeben, eine sofortige, starke Wirkung, indem die Schleimhaut abschwillt, der inspiratorische Stridor zurückgeht und das Kind sich beruhigt.

Unfälle

Die Hirnerschütterung

Dass ein Kind auf den Kopf fällt, kommt leider oft vor. Liegt eine Hirnerschütterung vor, so weint es nicht sofort und reagiert für eine gewisse Zeit nicht, wenn man es anspricht, streichelt oder bewegt. Dann muss es mindestens 24 Stunden im Spital überwacht werden, da eine Hirnblutung entstehen kann, welche sofortiger Behandlung bedarf. Danach, wenn es wieder zu Hause ist, braucht es während mindestens einer Woche Ruhe, kein grelles Licht, kein Lärm, kein Radio oder Fernsehen, und den älteren Geschwistern muss man das gut erklären.

Ohne diese Schonungszeit besteht die Gefahr, dass das Kind danach an Kopfschmerzen leidet.

Das Schleudertrauma

Hierfür sind ältere Kinder gefährdeter als Kleinkinder. Das Schleudertrauma wird oft übersehen, da man die sichtbaren Verletzungen oder eine Hirnerschütterung eher beachtet.

Das Schleudern des Kopfes bewirkt, dass die Bänder, welche die Wirbel der Halswirbelsäule zusammenhalten, überdehnt werden. Danach sind sie zu locker und die Halswirbelsäule instabil. Von den obersten zwei Halswirbeln gehen afferente Nerven zum Gleichgewichtsorgan, dem Vestibulum, welche die Instabilität dorthin melden und Schwindel erzeugen. Bei einem Schleudertrauma muss man die Halswirbelsäule durch einen Schanz'schen Kragen von aussen über mehrere Wochen stabilisierten. Bei Erwachsenen und Jugendlichen ist die Neuraltherapie der Halswirbelsäule angezeigt, denn sie ist die einzige Möglichkeit, um rasch eine volle Stabilität der Bänder der Halswirbelsäule zu erreichen.

Der übertretene Fuss

Kinder und Erwachsene mit lockerem Bindegewebe knicken leicht mit einem der Füsse nach aussen ein. Dies überdehnt die Seitenbänder des Sprunggelenks. Danach besteht die Gefahr, dass die Seitenbänder zu locker bleiben und das Sprunggelenk instabil bleibt. Deshalb muss man dieses über längere Zeit von aussen stabilisieren. Bei älteren Kindern und Erwachsenen ist hier ebenfalls die Neuraltherapie der Seitenbänder die wirksamste Methode, um eine neue Stabilität des Sprunggelenks zu erreichen. Bei Verstauchung sind Umschläge mit essigsaurer Tonerde wirksam oder ein entsprechendes Gel.

Frakturen

Knochenbrüche sind im Allgemeinen nicht gefährlich, es sei denn die Wirbelsäule oder ein Oberschenkel sei betroffen. Wirbelsäulenbrüche sind bei Kleinkindern selten, da sie sehr beweglich sind. Bei älteren Kindern, Jugendlichen und Erwachsenen muss man sehr vorsichtig sein, denn es besteht die Gefahr, dass ein gebrochener Wirbel nicht mehr stabil ist, sodass das Rückenmark eingeklemmt werden kann und die Katastrophe einer Querschnittlähmung entsteht. Stürzt jemand von einem Baum oder bei einem Autounfall, soll man den Verletzten nicht bewegen, sondern sofort die Rettungskräfte kommen lassen. Sie sind darin geschult, den Verunfallten so auf eine spezielle Schaufelbahre aufzuladen, dass die Wirbelsäule möglichst nicht bewegt wird. Bei einer Fraktur des Oberschenkels besteht die Gefahr, dass die Knochen die Arterie verletzen, sodass so viel Blut in den Oberschenkel ausläuft, dass der Verunfallte an einer Verblutung ums Leben kommt. Eine Oberschenkelfraktur bedarf sofortiger Nothilfe. Bis diese da ist, soll man mit einem Gürtel das gebrochene Bein ganz oben abschnüren, in der Hoffnung, dass sich die Blutung reduzieren lässt.

Schnittwunden

Diese müssen gut desinfiziert und in der Regel chirurgisch versorgt werden. Besonders schwierig ist dies, wenn Schmutz oder gar Glassplitter in die Wunde gelangt sind.

Amputierende Verletzungen

Es ist ganz wichtig, dass man bevor ein kleines Kind in die Familie kommt, die Wohnung ganz sorgsam nach Unfallfallen absucht. Klappdeckel, Truhen, heisse Kochplatten, elektrische Heizkörper, Steckdosen, Doppelstecker, und vieles mehr können schlimme Unfälle verursachen. Geschieht die Katastrophe, dass ein Kind seine Finger so stark einklemmt, dass sich die Fingerkuppen in der Wachstumsfuge abtrennen oder ein Erwachsener sich in dieser Weise ein Fingerglied amputiert, so muss man das amputierte Glied sofort in ein Gefäss mit Eiswasser legen, in welches man eine Messerspitze Kochsalz gibt. Das soll nicht mehr als 0,9 g pro Liter entsprechen. Ohne jeden Zeitverlust muss man den Patienten in ein Spital bringen, wo man versucht, den Patienten so zu versorgen, dass das Glied wieder anwächst. Dies gelingt nicht immer, ist aber auf jeden Fall einen Versuch wert.

Verbrennungen

Die Haut des Kindes ist viel empfindlicher auf Hitze als diejenige eines älteren Kindes oder Erwachsenen. Ab einer Temperatur von 45 °C entsteht eine tiefe Verbrennung. Besonders gefährlich sind Kochplatten für ein kleines Kind, das noch nicht bis auf den Kochherd sehen kann. Auch durch ein Bügeleisen, vor welchem ein kleines Kind nicht geschützt wird, kann eine tiefe Verbrennung verursachen. Brennt sich ein Kind oder auch eine erwachsene Person, so muss man sofort und lange kaltes Wasser über die gebrannte Stelle laufen lassen, bei kleinen Verbrennungen solange, bis die Stelle nicht mehr schmerzt. Die Universitätskinderklinken haben Verbrennungsstationen, wo ein gebranntes Kind sofort hingebracht werden kann und kompetent behandelt wird.

Elektroschock

Alle Steckdosen, welche ein kleines Kind erreichen kann, müssen mit einem hierfür erhältlichen Stöpsel abgesichert werden. Verlängerungskabel und Doppelstecker, sollen nicht auf einer Höhe zusammengesteckt werden, welche ein kleines Kind erreichen kann.

Erleidet ein Kind einen Elektroschock, so muss es sofort ärztlich betreut werden, da auch im Nachhinein Herzrhythmusstörungen entstehen können.

Die Gefahr des Ertrinkens

Auch wenn ein Teich im Garten noch so wenig tief ist, muss er unbedingt durch einen soliden Zaun abgesichert werden, denn ein kleines Kind kann auch in seichtem Wasser ertrinken.

Rezepte für eine gesunde Vollwertkost

Bei Unverträglichkeit von Milch, Ei oder Weizen dürfen Rezepte, die mit einem * versehen sind, nicht verwendet werden.

Frischsäfte

Für die Zubereitung von Säften werden die Rohgemüse gründlich gereinigt, mit einer Handpresse oder elektrischen Zentrifuge gepresst und sofort serviert. Jedes Stehenlassen bedeutet Werteverlust.

Wird eine kleine Handpresse verwendet, müssen Früchte und Gemüse zerkleinert werden. Äpfel, Birnen und alle Knollengemüse fein raffeln, Blattgemüse und Kräuter fein wiegen.

Im Reformhaus gibt es hochwertige Trauben-, Frucht- und Gemüsesäfte, denen aber – im Gegensatz zu den Frischsäften – das hohe Energiepotenzial der lebendigen Pflanzenzellen fehlt.

Gute Zentrifugen gibt es von Bosch und die Besten im Hotelfachhandel. Wichtig ist, dass ganze Äpfel hineingegeben werden können.

Fruchtsäfte

Ungemischte Fruchtsäfte (ohne jeglichen Zusatz)
Orangen, Mandarinen, Grapefruits, Äpfel, Birnen, Trauben, Erdbeeren, Heidelbeeren, Johannisbeeren, Cassis, Himbeeren, Pfirsiche, Aprikosen, Pflaumen, Mango, Kaki, Kiwi.

Gemischte Fruchtsäfte
Zum Beispiel Orangen, Mandarinen, Grapefruits, Kaki oder Beerensaft mit Apfelsaft oder Beerensaft mit Pfirsich-, Aprikosen- oder Pflaumensaft oder geschlagene Bananen mit Orangen-, Beeren-, Pfirsich-, Mango- oder Aprikosensaft.

Beigaben
Je nach Wunsch oder Vorschrift: Zitronensaft, Honig, Ahornsirup, Fruchtkonzentrat, Mandelmilch und wenn der Patient auch magenkrank ist: Leinsamen-, Reis- oder Gerstenschleim.

Gemüsesäfte

Frisch verabreicht weisen sie einen hohen Mineral-, Vitalstoff- und Vitamingehalt auf. Jeder Saft hat seinen speziellen Wert.

Ungemischte Gemüsesäfte
Tomaten, Karotten, Randen (Rote Bete), Rettich, Kohl, Sellerie, Kartoffeln, sämtliche Blatt-, Knollen- und Wurzelgemüse. Im Frühling Blutreinigungskur mit Brennnessel-, Sauerampfer- und Löwenzahnsaft.

Gemischte Gemüsesäfte
Karotten, Tomaten, Spinat zu gleichen Teilen (schmeckt vorzüglich)
Tomaten und Karotten
Tomaten und Spinat
Andere Mischungen (und Cocktails) können nach eigenem Geschmack kombiniert werden.

Abwechslungsweise Zugaben
Sauerampfer, Brennnessel, Schnittlauch, Petersilie, Zwiebeln, zarte Sellerieblätter oder Knollen und andere Kräuter mitpressen.

Weitere Beigaben
Pro Glas (1½–2 dl): etwas Zitronensaft, evtl. etwas Fruchtkonzentrat. Evtl. Leinsamen-, Reis- oder Gerstenschleim. Es können auch andere Blattgemüse oder Salate verwendet werden, z.B. Weisskraut, Kohl, Kopfsalat, Endivien, Feld-(Nüssli-) salat, Lattich, Löwenzahn.

Schleim als Zusatz zu Säften

Der Schleim wird den Rohsäften zu ⅓ beigemischt; er neutralisiert die Schärfe des Frucht- oder Gemüsegeschmacks, ist aber nur anzuwenden, wenn der Patient Sodbrennen hat, da er auch magenkrank ist. Das Tagesquantum des Getreideschleims kann einmal täglich zubereitet und in der Thermosflasche bis zum Gebrauch aufbewahrt werden.

Reis- oder Gerstenschleim
1 gehäuften Teel. Reis- oder Gerstenvollkornmehl mit 2 dl kaltem Wasser anrühren und unter ständigem Rühren 5 Min. kochen. Erkalten lassen.

Leinsamenschleim
1 Essl. Leinsamen waschen, in 2 dl Wasser 10 Min. kochen, absieben und erkalten lassen.

Gesundheitstees

Für Tees sollen möglichst die ganzen Blätter verwendet werden, da die ätherischen Öle bei feiner Zerstückelung (Sachetform) verloren gehen. Bitter- und Blähungstees ungesüsst trinken, anderen Tees kann man etwas Honig und/oder verdünnten Zitronensaft beifügen.

Bittertee
Wermut, Tausendgüldenkraut, Benediktenkraut zu gleichen Teilen mischen, anbrühen und 5 Min. ziehen lassen.
Bei Appetitlosigkeit ½ Std. vor den Mahlzeiten 2–3 Essl. davon trinken (leicht galletreibend), verdauungsfördernd.
Sensible Menschen nehmen nur Tausendgüldenkraut (Zubereitung wie Kamillentee).

Wermuttee alleine
Anbrühen und 5 Min. ziehen lassen.
Starker Bittertee, stark galletreibend, magensaftfördernd.
Schluckweise tagsüber trinken.

Blähungstee
Kümmel, Fenchel, Anis: zu gleichen Teilen mischen, anbrühen und 20 Min. ziehen lassen.
Bei Blähungen nach den Mahlzeiten 1 Tasse voll trinken.

Kamillentee
Nur ganz kurz anbrühen, ist die Kamille länger im Wasser, verursacht sie Bauchschmerzen.
Korrekt angebrüht, wirkt die Kamille gegen Leibschmerzen.
Wirkt reinigend und beruhigend auf den Magen-Darm-Kanal.
Für Einläufe und Spülungen.

Pfefferminztee
Nur anbrühen.
Beruhigend, galletreibend, den Dünndarm anregend.

Verveinetee (Eisenkraut)
Nur anbrühen.
Beruhigend, entschleimend, galletreibend.
In Frankreich sehr beliebter Genusstee, nachmittags und abends.

Melissentee
Nur anbrühen.
Sehr beruhigend, auch vor dem Schlafen zu trinken.

Zitronenschalentee (beruhigend)
1 biologisch gezogene, ungespritzte Zitrone waschen, die Schale dünn abschneiden, ca. 5 Min. mit ½ l Wasser leise kochen und 10 Min. stehen lassen, absieben.

Orangenblütentee (schlaffördernd)
2–3 Blüten 2–3 Min. kochen, etwas ziehen lassen und absieben. Mit Honig süssen.
Beruhigend. Vor dem Schlafen trinken.

Leinsamentee
1 Essl. Leinsamen in ½ l Wasser 7–10 Min. kochen und etwas ziehen lassen.
Entschleimend, leicht abführend, den Magen beruhigend.

Bärentraubenblättertee
1 ½ Essl. Bärentraubenblätter in 5 dl Wasser 5 Min. leise kochen, 10 Min. stehen lassen, absieben.
Bei Blasenentzündungen.

Lavendeltee
1 Teel. Lavendelblüten anbrühen, etwas stehen lassen.
Beruhigend, harmonisierend, entzündungshemmend, bei Schlaflosigkeit.

Hagebuttentee
2–3 Essl. Hagebuttenkörner und -schalen in 1 ½ l Wasser 12 Std. einweichen, dann ½–¾ Std. leise kochen, absieben. Den Rest der gekochten Hagebutten kann man am folgenden Tag nochmals mit den frischen Hagebutten aufkochen.
Leicht galletreibend und wassertreibend, erfrischend, anregend.

Frauenmanteltee
2 Essl. Blätter, ½ l Wasser. Anbrühen, 10 Min. ziehen lassen. Schutz bei Frauenleiden.

Silbermanteltee
Wie Frauenmanteltee

Heidelbeertee
1 Essl. getrocknete Heidelbeeren, 12 Stunden einweichen und 5 Minuten kochen. Absieben (stopfend, beruhigend).

Solidagotee (Goldrute, Heidnisch Wundkraut)
2 Essl. mit ½ l Wasser 1 Min. kochen, 10 Min. ziehen lassen. Bei Wassersucht, Blasen- und Nierenentzündungen. Wassertreibend. 2–3 Tassen pro Tag.

Birchermüesli

Alle Rezepte sind für 1 Person berechnet.

Das Apfelmüesli

Das Original-Apfelmüesli, wie es Dr. Bircher-Benner seinerzeit erfunden und tausendfach erfolgreich an seinen Patienten angewendet hat, ist auch nach unserer langjährigen Erfahrung eine der besten Diätspeisen geblieben. In der Zusammensetzung der Nährstoffe wurde es der Muttermilch nachgebildet.
Am besten eignen sich für das Müesli die sauren, weissfleischigen, saftigen Äpfel, z. B. Kläräpfel, Gravensteiner, Sauergrauch, Menznauer Jäger, Jonathan, Ontario, Rubinette, Glockenäpfel, Braeburn, Champagner-Reinetten, Cox-Orange, Granny Smith, Topaz, aber auch frische Galaäpfel u. a.
Verwendet man trockenere und fade Apfelsorten, so kann das Aroma angereichert werden mit etwas frisch abgeriebener Schale von biologisch kultivierten, ungespritzten Orangen oder Zitronen oder auch mit Orangensaft, oder auch mit etwas Hagebuttenmus oder frisch geriebenem Ingwer.

Apfelmüesli mit Mandel- oder Sesampüree (streng)
(wenn tierisches Eiweiss verboten ist)

1 Essl. Haferflocken
3 Essl. Wasser
½ Essl. Zitronensaft
1 Essl. Mandel- oder Sesampüree
1 Essl. Honig
3 Essl. Wasser
200 g Äpfel
1 Essl. Haselnüsse oder Mandeln, gerieben

Haferflocken 12 Stunden einweichen. Zitronensaft, Püree, Honig und Wasser mit dem Schwingbesen zu einer sämigen Sauce rühren, Haferflocken beifügen und Äpfel (wie im Grundrezept beschrieben) daruntermischen. Nüsse darüberstreuen, sofort servieren.

Apfelmüesli mit Joghurt, Sauer- oder Buttermilch (mild)*
Ungeeignet bei Milchunverträglichkeit, stärker verdauungsfördernd, herber, weniger sättigend, geeignet bei einer Diät zur Gewichtsreduktion.

1 Essl. Haferflocken
3 Essl. Wasser
2 Essl. Bifidus-Joghurt oder Bifidus-Sauer- oder Buttermilch
1 Teel. Honig
200 g Äpfel
1 Essl. Haselnüsse oder Mandeln, gerieben

Die Haferflocken 12 Stunden (fürs Frühstück über Nacht) einweichen. Haferflocken mit Joghurt oder Sauermilch und Honig zu glatter Sauce rühren. Die gewaschenen, von Stiel und Fliege befreiten Äpfel auf der Bircherraffel direkt in die Sauce reiben und öfters umrühren, damit das Müesli appetitlich weiss bleibt. Die Nüsse darüberstreuen und sofort servieren. Nie stehen lassen.

Varianten: Statt Haferflocken können Reis-, Gerste-, Roggen-, Hirse-, Buchweizen- oder Sojaflocken verwendet werden.

Andere Variante: 1 Teel. eingeweichte Haferflocken mischen mit 1 Teel. Getreidekörner (24 Std. in Wasser einweichen, dann auf ein Sieb leeren, kalt abspülen, ganz, geschrotet oder gemixt).

Apfelmüesli mit Rahm (mild)*
(speziell angereichertes Rezept bei erwünschter Gewichtszunahme. Für Diabetiker ohne Honig und ohne Haferflocken, wenn fettarm vorgeschrieben den Rahm durch Joghurt ersetzen)

1 Essl. (8 g) feine Haferflocken
3 Essl. Wasser
½ Essl. Zitronensaft
3–4 Essl. Rahm
1 Essl. Honig
200 g Äpfel
1 Essl. Haselnüsse oder Mandeln, gerieben

Zubereitung wie Grundrezept.

Müesli mit Beeren oder Steinobst
(besonders reich an Vitamin C, Polyphenolen und Flavonoiden)

Zubereitung einer Mandel- oder Sesampüree-Sauce oder Joghurt-Sauce*.
Zuletzt beifügen:
150–200 g Erdbeeren oder Himbeeren, Heidelbeeren, Johannisbeeren, Cassis oder Brombeeren, mit der Gabel leicht zerdrückt
oder
150–200 g Zwetschgen, Pfirsiche oder Aprikosen, entsteint und durch die Hackmaschine getrieben oder mit dem Messer fein geschnitten. (Steinbobst regt die Darmtätigkeit an)

Müesli mit verschiedenen Früchten

Folgende Kombinationen schmecken besonders gut:
Erdbeeren und Himbeeren
Erdbeeren, Himbeeren und Johannisbeeren
Erdbeeren und Äpfel
Brombeeren und Äpfel
Äpfel mit fein geschnittenen Orangen- und Mandarinenschnitzen
Äpfel und Bananen
Äpfel und Pfirsiche
Sauce: Mandelpüree- oder Sesampüree-Sauce oder Joghurt-Sauce.
Nur frische Früchte, keinesfalls Früchte aus der Dose (Fruchtsalat etc.!) verwenden.

Müesli mit getrockneten Früchten

Stehen einmal keine frischen Früchte zur Verfügung, kann man das Müesli auch mit Dörrobst (Äpfel, Aprikosen, Zwetschgen, Birnen) zubereiten. 100 g getrocknete Früchte werden gewaschen, 12 Std. in kaltem Wasser eingeweicht und durch die Hackmaschine getrieben. Mit Mandelpüree- oder Sesampüree-Sauce oder Joghurtsauce vermengen. Bei Dörrobst soll man unbedingt auf gute Qualität ohne Konservierungs- und Bleichmittel achten, sonst könnten Magen- und Darmstörungen auftreten.

Müesli mit Kondensmilch*

Sollten einmal weder Mandel- oder Sesampüree noch Frischjoghurt vorrätig sein, so kann das Müesli auch mit Kondensmilch nach dem Originalrezept zubereitet werden. Nachteil: Die Kondensmilch ist meist gezuckert.

Getreidekörner, gekeimt

Besonders hoher Gehalt an Vitamin-E- und B-Gruppe. Wirken allgemein kräftigend.

1. Tag, abends: Körner im Sieb unter dem fliessenden Wasser waschen, in ein Schüsselchen geben. Mit Wasser überdecken. Zimmertemperatur, Ofennähe.

2. Tag, morgens: Abspülen und auf flachem Teller trocken ausbreiten. Zimmertemperatur, Ofennähe.
abends: In das Schüsselchen geben und mit Wasser überdecken. Zimmertemperatur, Ofennähe.

3. Tag, morgens: Abspülen und auf dem Teller trocken ausbreiten.
abends: In das Schüsselchen geben und mit Wasser überdecken. Zimmertemperatur, Ofennähe.

Am 4. Tag sollten die Körner 1–2 cm lange Keime entwickelt haben und sind so genussbereit.

Einfacher ist die Zubereitung gekeimter Getreidekörner in den praktischen Keimapparaten, die in verschiedenen Grössen erhältlich sind.

Gekeimte Getreidekörner eignen sich zur Zubereitung von Müesli, aber auch als Zulage zu Salaten und Rohgemüse.

Rohgemüse und Salate

Bei der Zubereitung von Rohgemüsen und Salaten beachte man drei Punkte:

1. Frische und Qualität

Für alle Diäten und für eine vollwertige Alltagsernährung) sollen nur sonnengereifte, biologisch gezüchtete Gemüse und

Salate verwendet werden. Sie sind nicht nur gesundheitlich, sondern auch geschmacklich am besten. Heute ist das Angebot aus biologisch geführten Betrieben mit Qualitätsgarantie sehr gross; auch in Supermärkten wird Biogemüse angeboten. Natürlich ist es besonders schön, Gemüse und Salate aus dem eigenen Garten zu gewinnen, diese sind noch wertvoller. Kräuter und Tomaten lassen sich auch auf dem Balkon ziehen. Man wähle junge, zarte Blattsalate und Wurzelgemüse, nicht gebleicht, ohne welke Blätter oder angefaulte Strünke. Für eine Heildiät ist es besonders wichtig, nur ganz frische und qualitativ erstklassige Pflanzen zu verwenden. Rohgemüse werden direkt vor dem Essen zubereitet und immer sofort mit der Sauce vermischt. Beim Stehenlassen an der Luft nimmt der Vitamingehalt der zerkleinerten Gemüse und Salate deutlich ab.

2. Gute Reinigung

Biologisch und ohne Jauchedüngung angebaute Gemüse enthalten keine Wurmeier. Trotzdem müssen alle frischen Pflanzen gründlich und sorgfältig gereinigt werden. Dabei ist zu bedenken, dass wasserlösliche Substanzen wie Vitamin C, Vitamine der B-Gruppe und Mineralstoffe und teilweise auch die sekundären Pflanzenstoffe im Wasser ausgelaugt werden, sodass sie nicht lange eingelegt bleiben sollen.

3. Harmonische Zusammenstellung

Jeder Salatteller soll wenn möglich aus dem *Dreiklang: Wurzel-Frucht-Blatt* bestehen. Besonders grüner Blattsalat gehört in der Heildiät immer dazu. Bei den Saucen ist Abwechslung für die verschiedenen Zutaten der Rohkost erwünscht.

Ein farblich schön zusammengestellter Salatteller erfreut nebst dem Gaumen auch das Auge und regt den Appetit an. Kleine Garnituren aus Kräutern, Radieschen, jungen Karotten oder Oliven machen das Rohgemüsegericht noch farbenfroher und festlicher. Die Dreizahl sollte jedoch im Alltag pro Mahlzeit nicht überschritten werden; ein übertriebenes Vielerlei kann die Verdauung stören.

Die Reinigung der Blattgemüse

Bei Kopfsalat, Endivien, Lattich, Eisberg und ähnlichen Grünblattsalaten, bei Weisskraut, Kohl und Rotkraut usw. die Blätter auseinandernehmen und einzeln unter dem laufenden Wasser sorgfältig reinigen. Mehrere Male nachspülen und gut ausschwingen.
Kleinblättrige Salate wie Feld-(Nüssli-) und Schnittsalat, Spinat, Löwenzahn, Kresse, Rucola, Cicorino und Rosenkohl mehrmals in kleinen Portionen durchspülen, Würzelchen und zähe Stiele entfernen.
Chicorée und Cicorino halbieren, äussere Blätter entfernen und gut durchspülen.

Reinigung der Wurzelgemüse

Sellerie, Karotten, Rettich, Radieschen, Randen, Kohlrabi, Schwarzwurzeln. Mit einer Bürste unter dem laufenden Wasser reinigen, schälen und sofort in die fertige Sauce raffeln oder hobeln und gut mischen, damit die Gemüse ihre frische Farbe nicht verlieren.

Reinigung der Gemüsefrüchte

Tomaten waschen und in Schnitze oder Scheiben schneiden. Gurken schälen und klein schneiden oder hobeln. Biologisch gezogene junge Gurken brauchen nicht geschält zu werden.
Für Salate nur junge, zarte Zucchetti verwenden, gut waschen, nicht schälen, in Ringe oder Stäbchen schneiden.

Grüne und gelbe Peperoni (Paprikaschoten) sind weniger scharf als die roten. Waschen, halbieren, Kerne entfernen und klein schneiden. Leider stammen heute Peperoni fast ausschliesslich aus Hors-sol-Anbau.
Blumenkohl und Brokkoli in grössere Stücke zerlegen, rüsten und gründlich unter laufendem Wasser reinigen.
Stangensellerie waschen, schälen, zähe Teile wegschneiden.
Lauch und Fenchel halbieren, rüsten und unter der Brause waschen.

Salatsaucen

Verwenden Sie die verschiedenen Saucen je nach ärztlicher Vorschrift.

Ölsauce (mild)

1 Essl. Öl (Raps-, Sonnenblumen- oder Olivenöl aus erster Kaltpressung, Distelöl, Baumnussöl. Immer ⅓ Leinöl oder Hanföl zugeben.
1 Teel. Zitronensaft oder biol. Obstessig
evtl. Knoblauch, gepresst
1 Teel. frische oder 1 Messerspitze getrocknete Kräuter

Alle Zutaten vermischen und die Sauce sämig schwingen. Sehr schmackhaft wird die Sauce durch einen Spritzer Sojasauce oder Kelpamare.
Diese klassische Salatsauce passt zu allen Blattsalaten (Kopfsalat, Lattich, Kresse usw.) und Fruchtsalaten (Tomaten, Gurken usw.)

Quarksauce*

1 Essl. Magerquark
3 Essl. Buttermilch
½ Teel. Zitronensaft
frische, feingehackte Kräuter

Alle Zutaten mit dem Schwingbesen gut vermischen.
Passt besonders gut zu Wurzelgemüsen (Karotten, Sellerie, Rettich usw.)

Joghurtsauce (streng)*
(für die fettarme Diät)

2–3 Essl. Joghurt
einige Tropfen Zitronensaft
evtl. etwas Zwiebeln, gerieben
evtl. Knoblauch, durchgepresst
1 Teel. frische oder 1 Messerspitze getrocknete Kräuter

Alle Zutaten mit dem Schwingbesen gut vermischen.
Eine erfrischende Sauce zu Kresse oder Spinat, zu Fruchtsalaten (Tomaten, Gurken) und zu Wurzelgemüsen (Kohlrabi, Rettich, Radieschen).

Rahmsauce (streng)*

2 Essl. Sauerrahm
1 Teel. Magerquark
1 Teel. Zitronensaft
ganz wenig Pfeffer
1 Teel. frische oder 1 Messerspitze getrocknete Kräuter

Mit dem Schwingbesen alle Zutaten gut vermischen.
Passt zu fast allen Wurzel- und Fruchtsalaten. Zur Abwechslung kann man den Zitronensaft durch Orangensaft ersetzen, gibt der Rohkost eine neue Note. Zu Sellerie-, Randen- (Rote Bete) oder Chicoréesalat kann man dieser Sauce etwas frisch geriebenen Meerrettich beifügen, schmeckt sehr anregend.

Mandelpüree- oder Sesampüree-Sauce (mild)
(Bei Diätstufe II und III, ohne tierisches Eiweiss)

1 Essl. Mandel- oder Sesampüree
3 Essl. Wasser
1 Teel. Zitronensaft
evtl. Knoblauch, durchgepresst
1 Teel. frische oder 1 Messerspitze getrocknete Kräuter

Sesam- oder Mandelpüree mit dem Wasser langsam glatt rühren und dann die übrigen Zutaten dazugeben.
Diese sehr schmackhafte Sauce passt ausgezeichnet zu Wurzelgemüsen.

Mayonnaise

Mayonnaise klassisches Rezept*
Für 4 Personen

1 Eigelb
1 Essl. Zitronensaft
2 dl Öl
Zwiebel, Kräuter, wenig Kelpamare

Das Eigelb mit einigen Tropfen Zitronensaft gut verquirlen. Unter gleichmässigem Rühren mit dem Schwingbesen das Öl tropfenweise beifügen. Wird die Mayonnaise zu dick, mit etwas Zitronensaft verdünnen. Zuletzt nach Belieben würzen.

Für 1 Portion:
1 Essl. Mayonnaise
1 Teel. Zitronensaft
1 Teel. frische oder
1 Messerspitze getrocknete Kräuter

Alles gut vermischen.

Mayonnaise aus Soja-Vollkornmehl statt Ei (mild)
(Rezept bei veganer Ernährung der Stufen II und III und Verbot von tierischem Eiweiss)
(ergibt 6–8 Portionen)

2 Essl. Soja-Vollkornmehl
6 Essl. Wasser
2 dl Öl

Soja-Vollkornmehl und Wasser zu einer glatten Masse verrühren, Öl langsam unter ständigem Rühren mit dem Schwingbesen beifügen.
Die Mayonnaise kann im Kühlschrank ein paar Tage aufbewahrt werden.

Für 1 Portion braucht man:
1 Essl. Mayonnaise
1 Teel. Zitronensaft
evtl. etwas Senf
1 Teel. frische oder 1 Messerspitze getrocknete Kräuter

Alle Zutaten gut vermischen.
Mayonnaise ist beliebt zu vielen Gemüsefruchtsalaten und Wurzelgemüsen.

Rohgemüse und passende Saucen

Saucen für gemischte Rohgemüse

Chicorée mit Tomatenwürfelchen:
Ölsauce oder Mayonnaise*

Peperoni und Fenchel:
Ölsauce

Fenchel, Chicorée und Tomatenwürfelchen
Mayonnaise*

Fenchel und Karotten
Rahmsauce* oder Mayonnaise

Blumenkohl und Karotten
Rahmsauce oder Mayonnaise

Tomaten und Peperoni
Ölsauce oder Mayonnaise*

Tomaten roh, gefüllt mit Gurken
Ölsauce oder Mayonnaise*
mit Sellerie
Rahmsauce*
mit Blumenkohl
Rahmsauce*

Bei der zweiten und dritten Diätstufe kann Sojarahm und vegane Mayonnaise verwendet werden.

Sauerkrautsalat

Sauerkraut ist ein besonders wertvolles Rohgemüse, vor allem im Winter. Es ist roh leichter verdaulich als gekocht und wirkt galletreibend und desinfizierend. Verwenden Sie nach Möglichkeit das salzarme Bio-Sauerkraut. Eine Beigabe von klein geschnittenem rohem Sauerkraut kann Geschmack und Bekömmlichkeit von gedämpftem Sauerkraut wesentlich verbessern. Für einen Salat wird Sauerkraut gelockert und klein geschnitten, mit einigen Kümmelkörnern oder gemahlenem Kümmel, 3–4 zerkleinerten Wacholderbeeren, gehackter Zwiebel und einem in kleine Streifen geschnittenen Apfel oder klein gewürfelter frischer Ananas vermischt. Als Sauce wählt man Ölsauce. Dazu passen besonders gut Ackersalat (Rapünzchen) und ein rohes Wurzelgemüse.

Gemixte – pürierte Rohgemüse

Schreibt der Arzt „pürierte Kost" vor, so können gewisse Rohgemüse zusammen mit der Sauce im Mixer gemixt werden, dies als Übergang von saftförmiger zu normaler Rohgemüsenahrung. Bei sehr krankem Darm, bei Autoimmunkrankheiten mit Durchfall oder Malabsorption werden pürierte Rohgemüse besser vertragen als Frischsäfte.

Beispiele
1 Tomate 70 g, 1 Handvoll Spinat 30 g, 1 kleine Karotte 70 g, eine Messerspitze Majoran, mit Ölsauce
1 Tomate 70 g, 1 Handvoll Kopfsalat 20 g, 1 kleines Stück Sellerie 20 g, mit Rahmsauce (als Gewürz Liebstöckel)
Randen (Rote Bete) 30 g, Zucchetti 40 g, Kopfsalat 20 g, mit Rahmsauce (als Gewürz Dill)
Sellerie 40 g, Karotten 40 g, Spinat 20 g, Mandelpüreesauce (als Gewürz Rosmarin)

Vorschläge für passende Saucen zu Salaten und Rohgemüse

Art des Salates	Zubereitung	Sauce	Kräuter
Kopfsalat	nicht zerkleinern	Ölsauce	Schnittlauch, Zwiebel
Schnittsalat	nicht zerkleinern	Ölsauce	Schnittlauch, Zwiebel
Endivien	1 cm breite Streifen	Ölsauce	Zwiebel, Petersilie
Feldsalat	nicht zerkleinern	Ölsauce	Zwiebel, Petersilie
Kresse	nicht zerkleinern	Joghurtsauce	Schnittlauch
Spinat	½ cm breite Streifen	Joghurtsauce	Pfefferminze
Kohlsalate	Blätter halbieren	Ölsauce	Schnittlauch, Basilikum
Weisskraut	hobeln	Ölsauce	Liebstöckel, Bohnenkraut, Thymian, Kümmel
Sauerkraut		Öl	Wacholder, Lorbeer
Rosenkohl	hobeln	Ölsauce	Rosmarin, Basilikum

Art des Salates	Zubereitung	Sauce	Kräuter
Wirsing	hobeln	Ölsauce oder Mayonnaise	Liebstöckel, Thymian, Bohnenkraut, Kümmel
Tomaten	Scheiben oder Würfel	Ölsauce oder Joghurtsauce	Basilikum, Thymian oder Origanum
Gurken	hobeln	Ölsauce	Dill
Fenchel	fein schneiden	Rahmsauce oder Ölsauce	Dill, Schnittlauch, Petersilie
Peperoni	feine Streifchen	Ölsauce oder Mayonnaise	Schnittlauch
Rettich	hobeln oder raffeln	Quarksauce	Schnittlauch, Petersilie
Radieschen	hobeln oder fein schneiden	Joghurtsauce	Schnittlauch, Petersilie
Stangensellerie	fein schneiden	Ölsauce oder Mandelpüreesauce	Schnittlauch, Thymian
Zucchetti	Raffeln o. Scheiben	Ölsauce oder Mandelpüreesauce	Dill, Borretsch, Basilikum
Rübchen	fein raffeln	Joghurt- o. Orangensauce	Schnittlauch, Liebstöckel
Sellerie	fein raffeln	Rahmsauce	Ingwer
Randen	fein raffeln	Rahmsauce	Meerrettich
Blumenkohl	Röschen abschneiden	Knoblauchsauce	Schnittlauch
Brokkoli	Storzen raffeln	Knoblauchsauce	Schnittlauch
Chicorée	Streifen schneiden	Rahmsauce	Estragon, Petersilie
Topinambur	raffeln	Mayonnaise	Majoran, Thymian
Kohlrabi	hobeln oder raffeln	Joghurtsauce oder Rahmsauce	Thymian, Liebstöckel
Rotkraut	hobeln	Mandelpürees. etwas geraffelter Apfel	Kümmel, Liebstöckel

Milcharten

Pflanzenmilch soll immer frisch zubereitet werden. Industrielle Fertigprodukte sind minderwertig, oft uperisiert und mit Zutaten versehen, um sie haltbar zu machen. Erhitzte mehrfach ungesättigte Pflanzenöle enthalten freie Radikale und erregen Krebs.

Mandelmilch

Vegetabile Eiweiss-Öl-Nahrung, reich an wertvollen ungesättigten Pflanzenölen, besonders an Linolsäure, welche für die Haut ganz wichtig ist. Mild und lindernd.

1 Essl. Mandelpüree
1 ½ Teel. Honig
1 ½ dl Wasser und ½ dl Obstsaft (bewirkt eine leichte Eindickung)

Mandelpüree und Honig mit dem Schneebesen verrühren und das Wasser tropfenweise zugeben. Zum Schluss den Obstsaft beifügen.

Mandelmilch aus frischen Mandeln

Besonders leicht verdaulich

1 ½ Essl. Mandeln, geschält (keine bitteren!)
1 Teel. Honig
1 ½ dl Wasser

Mandeln, Honig und Wasser im Mixer mischen, evtl. zusätzlich passieren.

Pinienkernmilch

Sehr reich an leicht verdaulichen, den Stoffwechsel schonenden vegetabilen Ölen und Eiweiss

1 ½ Essl. Pinienkerne, gewaschen
1 Teel. Honig
1 ½ dl Wasser

Zubereiten wie Mandelmilch.

Sesammilch

2 dl Wasser (kalt oder warm)
1 gestr. Essl. Sesampüree
1 Teel. Zitronensaft
1 Teel. Honig

Sesampüree und Honig mit dem Schneebesen verrühren und das Wasser tropfenweise zugeben, mischen und zum Schluss den Zitronensaft beifügen.

Sesamrahm

Wie Sesammilch, aber mit weniger Wasserzusatz. Als Rahmersatz bei gekochten Gerichten und bei Desserts.

Sesamfrappé

Wie Sesammilch oder Sesamrahm mit Beigabe von Obstsaft, Süssmost, Obstkonzentraten.

Sojamilch

1 Tasse Sojabohnen
7 Tassen Wasser
1 Essl. Fruchtzucker
Wasser

Sojabohnen waschen und trocknen, in einer Mandelmühle mahlen. 2 Std. einweichen, dann 20 Min. im Einweichwasser unter ständigem Rühren kochen und passieren. Wasser beifügen bis zur Konsistenz der Kuhmilch. Fruchtzucker zugeben und erkalten lassen. Im Reformhaus ist Sojamilch im Tetrapack erhältlich.

Butter, Pflanzenfette und Öle

In der Bircherküche verwenden wir für die Rohkost ausschliesslich kalt gepresste Öle sowie Mandel- und andere Nusspürees, für die Zubereitung gekochter Nahrung auch sparsam frische Butter und ungehärtete Pflanzenfette. Ungesättigte Pflanzenöle sollen grundsätzlich nicht erhitzt werden, da sich dadurch die ungesättigten Fettsäuren in gefährliche Radikale verwandeln können.

Frische Butter

Zum Verfeinern der Gerichte.

Reform-Pflanzenmargarine und Reform-Speisefette

(in der Schweiz z.B. Nussella, Becel, Olima, in Deutschland Vitaquell, Eden)
Sind Pflanzenfett-Emulsionen aus natürlich festen, also ungehärteten Fetten wie Kokosöl oder Palmkernöl in Verbindung mit einem höchstmöglichen Anteil flüssiger Öle und Keimöle, insbesondere Sonnenblumen- oder Olivenöl. Pflanzenfette, die Sonnenblumen oder Rapsöl enthalten sollen nicht erhitzt werden.

Nussmus und Mandelpüree

Besitzen einen sehr feinen nussähnlichen Geschmack. Vielseitig auch als Schonkost verwendbar oder anstelle von frischer Butter oder Pflanzenmargarine zu Gemüsen, Kartoffeln, Reis, Teigwaren.

Sonnenblumenöl kalt gepresst, Maiskeimöl, Distelöl, Leinöl, Olivenöl kalt gepresst biologisch schonend behandelt

Sind reich an ungesättigten Fettsäuren und für die meisten Menschen leichter verdaulich als erhitzte Butter. Die Pflanzenöle sollen aber, wie erwähnt, nicht erhitzt werden, da sich dabei gefährliche Radikale bilden können. Olivenöl darf bis 1700 °C erhitzt werden, da es nur einfach ungesättigte Fettsäuren enthält.

Leinöl

Frisches, kalt gepresstes Leinöl hat einen leichten Eigengeschmack. Es enthält 60 % Omega-3-Fettsäuren, welche für die Modulation des Immunsystems ganz wichtig sind. Man soll täglich mindestens 3-mal 1 Esslöffel Leinöl zu sich nehmen. Es kann dem Müesli zugegeben werden. Die Ölsauce für Salate soll immer 1/3 Leinöl enthalten. Wird der Geschmack ausgeprägt, ist es ranzig und darf nicht mehr verwendet werden. Leinöl muss kühl, gut verschlossen und im Dunkeln aufbewahrt werden. Hingegen ist es als Kur besonders zu empfehlen. Ein Zusatz von Zitronensaft zu Leinöl oder Avocados schützt die Omega-3-Fettsäuren vor Oxidation.

Schonendes Kochen und Dämpfen

Heute wird kaum eine Hausfrau oder Berufstätige auf den Dampfkochtopf verzichten wollen. Man spart viel Zeit und behält die wertvollen Inhaltsstoffe im Gemüse zurück, da man fast kein Wasser zugeben muss. Die in den Rezepten angegebenen Kochzeiten sind ohne Dampfkochtopf berechnet. Die Kochzeit im Dampfkochtopf beträgt nur 1/3 – 1/4 der normalen Kochzeiten.

Bei Suppen lohnt sich der Einsatz des Dampfkochtopfs bei praktisch allen Rezepten ganz besonders.
Auch bei vielen Gemüse- und Kartoffelrezepten kann man im Dampfkochtopf schonend dämpfen und erhält in viel kürzerer Zeit Gerichte, deren Farbe, Aroma, Vitamine und Nährstoffe erhalten bleiben. Man kann bei Gemüse (nicht bei Kartoffeln) die Kochzeiten auch beim konventionellen Dämpfen nach Wunsch verkürzen, wenn man die Gemüse knackiger, „mit Biss“ liebt.
Bei Getreidespeisen ist der Einsatz des Dampftopfs für Sorten mit langen Kochzeiten (z. B. Vollkornreis) empfehlenswert, nicht aber für Teigwaren.

Suppen

Die Rezepte sind für 1 Person berechnet

In den folgenden Suppen- und Gemüserezepten wird sehr viel Gemüsebrühe verwendet. In einem kleinen Haushalt lohnt es sich jedoch nicht, täglich frische Gemüsebrühe zuzubereiten. Stattdessen kann man gewöhnliches Wasser und zum Würzen vegetabile Gemüsebouillonwürfel (auch salzfrei) oder -pasten verwenden. Man muss aber darauf achten, dass diese oft Hefeextrakt enthalten und teils zu salzig sind. Hefeextrakt wird von vielen Menschen nicht vertragen. Dazu beachte man das Resultat der IgG-4-Testung. Rahm* verfeinert Suppen und Gemüse, man kann aber meist auch Milch* oder Sojamilch verwenden.
Wenn eine Weizenallergie besteht, soll das in den Rezepten angegebene Vollkornmehl durch Reis-, Hirse- oder Hafermehl ersetzt werden.

Gemüsebrühe
Als einzige Ausnahme ist dieses Rezept für 4 Personen berechnet

1 Essl. Reform-Pflanzenfett
1 Zwiebel
2 Karotten
1 kleiner Sellerie (150 g)
Kohl, Mangoldblätter
1 Lauchstängel
3–4 l Wasser
½ Lorbeerblatt
1 Prise Meersalz
Liebstöckel, Basilikum oder
andere vorzugsweise frische
oder getrocknete Kräuter

Zwiebel mit der brauner Schale halbieren und Schnittfläche im heissen Fett goldgelb rösten. Die klein geschnittenen Gemüse beifügen und mindestens ¼ Std. zugedeckt, auf kleiner Flamme dämpfen. Mit dem Wasser ablöschen und 2 Stunden auf kleiner Flamme kochen. Nach Belieben würzen.

Gemüsebouillon
3 dl Gemüsebrühe
evtl. wenig Kelpamare
10 g Nussmus oder
Reform-Pflanzenfett
Petersilie, Schnittlauch, frischgehackte
Kräuter

Die nach obigem Rezept zubereitete Gemüsebrühe über Nussmus oder Pflanzenfett und Kräuter anrichten. Evtl. mit Kelpamare nachwürzen. Gemüsebrühe kann portioniert eingefroren werden, damit sie als Zutat stets bereit ist.

Griessklösschen*
10 g Butter
1 ½ Essl. feiner Griess
½–1 Ei*
1 Prise Salz
Majoran, Muskat
6 dl Gemüsebrühe

Die Butter schaumig rühren. Griess und Ei mit der Butter gut vermengen, Salz und Gewürze beifügen und ½ Stunde ruhen lassen. Mit einem Kaffeelöffelchen Klösschen formen, diese in die kochende Gemüsebouillon geben und 15–20 Minuten leicht ziehen lassen.

Reissuppe, klare
½ Essl. Reform-Pflanzenfett
etwas gehackte Zwiebel
1 kleine Karotte
etwas Sellerie und Lauch
1 Essl. Reis
1 Prise Salz
6 dl Gemüsebrühe
Schnittlauch

Zwiebel, fein geschnittene Gemüse und Reis zusammen dämpfen. Heisse Gemüsebrühe zufügen und 15–20 Minuten kochen. Über fein geschnittenen Schnittlauch und Pflanzenfett anrichten.

Reissuppe, gebundene
½ Essl. Reform-Pflanzenfett
etwas Sellerie
1 kleine Karotte
etwas Lauch
1 Essl. Reis
½ Essl. Vollkornmehl
6 dl Gemüsebrühe oder Wasser
Liebstöckel, Petersilie, Basilikum, Majoran
evtl. wenig Sojasauce
½ Essl. Rahm* oder Sesam-Rahm
(Rezept Seite 176)
Schnittlauch

Die fein geschnittenen Gemüse im Fett dünsten. Das Vollkornmehl darüberstreuen, mit der Gemüsebrühe ablöschen und 30 Minuten kochen. Würzen mit Sojasauce und den Kräutern. Rahm und fein geschnittenen Schnittlauch in die Suppenschüssel geben, die Suppe darüber anrichten.

Kräutersuppe
1 Essl. Vollkornmehl* oder Reismehl
1 dl Milch* oder Wasser
5 dl Gemüsebrühe
½ Essl. Rahm* oder Sojarahm
evtl. 5 g Butter oder Pflanzenmargarine oder Nussmus oder
1 Eigelb*
Liebstöckel, Basilikum, Estragon, Majoran, Schnittlauch, evtl. Muskat oder Kümmel

Vollkornmehl mit etwas kalter Milch oder kaltem Wasser anrühren und in die kochende Gemüsebrühe einrühren. 15 Minuten kochen. Mit den Kräutern würzen. Rahm* und evtl. Butter oder Pflanzenmargarine oder Nussmus oder das Eigelb* in die Suppenschüssel geben, Suppe darüber anrichten und verquirlen.

Hafercremesuppe
½ Essl. Reform-Pflanzenfett
2 Essl. feine oder grobe Haferflocken
6 dl Gemüsebrühe
etwas Sellerie
½ Essl. Rahm* oder Sesamrahm (Rezept Seite 176)
evtl. wenig Miso, Schnittlauch, evtl. Muskat oder Kümmel

Haferflocken mit oder ohne Pflanzenfett kurz andämpfen, Gemüsebrühe und Sellerie beifügen. Feine Haferflocken 10 Minuten, grobe mindestens 20 Minuten leise köcheln lassen. Nach Belieben würzen. Rahm* oder Sesamrahm und Schnittlauch in die Suppenschüssel geben und die passierte Suppe darüber anrichten.

Hafergrützsuppe
½ Essl. Reform-Pflanzenfett
2 Essl. Hafergrütze
etwas Zwiebel, gehackt
7 dl Wasser oder Gemüsebrühe
1 dl Milch
etwas Sellerie, in feine Würfelchen geschnitten
1 Prise Meersalz oder wenig Miso
evtl. 1 Essl. Rahm*
Schnittlauch, Petersilie, Majoran oder Borretsch

Zwiebel und Grütze mit oder ohne Pflanzenfett dünsten. Gemüsebrühe und Milch sowie Sellerie beifügen und 45–60 Minuten kochen. Nach Belieben mit Meersalz oder Miso würzen. Rahm* und Kräuter in die Suppenschüssel geben und die fertige Suppe darüber anrichten.

Griesssuppe*
1 Essl. Griess
5 dl Gemüsebrühe
½ Essl. Rahm* oder Sesamrahm (Rezept Seite 176)
1 Eigelb* oder
5 g frische Butter oder Pflanzenfett oder Nussmus
1 Prise Steinsalz oder wenig Kelpamare
Kümmel, evtl. Muskat
Liebstöckel, Basilikum. Majoran, Petersilie, Schnittlauch

Griess in die kochende Gemüsebrühe einrühren, Kelpamare und Kümmel beifügen, ½ Std. köcheln. Mit Kräutern beliebig würzen. Rahm und Eigelb oder Butter oder Pflanzenfett oder Nussmus in die Suppenschüssel geben und die fertige Suppe darüber anrichten.

Tomatensuppe
½ Essl. Reform-Pflanzenfett
etwas Zwiebel, Sellerie und Lauch
1 kleine Karotte
1 Knoblauchzehe
1 Tomate
1 Essl. Vollkornreismehl
6 dl Gemüsebrühe
1 Prise Steinsalz
evtl. etwas Tomatenpüree
1 Prise Fruchtzucker oder Succanat
Rosmarin, Oregano
5 g Butter oder Pflanzenfett oder Nussmus

½ Essl. Rahm* oder Sesamrahm
(Rezept Seite 176)
Schnittlauch

Klein geschnittene Gemüse mit oder ohne Pflanzenfett dämpfen, zuletzt die Tomate beifügen. Vollkornmehl darüberstreuen und mit Gemüsebrühe ablöschen. ½ Stunde köcheln, dann passieren. Gewürze und evtl. etwas Tomatenpüree beifügen. Butter oder Pflanzenfett (oder Nussmus) und Rahm* in die Suppenschüssel geben und die fertige Suppe darüber anrichten. Mit klein geschnittenem Schnittlauch bestreuen. Nach Wunsch 1 Essl. Reis als Einlage in die Suppe geben oder fettlos geröstete Brotwürfelchen darüberstreuen.

Sommerliche Tomatensuppe
4 reife Sommertomaten
1 Prise Fruchtzucker oder Succanat
1 Prise Meersalz
1 Essl. Rahm* oder Sesamrahm
(Rezept Seite 176)

Die Tomaten in Stücke schneiden, kurz aufkochen, würzen und passieren. Rahm dazugeben und die Suppe lauwarm oder kalt servieren.

Verschiedene Gemüsesuppen (Karotten, Spinat, Brokkoli, Blumenkohl)
½ Essl. Reform-Pflanzenfett
etwas gehackte Zwiebel
1 ½ Essl. Vollkornmehl
1 Prise Meersalz
5 dl Gemüsebrühe
1 dl Milch* oder Sojamilch
1 Essl. Rahm* oder Sesamrahm
(Rezept Seite 176)
Gemüse: 1 klein geschnittene Karotte oder 1 kleine Tasse Spinat, gemixt oder fein gehackt, klein gehackter Brokkoli oder Blumenkohl (einige Röschen separat kochen und zurückbehalten)

Zwiebel und Karotten oder Brokkoli oder Blumenkohl mit oder ohne Pflanzenfett dämpfen, Vollkornmehl* oder Reismehl darüberstreuen und leicht mitdämpfen. Mit Gemüsebrühe und Milch ablöschen und 20–40 Minuten köcheln. Bei der Spinatsuppe zum Schluss den Spinat beifügen und nicht mehr kochen. Die fertige Suppe über den Rahm in der Suppenschüssel anrichten. Bei der Brokkoli- und Blumenkohlsuppe die zurückbehaltenen Röschen beifügen.
Würzen:
Für die Karottensuppe Selleriekraut oder Liebstöckel, Rosmarin oder Majoran, 1 Teel. Kümmel.
Für die Spinatsuppe einige Pfefferminzblätter, Petersilie, Schnittlauch, 1 Prise Muskat.
Für die Brokkoli- und Blumenkohlsuppe wenig Basilikum, Petersilie, Schnittlauch, Estragon.

Kerbelsuppe
½ Essl. Reform-Pflanzenfett
etwas Zwiebel
1 mittlere Kartoffel, in Würfel geschnitten
½ Essl. Vollkornmehl* oder Reismehl
5 dl Gemüsebrühe
1 Prise Steinsalz
1 Essl. Kerbel, gehackt
1 Essl. Rahm* oder Sesamrahm

Zwiebel mit oder ohne Pflanzenfett anziehen lassen. Kartoffel beifügen, Vollkornmehl darüberstreuen und mit Gemüsebrühe ablöschen, salzen. ½ Std. kochen und passieren. Kerbel und Rahm* in die Suppenschüssel geben, Suppe darüber anrichten.

Zwiebelsuppe
½ Essl. Reform-Pflanzenmargarine
1 Zwiebel
1 Essl. Mehl* oder Reismehl
5 dl Wasser oder
Gemüsebrühe
1 Teel. Nussmus
Kelpamare
Basilikum, Muskat

Die in Streifen geschnittene Zwiebel in der Pflanzenmargarine gut durchdämpfen, Mehl darüberstreuen und kurz mitdämpfen. Wasser oder Gemüsebrühe beifügen und ½ Stunde kochen. Würzen. Das Nussmus in die Suppenschüssel geben und die Suppe darüber anrichten. Nach Belieben kann man die Suppe passieren.

Kartoffelsuppe
½ Lauch, in feine Streifchen geschnitten
½ Karotte, in feine Rädchen geschnitten
½ Essl. Vollkornmehl* oder Reismehl
5 dl Gemüsebrühe
1 mittlere Kartoffel, klein geschnitten
1 Prise Meersalz oder wenig Miso
Basilikum, Majoran
1 Essl. Rahm* oder Sesamrahm

Lauch und Karotte in wenig Gemüsebrühe dämpfen. Vollkornmehl darüberstreuen, mit der Gemüsebrühe ablöschen. Kartoffel beifügen und weichkochen. Würzen. Basilikum, Majoran und evtl. Rahm in die Suppenschüssel geben und die fertige Suppe darüber anrichten.

Minestra
½ Essl. Reform-Pflanzenfett
2 Essl. Lauch
etwas Zwiebel, fein gehackt
einige Sellerieblätter
½ Teller Mangoldblätter
7 dl Wasser oder Gemüsebrühe
1 Essl. Liebstöckel oder Thymian
½ Knoblauchzehe, ausgepresst
Basilikum, Petersilie, Schnittlauch
1 Prise Steinsalz
15 g Teigwaren* oder Reis
5 g Butter oder Pflanzenmargarine
oder Nussmus

Zwiebel, Lauch, Sellerieblätter und Mangold, alles klein geschnitten, langsam dämpfen. Gemüsebrühe beifügen, würzen und ½ Std. kochen. Teigwaren oder Reis 15–20 Minuten mitkochen. Zum Verfeinern Rahm* oder Nussmus oder Pflanzenmargarine beifügen.

Gemüse

Spinat, gehackt
½ l Gemüsebrühe
200 g Spinat (dicke Stiele entfernen)
¼ Knoblauchzehe, durchgepresst
1 Prise Meersalz
Pfefferminzblätter, Salbei
1 Tasse roher Spinat
evtl. etwas frische Butter oder Reform-Pflanzenmargarine

Spinat in der Gemüsebrühe kurz abwellen, abgiessen, hacken, wiegen oder mixen. Spinat in die Pfanne zurückgeben und heiss werden lassen. Knoblauch, Salz und Kräuter beifügen. Den rohen Spinat sehr fein wiegen oder mixen, vor dem Anrichten beifügen und etwas frische Butter oder Pflanzenmargarine dazugeben.

Spinat, ganze Blätter (en branches)
300 g Spinat (dicke Stiele entfernen, den gröberen Winterspinat evtl. zuerst abwellen)
1 Essl. Pinienkerne
evtl. 1 Essl. Rosinen
1 Prise Steinsalz
Pfefferminzblätter, Salbei, Petersilie
evtl. etwas flüssige Butter oder Reform-Pflanzenmargarine

Spinat nicht zugedeckt auf kleiner Flamme mit ganz wenig Wasser dünsten. Pinienkerne, Gewürze und evtl. Rosinen beifügen und noch kurz weiterdämpfen. Zum Schluss evtl. flüssige Butter oder Pflanzenmargarine daruntermischen.

Lattich
1 Lattich
1 l Wasser
etwas Zwiebel, gehackt
½ Essl. Reform-Pflanzenfett
1 dl Gemüsebrühe
1 Prise Steinsalz
2 Essl. Rahm* oder Sesamrahm

Lattich halbieren, im Wasser halbweich kochen, abtropfen lassen, zusammenlegen und in feuerfeste Form geben. Zwiebel im Pflanzenfett anziehen lassen und über das Gemüse verteilen. Gemüsebrühe und Meersalz beifügen und 30–40 Min. im Ofen schmoren. 5 Min. vor dem Anrichten den Rahm* darübergiessen.

Endiviengemüse
1 grosser Endivienkopf

Zubereitung genau gleich wie beim Lattich.

Chicorée gedämpft
2 Stangen Chicorée
½ Essl. Reform-Pflanzenfett
3 Essl. Gemüsebrühe
1 Prise Steinsalz
Majoran, Thymian
etwas Butter oder Pflanzenmargarine oder Nussmus

Chicoréestangen halbieren und in die Pfanne einschichten. Erwärmtes Pflanzenfett sowie Gemüsebrühe über die Chicorée geben, würzen und zugedeckt auf kleiner Flamme ½ Std. dämpfen. Zum Schluss zerlassene Butter oder Pflanzenmargarine oder Nussmus über das angerichtete Gemüse verteilen.

Krautstiele an Béchamelsauce
3 Stängel Krautstiele
½ Essl. Reform-Pflanzenfett
½ dl Gemüsebrühe
wenig Zitronensaft oder 1 Teel. Mandelpüree
1 Prise Steinsalz
Estragon, Petersilie und Schnittlauch
Béchamelsauce* kann mit Reismehl zubereitet werden (Rezept Seite 196)

Die in 3 cm lange Stücke geschnittenen Krautstiele im Pflanzenfett dünsten, Gemüsebrühe mit Zitronensaft oder Mandelpüree beifügen und zugedeckt auf kleiner Flamme ½–¾ Std. weich kochen, würzen. Das fertige Gemüse mit Béchamelsauce mischen.

Stangensellerie
3–4 Stangen Stangensellerie
½ Zwiebel, gehackt
etwas Apfel, fein geschnitten
1 dl Gemüsebrühe
1 Teel. Mandelpüree
1 Prise Steinsalz oder wenig Sojasauce
Selleriekraut

Die in 8 cm lange Stücke geschnittenen Stangensellerie in eine Pfanne legen. Zwiebel und Apfel ohne Fett leicht andünsten und darüber verteilen. Gemüsebrühe und Mandelpüree beifügen und ½–¾ Std. weich kochen. Würzen.

Überbackener Fenchel mit Frischkäse-Creme*
1 grösserer oder 2 kleine Fenchel
1 Prise Steinsalz
Pfeffer
einige Tropfen Zitrone
1 Frischkäse*

Fenchel vierteln und in wenig Wasser halbweich dämpfen. Die einzelnen Lagen des Fenchels auseinanderziehen und in eine feuerfeste Form legen. Mit Zitronensaft beträufeln, salzen und pfeffern. Den Frischkäse mit 2 Esslöffeln Fenchelsud verrühren und auf dem Gemüse verteilen. Im heissen Ofen überbacken. Statt Frischkäse kann auch etwas Soja- oder Sesamrahm verwendet werden.

Gemüsecurry
1 Essl. Olivenöl
1 Frühlingszwiebel
200 g Gemüse (z.B. Lauch, Karotten, Zucchetti, Spargel)
½ Teel. Vollkornmehl* oder Reismehl
1 Messerspitze (oder mehr, je nach Geschmack) Curry
½ Teel. Gemüsebrühe
½ Orange

1 Teel. Sultaninen
1 Prise Vollzucker (Succanat)
1 Prise Steinsalz, Pfeffer

Die in feine Ringlein geschnittene Frühlingszwiebel im leicht erwärmten Öl anziehen lassen. Mehl und Curry darüber streuen und mit der Gemüsebrühe ablöschen. Die klein geschnittenen Gemüse zugeben und zugedeckt ca. 15 Minuten dämpfen. Von der Orange zwei, drei Schnitze zurückbehalten, den Rest auspressen und die Sultaninen im Saft einlegen. Wenn das Gemüse weich ist, Sultaninen und Orangensaft beigeben, heiss werden lassen und mit Zucker, Salz und Pfeffer abschmecken. Anrichten und die Schnitze darüber verteilen.

Karotten gedämpft
3–4 Karotten
1 dl Gemüsebrühe
1 Teel. Mandelpüree
je 1 Prise Fruchtzucker und Steinsalz
Majoran, Thymian, Rosmarin
Petersilie

Die in Scheiben oder Stängelchen geschnittenen Karotten in der Gemüsebrühe 30–45 Min. dämpfen, evtl. das Mandelpüree beigeben. Würzen. Zum Schluss die gehackte Petersilie darüber streuen.

Erbsen und Karotten
½ Essl. Reform-Pflanzenfett
100 g frische süsse Erbsen, enthülst
1 dl Gemüsebrühe
Majoran, Thymian, Liebstöckel,
Petersilie, Schnittlauch
150 g in Scheiben geschnittene Karotten, nach dem obigen Rezept für gedämpfte Karotten zubereitet.

Erbsen kurz im Pflanzenfett dünsten, Gemüsebrühe beifügen, weich kochen. Würzen. Karotten und Erbsen mischen oder auf der Platte abwechslungsweise anrichten.

Erbsen auf französische Art
¼ Salatkopf oder Lattich
150–200 g Erbsen, enthülst
1 dl Gemüsebrühe
1 Prise Steinsalz
Petersilie, Schnittlauch
Majoran, Thymian, Liebstöckel
10 g Nussmus
1 Teel. Vollkornmehl* oder Reismehl

Den in feine Streifen geschnittenen Salatkopf oder Lattich zusammen mit den Erbsen in der Gemüsebrühe auf ganz kleinem Feuer dämpfen, bis sie weich sind. Würzen. Nussmus mit Vollkornmehl mischen, dazugeben und kurz aufkochen.

Kefen (Zuckererbsen) gedämpft
200 g Kefen
1 dl Gemüsebrühe
1 Prise Steinsalz
1 Prise Vollzucker (Succanat)
etwas Petersilie oder Liebstöckel
Schnittlauch. Majoran, Thymian
frische Butter oder Pflanzenmargarine
oder Nussmus

Kefen und Kräuter in der Gemüsebrühe zugedeckt ½–¾ Std. dämpfen. Würzen und beim Anrichten frische Butter oder Pflanzenmargarine oder Nussmus darüber geben.

Grüne Bohnen mit Tomaten
½ Essl. Reform-Margarine
½ Zwiebel
250 g Bohnen
wenig Knoblauch
Bohnenkraut, Petersilie
1–2 Tomaten
1 Prise Steinsalz
etwas Kümmel, Majoran, Liebstöckel

Die gehackte Zwiebel in der Reform-Margarine dünsten. Die Bohnen, die in kleine Würfel geschnittenen Tomaten und die Kräuter beifügen und ca. 1 Stunde dämpfen, wenn nötig etwas Wasser zugeben. Würzen.

Sellerie, gedämpft
½ Essl. Reform-Margarine
½ Zwiebel
½ Sellerie
1 dl Gemüsebrühe
1 Prise Steinsalz
etwas Zitronensaft, Majoran
1 Teel. Mandelpüree
feinste Apfelscheibchen,
Nüsse

Die gehackte Zwiebel in der Reform-Margarine dünsten, Den in kleine viereckige Scheiben geschnittenen Sellerie mit der Gemüsebrühe beifügen und in ½–¾ Std. weich kochen. Würzen. Zum Verfeinern Mandelpüree beifügen und nach Wunsch auch einige Apfelscheibchen mitdämpfen. Zum Schluss mit gehackten Nüssen bestreuen.

Sellerie mit Béchamelsauce*
1 kleinen Sellerie wie oben zubereiten und zuletzt mit einer Béchamelsauce (Rezept Seite 196) vermischen. Bechamelsauce kann auch mit Reismehl zubereitet werden

Randengemüse (Rote Bete)
Wurzelspitzen und Blätter bis ca. 2 cm abschneiden, gut waschen, ohne die Haut zu verletzen.

350 g Randen
1 dl Gemüsebrühe
je 1 Prise Fruchtzucker und Steinsalz
¼ Lorbeerblatt, Liebstöckel, Kümmel, Muskat
ganz wenig Knoblauch, Petersilie
etwas Zitronensaft, Zitronenmelisse
1 Essl. Vollkornmehl* oder Reismehl, kalt angerührt
1 Essl. Mandelpüree

Die Randen im Dampfkochtopf in ca. 25 Min. weich kochen. Schälen und in feine Scheiben schneiden. In der Gemüsebrühe mit den Kräutern und Gewürzen gut mischen und ¼ Std. leicht kochen. Zum Binden das Vollkornmehl darunter rühren und am Schluss das Mandelpüree beifügen.

Topinambur
250 g Topinambur
etwas Gemüsebrühe
1 Prise Steinsalz
Basilikum
1 Teel. Mandelpüree

Die Topinambur wie Kartoffeln in der Schale (s. Rezept Seite 189) kochen. Schälen, in Scheiben schneiden und in der Gemüsebrühe weich dämpfen. Würzen und zum Verfeinern das Mandelpüree darunter mischen.
Man kann die Topinambur auch mit Béchamelsauce (Rezept Seite 196) und etwas geriebenem Käse anrichten.

Tomatengemüse
4–5 Tomaten
½ Essl. Reform-Pflanzenfett
½ Zwiebel
Fruchtzucker
1 Prise Steinsalz
ein wenig Knoblauch
Rosmarin, Majoran, Basilikum
evtl. 1 Essl. Maizena (Maismehl)
Petersilie oder Schnittlauch oder Dill

Zwiebel und Fruchtzucker im Pflanzenfett in der Bratpfanne leicht bräunen. Die Tomaten mit kochendem Wasser überbrühen und schälen, in Stücke schneiden, zu den Zwiebeln geben und mitdämpfen, bis sie etwas eingekocht sind. Knoblauch und Gewürze beifügen und fertig kochen; zum Binden das Maizena daruntermischen. Über die angerichteten Tomaten reichlich gehackte Petersilie oder andere Kräuter streuen.

Tomaten gedämpft
2–3 Tomaten
1 Prise Steinsalz
10 g Reform-Pflanzenfett oder Butter
¼ Zwiebel, gehackt

Provence-Kräuter (Basilikum, Rosmarin, Thymian, Salbei), Petersilie

Die Zwiebel ohne Fett leicht anziehen lassen. Die halbierten Tomaten auf ein eingefettetes Blech oder in die feuerfeste Form legen. Kleine Stücklein Pflanzenfett oder Butter auf jede Tomatenhälfte geben, ebenso die gedünstete Zwiebel und die Kräuter darüber verteilen. Im Ofen kurz dämpfen.
Nach Belieben werden einige Tomaten gemixt oder ganz fein gehackt, mit Rahm vermischt, rasch aufgekocht und über die angerichteten Tomaten verteilt.

Tomaten, gefüllt
2–3 Tomaten
1 Teel. Reis pro Tomate
1 Prise Steinsalz
Butter oder Pflanzenmargarine oder Nussmus
etwas Zwiebel und Knoblauch
Rosmarin, Majoran, Thymian, Basilikum
Lorbeer, Muskat
evtl. Gemüsebrühe

Von den Tomaten den Deckel abschneiden und aushöhlen. Das Tomatenmark hacken und mit 1 Teel. ungekochtem Reis und den Kräutern und Gewürzen vermischen. Die Masse einfüllen, Butterflöckchen oder Pflanzenmargarine oder Nussmus daraufgeben und die abgeschnittenen Deckel aufsetzen. Im Ofen bei guter Unterhitze 20–30 Min. backen.

Tomaten à la provençale
2 Tomaten
1 Prise Steinsalz
1 Essl. gehackte Petersilie
1 Essl. Paniermehl* oder Reispaniermehl (Brösel)

Tomaten halbieren, mit Meersalz bestreuen, auf ein Blech geben. Paniermehl und Petersilie mischen und mit einem Löffel auf die Tomaten verteilen. Im Ofen 15 Min. backen.

Zucchetti-Tomatengemüse
½ Essl. Reform-Pflanzenfett
½ Zwiebel, gehackt
300 g Zucchetti
50 g Tomaten
1 Prise Steinsalz
Knoblauch, Rosmarin, Majoran, Thymian, Basilikum
Petersilie, Schnittlauch, Dill
evtl. etwas Maizena (Maismehl)
1 Teel. Mandelpüree

Zwiebel im Pflanzenfett anziehen lassen. Zucchetti in Würfel schneiden, Tomaten schälen und ebenfalls in Würfel schneiden. Beide Gemüse zugeben und weich schmoren. Würzen. Wenn sich zuviel Flüssigkeit gebildet hat, wird etwas angerührtes Maizena und 1 Teel. Mandelpüree zuletzt beigefügt.

Peperoni, grüne, gelbe oder rote
Sie eignen sich sehr gut als Beigabe zu anderen Gerichten.
150–200 g Peperoni
½ Essl. Reform-Pflanzenfett
½ Zwiebel, gehackt
1 Prise Steinsalz
Knoblauch, Rosmarin, Majoran, Thymian, Basilikum, Petersilie

Peperoni in Streifen schneiden und zusammen mit Zwiebel, Kräutern und Gewürzen in der Bratpfanne im Pflanzenfett zugedeckt ½ Std. dämpfen.

Ratatouille
50 g Peperoni
100 g Zucchetti
50 g Auberginen
1 Tomate
½ Zwiebel, gehackt
wenig Knoblauch
1 Essl. Reform-Pflanzenfett
1 Prise Steinsalz
Rosmarin, Majoran, Thymian, Basilikum, Petersilie

Peperoni, Zucchetti, Aubergines und Tomate (geschält) in Würfel schneiden. Zwiebel und Knoblauch im Pflanzenfett dämpfen, Gemüse beigeben und 1 Std. zugedeckt dämpfen. Würzen. Wenn zuviel Saft entsteht, abgedeckt einkochen lassen.

Auberginen
Die Auberginen waschen, evtl. schälen
1 Essl. Reform-Pflanzenfett
400–500 g Auberginen
evtl. etwas Gemüsebrühe
Steinsalz
1–2 Tomaten

Die in Würfelchen geschnittenen Auberginen im Pflanzenfett dünsten und weich dämpfen, salzen. Mit einigen Tomatenhälften oder mit etwas Tomatengemüse garnieren.

Artischocken
1 Artischocke
¾ l Wasser
1 Essl. Zitronensaft
1 Prise Steinsalz

Die Stängel dicht an den Artischocken abschneiden. Die untersten harten Blätter entfernen und die Spitzen abschneiden. Halbieren und Blüte herausschneiden, unter dem laufenden Wasser waschen und Schnittfläche mit Zitronensaft einreiben. Wasser zum Kochen bringen, Zitronensaft und Meersalz beifügen und die Artischocke darin weich kochen, ca. ¾ Std. Abtropfen lassen und auf warmer, mit Serviette belegter Platte anrichten.
Mit Joghurtsauce* (Rezept Seite 172) oder Ölsauce servieren.

Spargeln
½ Bund Spargeln
1 l Wasser
1 Prise Steinsalz
geriebener Käse*
Nussmus

Die Spargeln waschen und grosszügig schälen. Grüne Spargeln kann man fast ganz belassen. Wasser zum Kochen bringen, die Spargeln in 20–30 Min. weich kochen (grüne brauchen viel weniger lang), mit dem Schaumlöffel herausnehmen und auf einer mit Serviette belegten Platte anrichten. Geriebenen Käse darüberstreuen und mit flüssigem Nussmus begiessen.
Statt geriebener Käse* kann auch Sojarahm verwendet werden.
Als Variante Sauce Vinaigrette (siehe Rezept 177) dazu servieren.

Blumenkohl oder Brokkoli
(nur aus biologischem Anbau)
1 kleiner Blumenkohl oder Brokkoli (250 g)
1 Teel. Reform-Pflanzenfett
1 Knoblauchzehe
1 dl Gemüsebrühe
1 Prise Steinsalz, Pfeffer
Pinienkerne oder Mandelsplitter

Blätter und Strunk unter der Blume abschneiden. Strunk schälen und in grössere Stücke schneiden, Blume in Röschen teilen. Die gehackte Knoblauchzehe im Pflanzenfett hell dünsten, Blumenkohl oder Brokkoli beifügen und kurz mitdünsten. Mit der Gemüsebrühe ablöschen und etwa 5 Minuten köcheln lassen. Mit Salz und Pfeffer würzen. Pinienkerne oder Mandelsplitter ohne Fett kurz in der Bratpfanne rösten und über das Gemüse verteilen.

Kohlrabi mit Kräutern
1 Kohlrabi
1 dl Gemüsebrühe
1 Essl. zarte Kohlrabiblätter, gehackt
1 Essl. Rahm* oder Sojarahm
Béchamelsauce* (Rezept Seite 196) kann auch mit Reismehl zubereitet werden

Kohlrabi in 4 Stücke, dann in feine Scheibchen schneiden und in der Gemüsebrühe zugedeckt ½–¾ Std. kochen,

zuletzt die Kohlrabiblätter und den Rahm beifügen.
Die Béchamelsauce mit verschiedenen gehackten Kräutern vermischen und über die fertig gekochten Kohlrabi anrichten.

Rosenkohl, gedämpft
½ Essl. Reform-Pflanzenfett
200 g gereinigter Rosenkohl
1 dl. Gemüsebrühe
1 Prise Steinsalz
Muskat, Basilikum

Den Rosenkohl im Pflanzenfett leicht dämpfen, Gemüsebrühe beifügen und ½ Stunde weichdämpfen. Würzen. Evtl. beim Anrichten etwas flüssige Butter darübergeben.

Kohl oder Weisskraut, gedämpft
(bei Blähsucht meiden. Kohl bläht nur wenn gekocht. Alle Kohlarten gut kauen, roher Kohlsaft stets erlaubt!)
½ Essl. Reform-Pflanzenfett
½ Zwiebel, gehackt
250 g junger Kohl
1 dl Gemüsebrühe
evtl. etwas Kelpamare
Muskat, Kümmel, 1 Prise Steinsalz
Basilikum oder Liebstöckel

Zwiebel im Pflanzenfett dünsten, den in 2 cm Streifen geschnittenen Kohl beifügen, dämpfen, bis das Gemüse zusammenfällt. Mit Gemüsebrühe ablöschen und auf kleinem Feuer ½ Std. weich kochen. Würzen.
Grüner, ausgewachsener Kohl muss zuerst kurz in Wasser abgewellt werden.

Kohl, gehackt
(bei Blähsucht meiden)
200 g Kohl
1 l Wasser
½ Essl. Reform-Pflanzenfett
etwas Knoblauch
1 kleinen Essl. Mehl* oder Reismehl
1 dl Gemüsebrühe oder halb Milch*, halb Gemüsebrühe
1–2 Essl. Rahm* oder Sojarahm
Kelpamare, Muskat, Kümmel, Petersilie
1 Prise Steinsalz

Kohl in 4 Stücke schneiden, im Wasser weichkochen, dann abtropfen lassen und fein hacken. Im Pflanzenfett kurz dünsten, etwas fein gehackten Knoblauch und Mehl darüberstreuen und ¼ Stunde kochen, dann Gemüsebrühe oder Milch beifügen und heiss werden lassen.
Würzen. Mit Rahm verfeinern.

Rotkraut
(bei Blähsucht meiden)
½ Essl. Reform-Pflanzenfett
250 g Rotkraut
½ Essl. Zitronensaft
½ Apfel
½ Essl. Reis
1 dl Gemüsebrühe
½ dl Traubensaft oder Süssmost
1 Apfel
etwas Butter
1 Prise Steinsalz

Das feingehobelte Rotkraut im Pflanzenfett dünsten. Zitronensaft, den in feine Scheibchen geschnittenen Apfel sowie den Reis dazugeben und weiterdünsten. Mit Gemüsebrühe und Traubensaft oder Süssmost ablöschen und auf kleiner Flamme zugedeckt 1–1½ Stunde weich dämpfen. Den zweiten Apfel schälen, in Schnitze schneiden, mit Butter bestreichen und auf einem Blech im Ofen schmoren. Zur Garnitur des angerichteten Rotkrauts.

Lauchgemüse
(bei Blähsucht meiden!)
200 g gerüsteter Lauch
½ Essl. Reform-Pflanzenfett
1 dl Gemüsebrühe
½ Essl. Rahm
1 Prise Steinsalz
evtl. etwas geriebener Käse*

Den Lauch in 10 cm lange Stücke schneiden, in die Bratpfanne einschichten,

Pflanzenfett und Gemüsebrühe darübergeben und zugedeckt langsam schmoren. Zuletzt Salz und Rahm beifügen, evtl. geriebenen Käse darüberstreuen.

Salate von gekochten Gemüsen

Karotten, Sellerie, Randen (Rote Bete), Bohnen, Blumenkohl, Brokkoli, Zucchetti, Mangold oder Krautstiele eignen sich besonders gut für diese Salate.
Die Gemüse werden in Gemüsebrühe oder Wasser weich gekocht, abgetropft und klein geschnitten (Würfelchen, Scheibchen, Röschen, Streifen). Mit Salatsauce oder mit Vinaigrette oder Mayonnaise anmachen. Als Gewürz Zwiebeln und gehackte Kräuter.

Kartoffelsalat
200 g Kartoffeln
½ dl Gemüsebrühe
1 Essl. Mayonnaise* (Rezepte Seite 173, 197)
½ Essl. Zwiebeln, gehackt
Borretsch, Schnittlauch, Petersilie, Zitronenmelisse, Majoran, Thymian, Dill

Die Kartoffeln im Dampftopf weich kochen, noch heiss schälen und in Scheiben schneiden. Die heissgemachte Gemüsebrühe darübergiessen und etwas stehen lassen, dann die Mayonnaise daruntermischen. Mit Zwiebel und Kräutern würzen. Anstelle von Mayonnaise kann man Öl, Zitronensaft und Rahm gut verquirlen und mit den Kartoffeln vermischen.

Kartoffelsalat mit Gurken
1 grosse Kartoffel
¼ Gurke
2 Essl. Joghurtsauce* (Rezept Seite 172)
½ Knoblauchzehe
Dill oder Borretsch, Schnittlauch, Petersilie, Zwiebel

Die Kartoffel wie oben beschrieben vorbereiten. Die geschälte Gurke auf grober Raffel raffeln und dazugeben. Mit Joghurtsauce vermischen und mit Zwiebel und Kräutern würzen.
Vor dem Anrichten die Salatschüssel mit der Knoblauchzehe ausreiben.

Salade niçoise*
1 gekochte Kartoffel
1 kleine Tomate
Radieschen
einige Gurkenscheiben
1 hart gekochtes Ei*
1 Essl. Öl
½ Essl. Zitronensaft
1 Prise Steinsalz
Petersilie, Schnittlauch oder Dill, Zitronenmelisse, Borretsch
einige Kopfsalatblätter

Kartoffel, Tomate, Radieschen und das Ei in Scheiben schneiden und zusammen mit den Gurkenscheiben mit der Salatsauce aus Öl, Zitronensaft, Meersalz und Kräutern anmachen. Direkt vor dem Servieren die Kopfsalatblätter in breite Streifen schneiden und mit dem Salat vermischen oder den Salat auf die Kopfsalatblätter anrichten.

Reissalat
50 g Reis
2 dl Wasser
2 Essl. Quarksauce* (Rezept Seite 172) oder Sojasauce
½ Essl. Zwiebel, gehackt
¼ Tomate
Schnittlauch, Petersilie oder Basilikum
einige Salatblätter

Reis im Wasser kochen, kurz abspülen und erkalten lassen. Zwiebel, fein gewürfelte Tomate und Kräuter unter die Quarksauce geben.
Den Reis mit der Sauce vermischen und auf Salatblätter anrichten.

Selleriesalat mit Soja-Mayonnaise
½ kleiner Sellerie
½–1 Essl. Zitronensaft

2 Baumnüsse
evtl. ¼ Apfel
1 Prise Steinsalz
1 Essl. Soja-Mayonnaise
(Rezept Seite 173)

Die rohe Sellerieknolle in streichholzdünne Streifen schneiden oder hobeln. Zitronensaft darüberträufeln, um ein Braunwerden zu verhindern. Die grob gehackten Baumnüsse und den geraffelten Apfel dazugeben und mit der Mayonnaise vermischen.

Gemüsesülzchen
2½ dl Gemüsebrühe
2 g Agar-Agar
einige Tropfen Zitronensaft
etwas Kelpamare
frische Gurkenscheiben
Tomatenwürfelchen
gekochte Brokkoliröschen
gekochte Erbsen
gekochte, klein geschnittene Bohnen

Agar-Agar ist ein pflanzliches Gallertpulver, das anstelle der tierischen Gelatine für Gemüse- und Fruchtköpfchen, Saucen und Puddings usw. verwendet wird.
Das Agar-Agar-Pulver in die lauwarme Gemüsebrühe geben und langsam erhitzen, bis das Geliermittel gut aufgelöst ist. Mit Zitronensaft und Kelpamare würzen. In ausgespülte Förmchen etwas Sulze einfüllen, fest werden lassen. Mit Gemüsescheibchen garnieren, wieder Sulze darübergeben, fest werden lassen usw., bis die Förmchen gefüllt sind.
Die erkalteten Sülzchen stürzen und auf Salatblättern servieren.

Kartoffelgerichte

Kartoffeln in der Schale (Pellkartoffeln)
3–4 kleine Kartoffeln
Wasser

Kartoffeln abbürsten und waschen. Pfanne mit gelochtem Einsatz oder Drahtsieb mit Wasser bis zum Einsatz füllen, Kartoffeln hineingeben, zudecken und 30–40 Minuten kochen. Im Dampfkochtopf sind sie in 8–10 Minuten weich.

Backkartoffeln
3–4 kleine Kartoffeln
1 Essl. Öl
Butter oder Nussmus

Die Kartoffeln abbürsten, waschen. Auf der oberen Seite die Haut 3–4-mal einritzen, mit Öl bepinseln und auf eingefettetem Blech bei mittlerer Hitze 30–40 Min. backen. Auf die fertigen Kartoffeln je ein Stückchen Butter oder Nussmus geben.

Quarkkartoffeln*
3–4 kleine Kartoffeln
50 g Magerquark
1–2 Essl. Milch* oder Rahm*
Schnittlauch oder Kümmel oder Majoran
1 Prise Steinsalz

In die obere Seite der Kartoffeln eine Rille schneiden und zubereiten wie Backkartoffeln. Für die Füllung Quark mit Milch oder Rahm schaumig rühren und Gewürze beifügen. Mit einem Löffel über die Rille der gebackenen Kartoffeln verteilen oder mit dem Dressiersack aufspritzen.

Kümmelkartoffeln
2–3 mittelgrosse, längliche, schmale Kartoffeln
1 Teel. Kümmel
1 Prise Steinsalz
1 Essl. Öl

Die Kartoffeln abbürsten, waschen und durch die schmale Mitte halbieren. Kümmel mit Steinsalz vermischen und auf die Schnittflächen streuen. Die Kartoffeln mit der Schnittfläche nach unten auf ein gefettetes Blech legen, mit Öl bepinseln und ¾ Std. bei mittlerer Hitze backen.

Bouillonkartoffeln
250 g Kartoffeln
1–2 dl Gemüsebrühe
1 Prise Steinsalz
Liebstöckel, Thymian
10 g Butter oder Pflanzenmargarine oder Nussmus

Kartoffeln waschen, schälen, halbieren oder in Stücke schneiden und in der Gemüsebrühe mit Steinsalz und den Gewürzen weich kochen. Butter oder Pflanzenmargarine oder Nussmus über die angerichteten Kartoffeln verteilen.

Rahmkartoffeln*
200 g Kartoffeln
Zwiebel, gehackt
1 dl Gemüsebrühe
1 Prise Steinsalz
½ dl Rahm*, evtl. Milch*
Thymian, Muskat
Petersilie

Kartoffeln schälen, in Scheibchen schneiden, zusammen mit der Zwiebel ohne Fett kurz anziehen lassen und mit der Gemüsebrühe und den Gewürzen weich kochen. Zuletzt Rahm oder Milch beifügen. Die angerichteten Kartoffeln mit gehackter Petersilie bestreuen. Kann auch mit Sojarahm zubereitet werden.

Kartoffeln mit Tomaten
200 g Kartoffeln
½ kleine Zwiebel
1 dl Gemüsebrühe
1 kleine Tomate
1 Prise Steinsalz
1 Essl. Rahm* oder Sesamrahm (Rezept Seite 176)
Majoran oder Rosmarin oder Thymian

Die gehackte Zwiebel und die geschälten, in Scheiben geschnittenen Kartoffeln ohne Fett kurz anziehen lassen, dann mit der Gemüsebrühe halbweich kochen. Die geschälte Tomate in Schnitze schneiden, beifügen und fertig kochen. Würzen. Zuletzt Rahm oder Sesamrahm dazugeben.

Kartoffelschnee
4 Kartoffeln
Wasser
getrocknete Tomaten
Butter oder Pflanzenmargarine oder Nussmus

Kartoffeln waschen, schälen, in Stücke schneiden und im Dampf mit wenig Wasser weich kochen. Durch die Kartoffelpresse direkt auf eine warme Platte spritzen. Flüssige Butter oder Pflanzenmargarine oder Nussmus darüber geben und mit fein geschnittenen getrockneten Tomaten garnieren.

Kartoffelpüree
4 Kartoffeln
wenig Wasser
1 dl Milch* oder Sojarahm
Muskat
evtl. 1 Essl. Rahm*
1 Prise Steinsalz
fein gehackter Majoran, fein gehackter Kümmel
etwas Knoblauch
getrocknete Tomaten

Kartoffeln schälen, in Stücke schneiden und im Dampf weich kochen. Durch die Kartoffelpresse passieren. Milch erwärmen, das Kartoffelpüree dazugeben, schaumig rühren und würzen. Evtl. mit Rahm* verfeinern. Auf heisser Platte anrichten und mit den fein geschnittenen getrockneten Tomaten oder mit goldgelb gerösteten Zwiebelringen garnieren.

Kartoffelpfluten
4 Kartoffeln
1 dl Milch* oder Sojamilch
10 g Butter
10 g Butter oder Nussmus
1 Prise Steinsalz
Muskat

Die Kartoffeln zubereiten wie Kartoffelpüree, mit Steinsalz und Muskat würzen. Kleine Schöpfkelle in heisse Butter tauchen, Pfluten ausstechen und auf heisser Pfanne anrichten. Weitere Butter oder Nussmuss darübergeben.

Schmorkartoffeln
2 kleine Kartoffeln
wenig Wasser
1 Prise Steinsalz
1 dl Gemüsebrühe
1–2 Essl. Rahm* oder Sesamrahm (Rezept Seite 176) oder Nussmus
Muskat, Thymian
Petersilie

Kartoffeln schälen und halbieren, im Dampf halbweich kochen. Mit der Schnittfläche nach unten in eine feuerfeste Platte legen. Gemüsebrühe darübergiessen, würzen und im Ofen schmoren, bis die Flüssigkeit eingekocht ist. Rahm* oder Nussmus darübergeben und mitschmoren, bis die Kartoffeln leicht gebräunt sind. Mit der Schnittfläche nach oben anrichten und mit gehackter Petersilie bestreuen.

Kartoffelschnitten mit Spinat
1 grosse Kartoffel
1 dl Gemüsebrühe
1 Prise Steinsalz
100 g Spinat
etwas Butter oder Pflanzenmargarine oder Nussmus
Knoblauch, Petersilie, Schnittlauch
evtl. Pfefferminze oder Salbei, Muskat

Die geschälte Kartoffel der Länge nach in 1 cm dicke Scheiben schneiden und sorgfältig weich kochen. Auf ein bebuttertes Blech legen. Den Spinat zubereiten wie Blattspinat (Rezept Seite 181), würzen und auf die Kartoffeln verteilen. Evtl. geriebenen Käse* darüberstreuen und Butter oder Pflanzenmargarine oder Nussmus in kleinen Stückchen darauflegen. Kurz im Ofen überbacken.

Lyoner Kartoffeln
1 Essl. Reform-Margarine
½ Essl. Olivenöl
3 kleine Kartoffeln
1 kleine Zwiebel

Reform-Margarine und Öl erhitzen. Die geschälten, in Scheiben geschnittenen Kartoffeln im heissen Fett halbweich kochen. Die in Streifen geschnittene Zwiebel beifügen und fertig backen.

Kartoffelstängelchen (roh gebraten)
3 grosse Kartoffeln
½ Essl. Reform-Margarine oder
½ Essl. Olivenöl
1 Prise Steinsalz
Muskat, Rosmarin

Die Kartoffeln schälen, in Stängelchen schneiden und in einem Tuch trocknen. Margarine oder Öl erhitzen und die Stängelchen hineingeben. Kurze Zeit zugedeckt und dann etwa ½ Stunde abgedeckt weiterbraten. Salzen und würzen.

Kartoffel-„Gulasch"
1 Zwiebel
1 grosse Kartoffel
1 grüne Peperoni
1–2 dl Wasser
1 Prise Steinsalz
Majoran, Thymian, Rosmarin, Petersilie

Zwiebel und Kartoffel in kleine Würfel, Peperoni in Stücke schneiden und zusammen, mit dem Wasser bedeckt, in ca. 15 Minuten weich kochen. Kräftig würzen und anrichten.

Ayurvedische Kartoffeln
(ein apartes, sehr aromatisches Gericht, für 3–4 Portionen)
5 grosse Kartoffeln
½ Liter Sojamilch
1 Packung Soja-Creme (Ersatz für Crème fraîche)
je 1 Bund frischer Dill, frischer Schnittlauch, frische Petersilie
½ Zitrone, ausgepresst
1–2 Teel. Kurkuma
½ Teel. Curry
Sojasauce

Die gut gebürsteten Kartoffeln in dicke Scheiben schneiden und ca. 5 Minuten kochen. Inzwischen in einer Pfanne die Sojamilch, vermischt mit der Soja-Creme, langsam erhitzen (auf keinen Fall kochen!). Kurkuma nach Geschmack und Curry darunterrühren und mit Sojasauce abschmecken. Die Kartoffelscheiben in die Sauce legen und ca. 10 Minuten leicht köcheln lassen. Zum Schluss die frischen klein gehackten Kräuter über die Kartoffeln streuen und sofort servieren.

Getreidespeisen

Japanischer Reis
80 g Vollreis
1½–2 dl Gemüsebouillon
1 Prise Steinsalz
10 g Butter oder Pflanzenmargarine oder Nussmus
1 kleine geschälte Zwiebel, mit Lorbeerblatt und Gewürznelke besteckt

Den Reis in die kochende Bouillon mit besteckter Zwiebel geben und 40 Minuten kochen. Erkalten lassen, Zwiebel entfernen. Den Reis im Ofen wieder heiss werden lassen und beim Anrichten erwärmte Butter oder Pflanzenmargarine oder Nussmus darübergeben.

Risotto
80 g Vollreis
½ Essl. Reform-Margarine
1 Essl. Zwiebel, gehackt
2 dl Gemüsebrühe oder Wasser
1 Prise Steinsalz
getrocknete Pilze
frische Kräuter nach Geschmack, Rosmarin
10 g frische Butter oder Pflanzenmargarine oder Nussmus
evtl. 10 g Parmesan*

Zwiebel in der Margarine anziehen, Reis beifügen und dünsten, bis er glasig ist. Gemüsebrühe oder Wasser heiss dazugeben und al dente (30–40 Minuten) kochen. Die fein gehackten, getrockneten Pilze und Kräuter beigeben und etwas mitkochen. Zuletzt Butter oder Pflanzenmargarine oder Nussmus und geriebenen Parmesan" mit der Gabel daruntermischen.

Safranreis
Zubereitung wie Risotto. Eine Messerspitze Safranpulver mit etwas Bouillon auflösen und beifügen.

Riz créol mit Gemüsen
½ Essl. Reform-Pflanzenfett
80 g Vollreis
2 Essl. Gemüse, sehr fein gewürfelt (Lauch, Sellerie, Karotten)
2 dl Gemüsebrühe
1 Prise Steinsalz
frisch gehackte Kräuter nach Geschmack

Reis und Gemüse andämpfen, heisse Gemüsebrühe und die Kräuter dazugeben und 30–45 Min. kochen.

Tomatenreis
80 g Vollreis
½ Essl. Reform-Margarine
1 Essl. Zwiebel, gehackt
wenig Knoblauch, ausgepresst
1 grosse Tomate
ca. 1 dl Gemüsebrühe

1 Prise Steinsalz
Rosmarin, Majoran, Muskat
evtl. Basilikum
etwas Vollzucker (Succanat)
10 g Butter oder Pflanzenmargarine

Zwiebel und Knoblauch in der Margarine anziehen, Reis beifügen und dünsten, bis er glasig ist. Geschälte, in Würfel geschnittene Tomate beigeben. Gemüsebrühe dazugiessen, Gewürze beifügen und 30–45 Min. kochen. Zuletzt frische Butter oder Pflanzenmargarine daruntermischen.

Reis mit Zucchetti
½ Essl. Reform Pflanzenfett
80 g Vollreis
1 Essl. Zwiebel, gehackt
150 g zarte Zucchetti
1 Prise Steinsalz
1 ½ dl Gemüsebrühe oder Wasser
frisch gehackter Dill
10 g Butter oder Pflanzenmargarine
oder Nussmus

Zucchetti in Würfel schneiden. Weitere Zubereitung wie Tomatenreis (s. oben).

Reis mit Spinat
80 g Vollreis
½ Essl. Reform-Margarine
100 g Spinat
etwas Zwiebel, gehackt
2 dl Gemüsebrühe oder Wasser
1 Prise Steinsalz
Muskat und Pfefferminze
10 g frische Butter oder Pflanzenmargarine oder Nussmus

Spinat grob schneiden. Weitere Zubereitung wie Tomatenreis (s. oben).

Reis mit Erbsen (Risi bisi)
80 g Vollreis
150 g zarte Erbsen, enthülst
½ Essl. Reform-Margarine
etwas Zwiebel, gehackt
je 1 Prise Fruchtzucker und Meersalz
½ dl Gemüsebrühe
etwas Zwiebel, gehackt
1 ½–2 dl Wasser
10 g Butter oder Pflanzenmargarine
oder Nussmus
Petersilie

Zwiebel mit Fruchtzucker und Steinsalz in der Margarine dünsten. Die Erbsen beifügen und leicht mitdämpfen, dann Gemüsebrühe zugiessen und die Erbsen weich kochen. In einer separaten Pfanne einen Risotto (nach obigem Rezept) zubereiten. Zuletzt die gekochten Erbsen daruntermischen. Über den angerichteten Reis Butter oder Pflanzenmargarine oder Nussmus und gehackte Petersilie geben.

Reisauflauf mit Tomaten
½ Essl. Reform-Pflanzenfett
80 g Vollreis
2 kleine Tomaten
etwas Zwiebel, gehackt
2 Essl. Gemüse (Lauch, Sellerie, Karotten)
1 ½ dl Gemüsebrühe
1 Prise Steinsalz
Petersilie, Liebstöckel
10 g Butter oder Pflanzenmargarine

Zwiebel und sehr fein gewürfeltes Gemüse kurz dünsten, den Reis beifügen und glasig werden lassen. Mit heisser Gemüsebrühe ablöschen, würzen und 30–45 Min. kochen. Den fertigen Reis und die in Scheiben geschnittenen Tomaten lagenweise in eine feuerfeste Form schichten, mit Flöckchen von Butter oder Pflanzenmargarine belegen und 10 Min. im Ofen backen.

Indisches Reisgericht
80 g Vollreis
2 dl Gemüsebrühe
1 Prise Steinsalz
1 kleine Banane
1 kleiner Apfel
1 Essl. Rosinen
1 Teel. Sonnenblumenkerne

1 Teel. Sesamsamen
Safran, Curry, frische Ingwerwurzel

Reis mit Gemüsebrühe und 1 Prise Steinsalz nicht ganz weich kochen (ca. 30–40 Minuten). Die in Scheiben geschnittene Banane, den geschälten und blättrig geschnittenen Apfel samt Rosinen unter den Reis mischen und 5–10 Min. weiter kochen. Nach Geschmack mit Safran, Curry und geriebener Ingwerwurzel würzen. Sonnenblumenkerne und den ohne Fett leicht gerösteten Sesam darüberstreuen.

Griessbrei*
50 g Griess
3 dl Milch*
2 dl Wasser
1 Prise Steinsalz
1 Essl. Sesamrahm (Rezept Seite 176)
je 1 Essl. Fruchtzucker und Zimt

Griess in die kochende Flüssigkeit einrühren, salzen und 15–20 Min. kochen. Über den angerichteten Griessbrei den Rahm verteilen und mit Fruchtzucker mit Zimt gemischt bestreuen.

Polenta
½ Essl. Olivenöl
50 g Maisgriess, mittelfein
3 dl Wasser
Muskat
1 Prise Steinsalz
½ Essl. frische Butter oder
Pflanzenmargarine oder Nussmus

Die Pfanne mit dem Öl einölen. Wasser zum Kochen bringen und den Mais einrühren. 5 Min. auf schwachem Feuer unter stetigem Rühren kochen. Würzen und 45–60 Min. auf kleinem Feuer fertig kochen. Zuletzt Butter oder Pflanzenmargarine oder Nussmus untermischen. Nach Belieben können auch ohne Fett geröstete Zwiebelscheiben darübergegeben werden.

Maisschnitten*
50 g Mais
20 g Griess*
3½ dl Wasser
1 Essl. Reform-Pflanzenfett
Muskat
Schnittlauch, Petersilie, Basilikum

Mais, Griess und Wasser zu Polenta verarbeiten, würzen. Den fertigen Brei auf einem Brett etwa 1½ cm dick ausstreichen, erkalten lassen. Verschobene Vierecke schneiden und im erhitzten Fett beidseitig goldgelb backen.

Hirsotto
½ Essl. Reform-Pflanzenfett
50 g Hirse
1 Essl. Zwiebel, gehackt
1½ dl Gemüsebrühe
½ Zwiebel
1 Prise Steinsalz

Zwiebel und heiss abgespülte Hirse im Pflanzenfett glasig dünsten, die heisse Gemüsebrühe beifügen, salzen und 20 Min. kochen. Beim Anrichten Zwiebelstreifen oder Zwiebelringe, ohne Fett geröstet, darüber verteilen.

Hirsotto mit Gemüse
40 g Hirse
1 Essl. Zwiebel, gehackt
2 Essl. Gemüsewürfelchen
(Lauch, Sellerie, Karotten oder Karotten und Erbsen)
1½ dl Gemüsebrühe
etwas Kelpamare
Rosmarin
evtl. 1 Essl. geriebener Käse*
10 g frische Butter oder Nussmus

Zwiebel, Gemüsewürfelchen und heiss abgespülte Hirse glasig dünsten. Heisse Gemüsebrühe dazugiessen, würzen und 20 Min. kochen. Beim Anrichten evtl. geriebenen Käse* und Butter- oder Nussmus-Flöckchen darübergeben.

Schrotbrei
2 Essl. Schrot (Weizen*, Hafer, Roggen)
3 Essl. Wasser
1 Prise Steinsalz

Den Schrot 12 Stunden einweichen. Dann mit dem Wasser aufsetzen und 10 Min. kochen oder ½ Std. im Wasserbad kochen. Salzen

Nudeln, Spaghetti, Makkaroni usw.*
Bei einer Heildiät sollte man keine Eierteigwaren verwenden. Es gibt ja nebst den bekannten italienischen Teigwaren aus Hartweizen ausgezeichnete Vollkornteigwaren, Sojateigwaren, Dinkelteigwaren. Dazu findet man unzählige Saucen, die allerdings oft viel Fett (Öl, Butter, Käse*, Rahm*) enthalten.
Am bekömmlichsten sind die al dente gekochten Teigwaren mit einer klassischen oder einfachen Tomatensauce (s. Rezepte im Kapitel Saucen).

Spätzle oder Knöpfli (ohne Ei)
60 g Vollkornmehl“ oder Reismehl
20 g Sojamehl
1 dl Milchwasser*
1 l Wasser
1 Prise Steinsalz
1 Essl. Reform-Pflanzenmargarine
Zwiebelstreifen
Schnittlauch und Petersilie

Vollkorn- und Sojamehl und Milchwasser gut mischen und klopfen, bis der Teig Blasen wirft, dann mindestens 1 Std. ruhen lassen.
Wasser mit Steinsalz zum Kochen bringen. Den Teig portionenweise durch ein grob gelochtes Sieb ins kochende Wasser streichen oder auf ein Holzbrettchen geben und mit einem Messer feine Streifen ins kochende Wasser fallen lassen. Knöpfli oder Spätzle ziehen lassen, bis sie an die Oberfläche steigen. Mit einem Schaumlöffel herausnehmen und auf einer heissen Platte anrichten. Nach Wunsch mit in Pflanzenmargarine (oder ganz ohne Fett) gerösteten Zwiebelstreifen, Schnittlauch und Petersilie verfeinern.

Spinat- oder Tomatenknöpfli*
70 g Vollkornmehl* (davon ⅓ Sojamehl)
1 Ei*
1 dl Milchwasser*
1 Handvoll Spinat, roh, gehackt
oder 1 Teel. Tomatenpüree
1 dl Wasser
1 Prise Steinsalz
Schnittlauch und Petersilie

Vollkorn- und Sojamehl, Ei und Wasser zu einem glatten Teig verarbeiten und 1 Stunde ruhen lassen. Knöpfli oder Spätzli zubereiten wie obiges Rezept, den Spinat oder das Tomatenpüree beifügen. Würzen mit Schnittlauch und Petersilie.

Haferflockenbrätlinge
½ Essl. Reform-Margarine
1 Essl. gehackte Zwiebel
2 Essl. klein geschnittenen Lauch, Sellerie, Spinat
50 g Haferflocken
½ dl Gemüsebrühe
Pflanzenmargarine oder Olivenöl
Pfefferminze oder Salbei

Zwiebel und Gemüse in der Margarine dünsten, Haferflocken und Gemüsebrühe beifügen und zu dicklichem Brei kochen. Würzen. Auf einem Brett ca. 1 cm hoch ausstreichen und erkalten lassen. Rechtecke schneiden. Margarine oder Öl erhitzen und die Brätlinge auf beiden Seiten goldgelb backen.

Saucen

Bei einer Heildiät sind die Saucen ein schwieriges Kapitel, denn fast alle Rezepte enthalten viel Fett (Butter, Öl, Rahm) sowie Käse und Eier. Auf jeden Fall sollte man die Verbindung von heissem Fett und Mehl (Béchamelsauce) meiden; diese Mischung ist für die Verdauung sehr belastend. Wir haben hier ein paar erlaubte Rezepte zusammengestellt, wobei einige von den klassischen abweichen – nichtsdestotrotz ausgezeichnet schmecken!

Klassische Béchamelsauce (Rezept 1)
½ Essl. Reform-Pflanzenfett
½ Essl. Butter
1 Essl. Mehl* oder Reismehl
½ dl Milch* oder Sojamilch
½ dl. Gemüsebrühe oder Wasser
1 Prise Steinsalz, Muskat
frisch gemahlener weisser Pfeffer

Butter und Pflanzenfett erwärmen, das Mehl hineinsieben und leicht dünsten. Milch und Gemüsebrühe langsam unter ständigem Rühren beifügen. 20 Minuten kochen. Salzen und würzen.

Béchamelsauce ohne Ei (Rezept 2)
Für 4 Personen:
2–3 Essl. Weizenmehl* oder Reismehl
1 l Milch* oder Sojamilch
1 Lorbeerblatt
1 Essl. Gemüsebrühe
1 geriebene Zwiebel
je 1 Prise Steinsalz, Muskat und frisch gemahlener weisser Pfeffer
gehackte Petersilie

Das Mehl ohne Fett kurz rösten, bis es duftet (es darf nicht dunkel werden), dann leicht abkühlen lassen. Unter ständigem Rühren die Milch* beifügen, Lorbeerblatt, Gemüsebrühe und Zwiebel dazugeben und alles aufkochen. Würzen. Nach ca. 5 Minuten das Lorbeerblatt entfernen, die Sauce anrichten und mit Petersilie bestreuen.

Aus dieser Grundsauce lassen sich viele Varianten herstellen, z.B.

Meerrettichsauce: zum Schluss 10 g fein geraffelten Meerrettich beigeben und die Sauce noch 5 Min. fertig kochen.
Kapernsauce: die fertige Sauce mit ganzen oder gehackten Kapern und Zitronensaft abschmecken.
Olivensauce: die Sauce mit 4–5 Essl. Tomatenmark und 2 Essl. gehackten Oliven rasch aufkochen. Evtl. mit einer Messerspitze Cayennepfeffer nachwürzen.
Kräutersauce: unter die fertige Sauce viel fein gehackte Kräuter wie Petersilie, Liebstöckel, Kerbel, Basilikum, Estragon, Origano usw. mischen.
Champignonsauce: unter die fertige Sauce 3–4 Essl. feinst gehackte rohe Champignons mischen und mit Zitronensaft abschmecken.

Béchamelsauce (Rezept 3)
Für 4 Personen:
2 Essl. Weizenmehl* oder Reismehl
½ l Sojamilch
1 Lorbeerblatt
1 fein geriebene Zwiebel
2 Teel. Rotes Miso
je 1 Prise Pfeffer und Paprika
gehackte Petersilie

Den Weizen* ohne Fett kurz rösten, bis er aromatisch duftet. Etwas abkühlen lassen, dann unter ständigem Rühren die Sojamilch zugiessen, Lorbeerblatt und Zwiebel beifügen und alles knapp 5 Min. kochen lassen.
Das Miso darunterrühren, das Lorbeerblatt entfernen und die Sauce mit Pfeffer und Paprika abschmecken. Gehackte Petersilie darüberstreuen.
(Miso ist eine fermentierte Sojabohnenpaste, die sich ausgezeichnet zum Würzen eignet und ähnlich wie die bekannte Sojasauce schmeckt, aber kein Kochsalz enthält.)

Tomatensauce, klassisches Rezept
½ Essl. Reform-Pflanzenfett
1 Essl. Zwiebel
½ Knoblauchzehe, durchgepresst
2 Essl. Karotten, Sellerie, Lauch
2 kleine Tomaten
1 Prise Steinsalz
1 Prise Vollzucker (Succanat)

1 Teel. Tomatenpüree
1 ½ dl Gemüsebrühe oder Wasser
Lorbeerblatt, Rosmarin, Thymian

Gehackte Zwiebel, durchgepressten Knoblauch und grob geschnittenes Gemüse im Pflanzenfett gut dämpfen. Die in Stücke geschnittenen Tomaten und das Tomatenpüree mitdämpfen. Gemüsebrühe oder Wasser beifügen, würzen und ½ Std. leise köcheln lassen. Auf Wunsch passieren.

Tomatensauce auf einfache Art
3 Tomaten
je 1 Prise Steinsalz und Vollzucker (Succanat)
Schnittlauch, Basilikum
1 Essl. Olivenöl

Tomaten in Stücke schneiden, weich dämpfen, würzen und auf Wunsch passieren. Zum Verfeinern etwas Olivenöl beigeben.

Zwiebelsauce
½ Essl. Reform-Margarine
1 kleine Zwiebel
1 Essl. Mehl* oder Reismehl
1 dl. Gemüsebrühe
etwas Nussmus
Muskat, Miso oder Kelpamare

Die in Streifen geschnittene Zwiebel in der Margarine dünsten, Mehl darüberstreuen und mit Gemüsebrühe ablöschen. 20 Minuten kochen. Würzen. Die fertige Sauce evtl. passieren und etwas Nussmus zum Verfeinern beigeben.

Braune Sauce
½ Essl. Reform-Pflanzenfett
1 Essl. Mehl* oder Reismehl
1 dl Gemüsebrühe
Nelkenpulver, Zitronensaft, Muskat

Das Mehl kastanienbraun rösten, abkühlen. Die Gemüsebrühe beifügen und 20 Minuten kochen. Würzen.

Mayonnaise klassisches Rezept*
1 Eigelb*
1 Essl. Zitronensaft
2 dl Öl
1 Prise Steinsalz
Zwiebel, Kräuter, wenig Kelpamare

Das Eigelb mit einigen Tropfen Zitronensaft gut verquirlen. Unter gleichmässigem Rühren mit dem Schwingbesen das Öl tropfenweise beifügen. Wird die Mayonnaise zu dick, mit etwas Zitronensaft verdünnen. Zuletzt nach Belieben würzen.

Remouladensauce klassisches Rezept*
Für 4 Personen:
Mayonnaise, nach obigem Rezept*
1 hart gekochtes Ei*, gehackt
1 Essl. Cornichons, gehackt
einige Kapern
1 Teel. Petersilie, gehackt
Tomatenwürfelchen

Die verschiedenen Zutaten mit der fertigen Mayonnaise vermischen, die Tomatenwürfelchen als Garnitur verwenden.

Mayonnaise ohne tierisches Eiweiss
Siehe Rezept Seite 173

Remouladensauce ohne tierisches Eiweiss
Für 4 Personen:
Mayonnaise ohne tierisches Eiweiss (Rezept Seite 173) zubereiten und mit 1 Essl. gehackten Cornichons, einigen Kapern und gehackter Petersilie vermischen. Zum Garnieren Tomatenwürfelchen.

Vinaigrette
Für 4 Personen:
2 Essl. Olivenöl
2 Essl. Arachideöl
2 ½ Essl. Zitronensaft
2 Essl. Wasser oder Gemüsebrühe
½ Zwiebel, gehackt
1 Ei, hart gekocht, gehackt
1–2 Cornichons, gehackt oder fein gewiegt

Petersilie oder Schnittlauch
1 Essl. Tomatenwürfelchen
1 Prise Steinsalz.

Öl, Zitronensaft und Gemüsebrühe sämig schwingen, dann die weiteren Zutaten beifügen, gut vermischen.

Belegte Brötchen

Belegte Brötchen sind allgemein beliebt, als Vorspeise oder für ein sommerliches Abendessen, auch als Proviant für Wanderungen und Reisen oder als Mittagsverpflegung im Büro.
Aufstriche und Zutaten lassen sich auf immer neue Weise variieren, es stehen auch verschiedene vollwertige Brotsorten zur Verfügung, teilweise bereits vorgeschnitten.
Die Rezepte sind hier für 4 Personen berechnet.

Grundaufstriche

Bei strenger Diätform die Brötchen nur mit Quark* oder mit Pflanzenmargarine bestreichen und mit Rohkost belegen.

Guacamole (Avocadomousse)
2 reife Avocados
Saft von ½ Zitrone
½ kleine Zwiebel, gehackt
2 Knoblauchzehen, durchgepresst
evtl. Steinsalz und weisser Pfeffer

Das herausgelöste Fruchtfleisch der Avocados mit dem Zitronensaft im Mixer pürieren. Zwiebel und Knoblauch darunter mischen und mit Steinsalz und weissem Pfeffer abschmecken. Evtl. 1 Essl. Soja-Creme (anstelle von Crème fraîche) unterziehen.

Süsse Avocadocreme
1 reife Avocado
4 Essl. frisch gepresster Orangensaft
1 Essl. Honig
1 Messerspitze Ingwerpulver

Das herausgelöste Fruchtfleisch der Avocado zu Mus zerdrücken oder mixen und mit den anderen Zutaten vermischen. Sofort servieren.

Tofuaufstrich mit Nüssen
250 g Tofu, püriert
2 fein gehackte Frühlingszwiebeln
50 g Nüsse (Haselnüsse, Baumnüsse, Mandeln, Cashews)
evtl. Steinsalz und weisser Pfeffer

Die Nüsse im Ofen oder in einer trockenen Pfanne leicht anrösten, abkühlen lassen und mahlen. Mit dem pürierten Tofu und den Zwiebeln vermischen, mit Steinsalz und Pfeffer abschmecken.

Quarkaufstrich mit Kräutern*
100 g Quark*
10 g Reform-Pflanzenmargarine
Kelpamare oder Miso
Kümmel oder Schnittlauch oder Kräuter wie Dill, Borretsch, Liebstöckel, Basilikum, Origano, Pfefferminze usw.

Quark und Pflanzenmargarine schaumig rühren, Gewürze und abwechslungsweise einzelne Kräuter oder eine Mischung davon daruntermischen.

Garnituren
Die bestrichenen Brötchen können auf folgende Arten garniert werden:
mit Karotten- oder Sellerierohkost
mit Tomaten, frischen Gurken, Radieschen, Kresse, Zwiebelringlein,
Nüssen, Petersilie, Schnittlauch usw.

Desserts

Diese Rezepte gelten alle für 4 Personen
Desserts sollen zurückhaltend genossen werden. Zum Süssen verwendet man Honig (besonders geeignet ist der Akazien-

honig) oder Ahornsirup oder Agavensaft oder den Vollzucker (Succanat, Panela u.ä.), der sich aber wegen seines ausgeprägten Eigengeschmacks nicht für jede Süssspeise eignet. Ganz wegzulassen sind Süssspeisen mit viel Zucker, Eiern und Rahm. Aber es gibt schmackhafte Varianten!

Fruchtsalat
2 Essl. Honig
1 dl Wasser
1–2 dl Traubensaft oder Süssmost
1–2 Essl. Zitronensaft
600 g Aprikosen oder Pfirsiche
Melonen
Äpfel
Birnen (weiche Sorte)
rote Kirschen, entsteint
alle Beerensorten

Wasser und Honig, Traubensaft und Zitronensaft aufkochen und erkalten lassen. Früchte, je nach Jahreszeit zusammengestellt, in feine Scheiben schneiden und in den Sirup geben.

Gefüllte Melonen
2 kleine Melonen
Fruchtsalat nach obigem Rezept

Die Melonen halbieren, aushöhlen und mit dem Fruchtsalat füllen.

Fruchtgelee
3 dl Wasser oder Traubensaft
1–2 Essl. Honig
10 g Agar-Agar, pulverisiert
7 dl Fruchtsaft von Orangen oder Beeren
Agar-Agar ist eine pflanzliche Gallerte, die statt der tierischen Gelatine für Gemüse- und Fruchtköpfchen, Saucen und Puddings verwendet wird.

Wasser mit Honig und Agar-Agar gut verquirlen und auf kleiner Flamme unter stetigem Rühren erhitzen, bis sich das Agar-Agar ganz aufgelöst hat. Fruchtsaft damit vermischen und sofort in Gläser oder Dessertcoupes anrichten. Nach Belieben mit Sesamrahm (Rezept Seite 176) garnieren.

Apfelmus
800 g Äpfel
2 dl Wasser oder Süssmost
1–2 Essl. Honig
Zimt oder Zitronenschale
1 dl Sesamrahm (Rezept Seite 176)

Äpfel von Stiel und Fliege befreien, in Stücke schneiden, zusammen mit dem Wasser oder Süssmost und dem Honig weich kochen und passieren. Zimt oder Zitronenschale (von ungespritzten Zitronen!) daruntermischen. Zum Verfeinern Sesamrahm zum Apfelmus servieren.

Apfel- oder Birnenkompott
800 g Äpfel oder Birnen
2–3 dl Wasser oder Süssmost
1 Essl. Honig
abgeriebene Zitronenschale (von ungespritzten Zitronen)
oder etwas Zimt

Äpfel oder Birnen schälen, Kerngehäuse entfernen und in Schnitze schneiden. Die Flüssigkeit zum Kochen bringen, Honig und Zitronenschale oder Zimt beifügen und die Äpfel oder Birnen darin weich kochen.

Gefüllte Äpfel 1. Art
800 g Äpfel
½ l Wasser oder Süssmost
1 Essl. Honig
¼ Zimtstängel
Quitten-, Himbeer- oder Johannisbeergelee (Rezept Seite 199)
oder Rosinen und Weinbeeren mit etwas Honig

Wasser oder Süssmost mit Honig und Zimtstängel zum Kochen bringen. Äpfel schälen, halbieren, aushöhlen, portionenweise in den heissen Saft geben und langsam weich kochen. Mit dem Schaumlöffel herausheben und mit der Schnittfläche nach oben auf einer flachen Platte anrichten. Mit dem gewünschten Gelee oder mit der Rosinen-Weinbeeren-Honigmischung die Äpfel füllen.

Gefüllte Äpfel 2. Art
4 grosse oder 8 kleine Äpfel
4 Essl. Haselnüsse, gemahlen
2 Essl. Korinthen
4 Essl. Sesamrahm (Rezept Seite 176)
1–2 Essl. Honig
abgeriebene Zitronenschale (von ungespritzter Zitrone)
10 g Butter oder Pflanzenmargarine oder Nussmus
1 Essl. Vollzucker
1–2 dl Süssmost

Haselnüsse, Korinthen, Sesamrahm, Honig und Zitronenschale vermischen, in die vorbereiteten Äpfel (Kerngehäuse entfernt, Schale eingeritzt) einfüllen und in eine Auflaufform geben. Butter, Pflanzenmargarine oder Nussmus und Zucker auf die Äpfel verteilen und Süssmost 1 cm hoch dazugiessen. 20–30 Min. im Ofen backen.

Dörrobst-Salat mit Trauben und Pinienkernen
200 g gedörrte Feigen
200 g Datteln
200 g gedörrte Äpfel
400 g weisse Trauben
Saft von 1 Zitrone
2 Essl. Honig
50 g Pinienkerne

Die Dörrfrüchte zerkleinern, die Hälfte der Trauben halbieren, die andern auspressen. Alle Früchte in eine Schüssel geben. Den Saft der Zitrone und der Trauben mit dem Honig gut mischen, über die Früchte giessen. Vor dem Servieren kühl stellen. Die Pinienkerne trocken rösten und über den Fruchtsalat streuen.

Heitisturm (Heidelbeerbrei)
(leicht stopfend)
1 kg Heidelbeeren
80–100 g Fruchtzucker
2 dl Wasser
1 Essl. Mehl
2 Essl. Wasser
30 g Butter
20 g Brotwürfelchen

Die Heidelbeeren waschen, zusammen mit Wasser und Fruchtzucker 5–10 Minuten kochen. Das Mehl mit Wasser anrühren, beifügen, aufkochen und anrichten. Die Brotwürfelchen in Butter leicht rösten und darübergeben.

Erdbeer- oder Himbeercreme
300 g Beeren
Vanillecreme
1–2 dl Rahm* oder Sesamrahm (Rezept Seite 176)

Eine Vanillecreme nach Rezept Seite 201 zubereiten und mit den gemixten oder passierten Beeren vermischen. Rahm oder Sesamrahm darunter ziehen oder separat dazu servieren.

Zitronencreme
¾ l Milch* oder Sesammilch
1–2 Zitronen, ungespritzte
1 Essl. Maizena (Maismehl) oder Pfeilwurzmehl
3 Essl. Milch*
2 Essl. Honig
Rahm* oder Sesamrahm (Rezept Seite 176) nach Belieben

Die dünn abgeschälte Zitronenschale mit der Milch aufkochen, das mit etwas kalter Milch angerührte Maizena oder Pfeilwurzmehl zugeben und nochmals aufkochen, Honig zufügen, unter ständigem Schwingen zurück in die Pfanne geben und bis vors Kochen bringen. Die erkaltete Creme absieben und einige Löffel Zitronensaft dazugeben, ebenso Sesamrahm nach Belieben.

Orangencreme
Zubereiten wie Zitronencreme
(siehe Rezept oben)

Orangencreme* (kalt gerührte)
1 Stück Orangenschale (von biologischer, unbehandelter Frucht)
1 dl Wasser
1 kleiner Teel. Agar-Agar, pulverisiert
2 dl Orangensaft
1 Teel. Zitronensaft
5 Essl. Fruchtzucker
2 Eier*
1–2 dl Rahm*

Wasser mit Orangenschale und Agar-Agar langsam erhitzen, bis das Agar-Agar gut aufgelöst ist. Orangen- und Zitronensaft damit vermengen. Eier mit Fruchtzucker schaumig rühren und mit der Früchtecreme vermischen. Den Rahm steifschlagen und sorgfältig darunterziehen, in Coupes oder Gläser anrichten und etwa 1 Stunde stehen lassen.
Statt mit Ei und Rahm kann sie auch mit Mandelpüree und Sojarahm zubereitet werden.

Zitronencreme* (kalt gerührte)
1 Stück Zitronenschale (von unbehandelter Frucht)
1½ dl Wasser
1 kleiner Teel. Agar-Agar, pulverisiert
3–4 Essl. Zitronensaft
5 Essl. Fruchtzucker
2 Eier*
1–2 dl Rahm*

Zubereitung wie Orangencreme.

Orangensulzköpfchen
5 dl Orangensaft
5 g Agar-Agar, pulverisiert (pflanzliche Gallerte, statt Gelatine)
1 Essl. Fruchtzucker

3 dl Orangensaft, Agar-Agar und Zucker gut verquirlen und auf kleiner Flamme unter stetigem Rühren erhitzen (nicht kochen), bis sich das Agar-Agar vollständig aufgelöst hat. Restlichen Orangensaft dazugeben und in kalt ausgespülte Förmchen anrichten. Kaltstellen.

Sesamstängelchen
100 g Syramena-Zucker
2 Essl. Honig
100 g Sesam, nicht gemahlen

Syramena-Zucker ist ein heller Vollrohrkristallzucker und in Bioläden erhältlich. Den Zucker in einer trockenen Pfanne erhitzen und rühren, bis ein helles Karamell entstanden ist. Den flüssigen Honig dazugiessen und gut vermischen. Sesam hineingeben und nochmals gut mischen. Die Masse in eine Form oder auf ein eingeöltes Brett giessen, leicht abkühlen lassen und in Vierecke oder Rauten schneiden. Erkalten lassen.

Vanillecreme
1 Vanilleschote
¼ l Wasser
40 g Weizenmehl* oder Reismehl
3 Essl. Honig
ca. 200 ml Sojamilch

Die Vanilleschote mit spitzem Messer aufschneiden, das Mark herauskratzen und alles mit dem Wasser aufkochen lassen. Das Weizenmehl unter ständigem Rühren in das Vanillewasser geben und zu einem dicken Brei ausquellen lassen. Etwas abkühlen lassen, dann den Honig und die Sojamilch gut darunterrühren. Je nach dem Quantum der Sojamilch entsteht eine Vanillecreme oder eher eine Vanillesauce. Bis zum Servieren kalt stellen.

Vanillesauce
Siehe Vanillecreme (Rezept Seite 201)

Mandelmilchsauce
4 dl Milch* oder Sojamilch
50 g Mandeln oder Mandelmus
2 Essl. Honig

1 Essl. Maizena oder Pfeilwurzmehl
2 Essl. Wasser

Milch zusammen mit den geschälten, geriebenen Mandeln (oder dem Mandelmus) und dem Honig aufkochen. Maizena oder Pfeilwurzmehl im kalten Wasser anrühren und in die kochende Milch einrühren. Die fertige Saucc gut mixen.

Hagebuttensauce
70 g Hagebuttenpüree
oder Hagebuttenmark (in Bioläden erhältlich)
2 dl Wasser oder Traubensaft
1–2 Essl. Honig
evtl. einige Tropfen Zitronensaft

Die Zutaten zusammen aufkochen, den Zitronensaft zuletzt beifügen.

Rotweinsauce (alkoholfrei)
2 dl Wasser
Zitronen- oder Orangenschale (von ungespritzten Früchten)
1 Zimtstängel
1 Nelke
1–2 Essl. Honig
2 dl roter Traubensaft
20 g Mandeln

Wasser, Schale, Gewürze und Honig zusammen einige Min. kochen, dann absieben. Traubensaft dazugeben und erwärmen (nicht kochen). Die geschälten, in Stifte geschnittenen Mandeln beifügen.

Rote Grütze (Kaltschale)*
7 dl Johannisbeer-, Himbeer- oder Erdbeersaft
3 dl roter Traubensaft oder Wasser
70 g Griess*
1 Essl. Maizena

Beerensaft und Traubensaft zusammen aufkochen, Griess und Maizena einrühren und 10 Min. kochen. In ausgespülte Puddingform einfüllen und kalt stellen.
Mit Vanillesauce (Rezept Seite 201) oder Mandelmilchsauce (Rezept Seite 201) servieren.

Rote Grütze dänische Art
1 kg Beeren (Himbeeren, Johannisbeeren, Erdbeeren oder
entsteinte Kirschen oder alles gemischt)
1 l Fruchtsaft (z.B. Holunder)
2 Päckchen Agar-Agar
Honig nach Geschmack
½ Teel. Naturvanille
Sesamrahm flüssig (Rezept Seite 176)

Gesäuberte und eventuell zerkleinerte Früchte in eine Schüssel geben, mit Honig und Vanille vermischen. Fruchtsaft mit Agar-Agar nach Vorschrift erhitzen und über die Früchte giessen. Die Grütze erstarren lassen. Dazu den flüssigen Sesamrahm servieren.

Apfelküchlein
4 Essl. Mehl* oder Reismehl
5 Essl. Wasser
2 Essl. Süssmost
1 Eiweiss
6 Äpfel (ideal: Boskop)
Reform-Pflanzenfett
Fruchtzucker und Zimt

Mehl, Wasser und Süssmost zu glattem Teig verarbeiten, zum Schluss das steif geschlagene Eiweiss darunterziehen. Die Äpfel schälen, Kerngehäuse entfernen und in 1 cm dicke Scheiben schneiden. Diese im heissen Pflanzenfett schwimmend hellbraun ausbacken. Die fertigen Küchlein in der Fruchtzucker-Zimtmischung wenden.

Rezeptverzeichnis

Literaturnachweis

1 Wentzensen N. al.: Epidemiologie, Prävention und Früherkennung des Cervixkarzinoms. Onkologe (Berl) 2016 oct 22 (10), 725–36

2 Joeres A.: *Trombose-Risiko: Die Pille der Unvernunft.* In: Die Zeit, Nr. 5/2013

3 Glasier A. et al.: *Can we identify women at risk of pregnancy despite using emergency contraception? Data from randomized trials of ulipristal acetate and levonorgestrel.* Contraception. 84, 2011, S. 363–367

4 Wayne J. G. et al.: *Effects of Acute Treatment With Tamsulosin Versus Alfuzosin on Ejaculatory Function in Normal Volunteers.* The Journal of Urology. 176, 2006, S. 1529–1533

5 Amory J. K.: *Testosterone/progestin regimens: a realistic option for male contraception? Current Opinion in Investigational Drugs (London, England: 2000).* Band 5, Nr. 10, Oktober 2004, S. 1025–30

6 § 90 Strafgesetzbuch, BGBl. I Nr. 130/2001. RIS

7 Unseld M. et al.: *Use of Natural Family Planning (NFP) and Its Effect on Couple Relationships and Sexual Satisfaction: A Multi-Country Survey of NFP Users from US and Europe.* Front Public Health. 2017 Mar 13; 5: 42

8 Klaus H.: *Natural family planning: a review.* Obstet Gynecol Surv. 1982 Feb; 37 (2): 128–50

9 Oddens B. J.: *Women's satisfaction with birth control: a population survey of physical and psychological effects of oral contraceptives, intrauterine devices, condoms, natural family planning, and sterilization among 1466 women.* Contraception 1999 May; 59 (5): 277–86

10 Gray R. H.: *Epidemiological studies of natural family planning.* Hum Reprod. 1988 Jul; 3 (5): 693–8

11 Fehring R. J. et al.: *Natural Family Planning and Marital Chastity: The Effects of Periodic Abstinence on Marital Relationships.* Linacre Q 2021 Feb; 88 (1): 42–55

12 Rötzer J. und E.: *Natürliche Empfängnisregelung. Die sympto-thermale Methode – der partnerschaftliche Weg.* Herder Verlag ISBN 978-3-451-30629-7

13 Deutscher Bundestag (Hrsg.): *Antwort der Bundesregierung auf die Kleine Anfrage der Abgeordneten Cornelia Möhring, Birgit Wöllert, Sabine Zimmermann (Zwickau), weiterer Abgeordneter und der Fraktion DIE LINKE.* Drucksache 18/738 – Wirtschaftliche Lage der Hebammen und Entbindungspfleger. Nr. 18/900, 21. März 2014, ISSN 0722-8333, S. 11

14 Jennifer C. et al.: *Surfactant protein secreted by the maturing mouse fetal lung acts as a hormone that signals the initiation of parturition.* Proceedings of the National Academy of Sciences of the United States of America. Band 101, Nr. 14, April 2004, S. 4978–4983

15 Schoenhals – Hart H.: *Objekt (gute-böses, Partialobjekt)* S. 639–643 In: Wolfgang Mertens (Hrsg.): Handbuch psychoanalytischer Grundbegriff. 4. Aufl., W. Kohlhammer, Stuttgart 2014, ISBN 978-3-17-022315-8

16 Stangl H.: *Stichwort: Spaltung.* online Lexikon für Psychologie und Pädagogik, 2020 (24. Oktober 2020)

17 Frank C. et al.: *Projektive Identifizierung. Ein Schlüsselkonzept der psychoanalytischen Therapie.* Klett-Cotta, Stuttgart 2007, ISBN 978-3-608-94408-2, S. 12

18 Freud Anna: *Das Ich und die Abwehrmechanismen.* 36.–38. Tsd., ungekürzte Auflage. Fischer-Taschenbuch-Verlag, Frankfurt am Main 1994, ISBN 3-596-42001-6

19 Kohrs Mathias et al.: *Melanie Klein: Innere Welten zwischen Mythos und Beobachtung.* Psychodynamik Kompakt, Vandenhoeck & Ruprecht, Göttingen 2019, ISBN 978-3-525-45908-9, S. 10

20 Annegret Boll-Klatt, Mathias Kohrs: Praxis der psychodynamischen Psychotherapie. Grundlagen – Modelle – Konzepte. 1. Auflage. Schattauer, Stuttgart 2015, ISBN 978-3-7945-2899-8, S. 60

21 Kleine Melanie: Zur Theorie von Angst und

Schuldgefühl. 1948, S.52 In: Melanie Klein: Gesammelte Schriften. Bd.III. *Das Seelenleben des Kleinkindes und andere Beiträge zur Psychoanalyse.* Frommann-Holzboog, Stuttgart 2000, S.43–70

22 Schuster P.: *Wahnidee oder Intuition.* Klein – Bion – Rosenfeld – Segal. S.87–104 In: Thomas Stompe: Wahnanalysen. MWV Medizinisch Wissenschaftliche Verlagsgesellschaft, Berlin 2012, ISBN 978-3-9414-6841-2. (Textauszug [12] auf mwv-open.de) hier S.94

23 Sandler J. et al.: *Die Grundbegriffe der psychoanalytischen Therapie.* Klett-Cotta, Stuttgart 2019, ISBN 978-3-608-94-357-3, S.64

24 Kernberg O.F.: *Borderline-Störungen und pathologischer Narzißmus.* Suhrkamp, Frankfurt am Main 1983, ISBN 3-518-28029-5, S.68–88

25 Segal H.: *Melanie Klein. Eine Einführung in ihr Werk.* Kindler, München 1974, ISBN 3-463-00600-6, S.50

26 Mertens W.: *Ödipuskomplex.* In: Wolfgang Mertens; Bruno Waldvogel (Hrsg.): Handbuch psychoanalytischer Grundbegriffe. 3., überarbeitete und erweiterten Auflage. Kohlhammer, Stuttgart, 2008, S.532f. Aktuelle Ausgabe: Mertens Hrsg., 2014, ISBN 978-3-17-022315-8

27 Segal H.: *Melanie Klein. Eine Einführung in ihr Werk.* Kindler, München 1974, ISBN 3-463-00600-6, S.62

28 Segal H.: *Melanie Klein. Eine Einführung in ihr Werk.* Kindler, München 1974, ISBN 3-463-00600-6, S.63

29 Bott Spilius E. (Hrsg.): *Melanie Klein Heute.* Entwicklungen in Theorie und Praxis. Bd.1, Beiträge ur Theorie, Klett-Cotta, Stuttgart 1990, ISBN 978-3-608-94776-2, S.4

30 Die Metamorphosen Ovids, in denen die beiden Sagen von Echo und Narziss in einer Erzählung zusammengebracht werden, wird hier als Quelle benutzt (Metamorphosen, Buch 3, Verse 339–510)

31 Stichwort *Narzissmus* in dudenonline

32 Fromm E.: *Die Kunst des Liebens.* Hayne, München 2001, Kap. Selbstliebe. S.71–77 (orig.: The Art of Loving. Harper and Row, New York 1956)

33 Kernberg O.F. et al.: *Narzissmus – Grundlagen, Störungsbilder, Therapie.* Schattauer Verlag 2006, S.37

34 Jung C.G. (1948/50): *Aion. Beiträge zur Symbolik des Selbst.* In: Gesammelte Werke 9/2, § 13 (publiziert 1951)

35 Jung C.G.: *Zur Psychologie des Kindarchetypus.* In: Gesammelte Werke Band 9/1, § 259 (geschrieben 1940, überarbeitet 1951)

36 Jung C.G.: *Die Struktur der Seele.* In: Gesammelte Werke Band 8, § 317–325 (geschrieben 1931, überarbeitet 1959)

37 Jung C.G.: *Symbole und Traumdeutung.* In: Gesammelte Werke Band 18/1, § 531 (geschrieben 1961)

38 von Franz M.: *Psychologische Märcheninterpretation.* Eine Einführung. Kösel, München 1986. ISBN 3-466-34147-7. Überarbeitete Neuauflage von der Stiftung für Jung'sche Psychologie Küsnacht, 2012. ISBN 978-3-908116-72-1

39 Jung C.G.: *Theoretische Überlegungen zum Wesen des Psychischen.* In: Gesammelte Werke Band 8, § 406 (Erstpublikation 1947, überarbeitet 1954)

40 Jung C.G.: *Theoretische Überlegungen zum Wesen des Psychischen.* In: Gesammelte Werke Band 8, § 414

41 Jung C.G.: *Die Struktur der Seele.* In: Gesammelte Werke Band 8, § 339 (Erstpublikation 1931, überarbeitet 1950)

42 Jung C.G.: *Mysterium Coniunctionis. Untersuchungen über die Trennung und Zusammensetzung der seelischen Gegensätze in der Alchimie.* Unter Mitarbeit von Marie-Louise von Franz. In: Gesammelte Werke 14/2, § 169 (Erstpublikation 1956/6)

43 von Franz M.: *Über Projektion. Ihre Beziehung zu Krankheit und seelischer Reifung.* In: Psychotherapie. Erfahrungen aus der Praxis. Daimon, Einsiedeln 1990. S.271. ISBN 3-85630-036-8

44 Jung C.G.: *Aion. Beiträge zur Symbolik des Selbst* (Erstpublikation 1948, überarbeitet 1950). In: Gesammelte Werke 9/2, § 43–126 und 287–418

45 Jung C.G.: *Symbole und Traumdeutung* (Geschrieben 1961). In: Gesammelte Werke 18/1, § 591

46 Eckhardt-Henn A. et al.: *Neurotische Störungen und Psychosomatische Medizin*: Mit einer Einführung in Psychodiagnostik und Psychotherapie. 7. Auflage. Schattauer, Stuttgart 2004, ISBN 3-7945-2325-3

47 Petermann F.: *Klinische Psychologie und Psychotherapie.* In M.A. Wirtz (Hrsg.), Dorsch – Lexikon der Psychologie (18.Aufl.). Hogrefe Verlag, Bern 2019. Petermann, F. (2019). Klinische Psychologie und Psychotherapie. In M.A. Wirtz (Hrsg.), Dorsch – Lexikon der Psychologie. Abgerufen am 3.März 2019

48 Laplanche J. et al.: *Das Vokabular der Psychoanalyse* (1996), S.646

49 Wassmann J.: *Methodische Probleme kulturvergleichender Untersuchungen im Rahmen von Piagets Theorie der kognitiven Entwicklung — aus der Sicht eines Ethnologen.* Zeitschrift für Ethnologie Bd. 113, H. 1 (1988), pp. 21–66. Dietrich Reimer Verlag GmbH

50 Gonschorek G. et al.: *Einführung in die Schulpädagogik und die Unterrichtsplanung.* Auer, Donauwörth 2010, ISBN 978-3-403 03216-8, 7. Auflage. S. 260

51 Steiner R: *Pädagogische Grundlagen und Zielsetzungen der Waldorfschule*, Dornach 1969, S. 8)

52 Zimmermann H.: *Waldorf-Pädagogik weltweit.* Hrsg: Freunde der Erziehungskunst, 2001

53 Brown T.: *ADHS bei Kindern und Erwachsenen – eine neue Sichtweise.* Hogrefe, 2018, ISBN 978-3-456-85854-8

54 Stephen V. et al.: *Attention-deficit/hyperactivity disorder. Nature Reviews Disease Primers.* 6. August 2015

55 Bush G.: *Cingulate, frontal, and parietal cortical dysfunction in attention-deficit/hyperactivity disorder.* Biological psychiatry. Band 69, Nummer 12, Juni 2011, S. 1160–1167

56 Castellanos F.X. et al.: *Large-scale brain systems in ADHD: beyond the prefrontal-striatal model.* Trends in cognitive sciences. Band 16, Nummer 1, Januar 2012, S. 17–26

57 Castellanos C.J, et al.: *Large-scale brain systems in ADHD: beyond the prefrontal-striatal model.* Trends in cognitive sciences. Band 16, Nummer 1, Januar 2012, S. 17–26

58 van Ewijk H. et al.: *Diffusion tensor imaging in attention deficit/hyperactivity disorder: a systematic review and meta-analysis.* Neuroscience and biobehavioral reviews. Band 36, Nummer 4, April 2012, S. 1093–1106

59 Lei D. et al.: *Microstructural abnormalities in the combined and inattentive subtypes of attention deficit hyperactivity disorder: a diffusion tensor imaging study.* Scientific reports. Band 4, 2014, S. 6875

60 Kollins H. et al.: *ADHD, altered dopamine neurotransmission, and disrupted reinforcement processes: implications for smoking and nicotine dependence.* Progress in neuro-psychopharmacology & biological psychiatry. Band 52, Juli 2014, S. 70–78

61 Lesch K.P. et al.: *Dances with black widow spiders: dysregulation of glutamate signalling enters centre stage in ADHD.* European neuropsychopharmacology: the journal of the European College of Neuropsychopharmacology. Band 23, Nummer 6, Juni 2013, S. 479–491

62 Maltezos S. et al.: *Glutamate/glutamine and neuronal integrity in adults with ADHD: a proton MRS study.* Translational psychiatry. Band 4, 2014, S. e373

63 Langguth B. et al.: *Paradoxical reaction in ADHD.* Deutsches Ärzteblatt international. Band 108, Nummer 31–32, August 2011, S. 541; author reply 541–541 und 542

64 Franke B. et al.: *The genetics of attention deficit/hyperactivity disorder in adults, a review.* Molecular psychiatry. Band 17, Nummer 10, Oktober 2012, S. 960–987

65 Franke B. et al.: *The genetics of attention deficit/hyperactivity disorder in adults, a review.* Molecular psychiatry. Band 17, Nummer 10, Oktober 2012, S. 960–987

66 Louise C. et al.: *Smoking during pregnancy: lessons learned from epidemiological studies and experimental studies using animal models.* Critical Reviews in Toxicology. Band 42, Nr. 4, April 2012

67 Huang L. et al.: *Maternal Smoking and Attention-Deficit/Hyperactivity Disorder in Offspring:* A Meta-analysis. In: Pediatrics. Band 141, Nr. 1, 1. Januar 2018

68 Zhu J. et al.: *Prenatal Nicotine Exposure Mouse Model Showing Hyperactivity, Reduced Cingulate Cortex Volume, Reduced Dopamine Turnover, and Responsiveness to Oral Methylphenidate Treatment. Journal of Neuroscience.* Band 32, Nr. 27, 4. Juli 2012

69 Sagiv S.K. et al.: *Prenatal organochlorine exposure and behaviors associated with attention deficit hyperactivity disorder in school-aged children.* American journal of epidemiology. Band 171, Nummer 5, März 2010, S. 593–601

70 Labie D.: *Developmental neurotoxicity of industrial chemicals.* Review Med Sci (Paris). 2007 Oct; 23 (10): 868–72

71 Mendola P. et al.: Environmental factors associated with a spectrum of neurodevelopmental deficits. Review Ment Retard Dev Disabil Res Rev 2002; 8 (3): 188–97

72 Wigle D.T. et al.: Environmental hazards: evidence for effects on child health. Review J Toxicol Environ Health B Crit Rev 2007 Jan–Mar; 10 (1–2): 3–39

73 Sears L. et al.: *Associations of the Behavioral Assessment and Research System (BARS) neurobehavioral outcomes with attention problems in children living near coal ash storage sites.* Neurotoxicology. Author manuscript; available in PMC 2021 Dec 1. Published in final edited form as: Neurotoxicology. 2020 Dec; 81: 11–17. Published online 2020 Aug 15. doi: 10.1016/j.neuro.2020.08.002 PMCID: PMC7708521

74 Khan K.M. et al.: *Residential exposure to urban traffic is associated with the poorer neurobehavioral health of Ecuadorian schoolchildren.* Comparative Study Neurotoxicology 2019 Jul; 73: 31–39

75 Capelo R. et al.: *Residence in an Area with Environmental Exposure to Heavy Metals and Neurobehavioral Performance in Children 9–11 Years Old: An Explorative Study.* Int J Environ Res Public Health 2022 Apr 14; 19 (8): 4732

76 Polanczyk G.V. et al.: *ADHD prevalence estimates across three decades: an updated systematic review and meta-regression analysis.* International journal of epidemiology. Band 43, Nummer 2, April 2014, S.434–442

77 Schlack R. et al.: *Die Prävalenz der Aufmerksamkeitsdefizit-/Hyperaktivitätsstörung (ADHS) bei Kindern und Jugendlichen in Deutschland.* (PDF) (Nicht mehr online verfügbar.) Robert Koch-Institut, archiviert vom Original am 24. Februar 2014; abgerufen am 24. Februar 2014

78 Zhou K.Y. et al.: *Clinical features and risk factors of co-morbid tic disorder in children with attention deficit hyperactivity disorder.* Zhongguo Dang Dai Er Ke Za Zhi 2014 Sep; 16 (9): 892–5

79 Dan Dai Z. et al.: *Clinical features and risk factors of co-morbid tic disorder in children with attention deficit hyperactivity disorder.* Zhongguo Dang Dai Er Ke Za Zhi 2014 Sep; 16 (9): 892–5

80 Kirow R. et al.: *Sleep patterns in children with attention-deficit/hyperactivity disorder, tic disorder, and comorbidity.* J Child Psychol Psychiatry 2007 Jun; 48 (6): 561–70

81 Banaschewski T. et al: *Aufmerksamkeitsdefizit-/Hyperaktivitätsstörung: Eine aktuelle Bestandsaufnahme.* Neuropsychologie, *doi: 10.3238/arztebl.2017.0149* (*aerzteblatt.de* [PDF]) 3.2017

82 Lehnhardt F.G. et al.: *Diagnostik und Differentialdiagnose des Asperger-Syndroms im Erwachsenenalter* S.7 (PDF; ca. 487 kB)

83 Gentile J.P. et al.: *Diagnosis, Differential Diagnosis, and Medication Management.* Psychiatry (Edgmont (Pa.: Township)). Band 3, Nummer 8, August 2006, S.25–30

84 Schatz D.B. et al.: *ADHD with comorbid anxiety: a review of the current literature* (Memento vom 11. Oktober 2010 im Internet Archive) (PDF). doi: 10.1177/1087054706286698 (Review)

85 Donath C. et al.: *Is parenting style a predictor of suicide attempts in a representative sample of adolescents?* (PDF; 648 kB) BMC Pediatrics 2014, 14: 113

86 Leuthäuser R. et al.: *Sport bei ADHS – Plan für ein Desaster oder verschenkte Ressource?* Deutsche Zeitschrift für Sportmedizin, 10/2013; (als PDF, 215 kB), abgerufen am 11. Juli 2015

87 Langosch N.: *Schaden Psychopharmaka Kindern und Jugendlichen?* Spektrum.de, 9. Oktober 2015, abgerufen am 16. Oktober 2015

88 S-3 Leitlinie für die Therapie des ADHS bei Kindern, Jugendlichen und Erwachsenen. S3-Leitlinie für alle Altersstufen (Langfassung), Mai 2018. Kapitel 1.2.1. *Wie sollte die individuelle Behandlungsoption ausgewählt werden?* Kapitel 2.5 und 2.13, S.86f.

89 Grizenko N. et al.: *Sensitivity of scales to evaluate change in symptomatology with psychostimulants in different ADHD subtypes.* Journal of the Canadian Academy of Child and Adolescent Psychiatry = Journal de l'Académie canadienne de psychiatrie de l'enfant et de l'adolescent. Band 22, Nummer 2, Mai 2013, S.153–158

90 Schweren L.J. et al.: *MR imaging of the effects of methylphenidate on brain structure and function in attention-deficit/hyperactivity disorder.* European neuropsychopharmacology: the journal of the European College of Neuropsychopharmacology. Band 23, Nummer 10, Oktober 2013, S.1151–1164

91 Faraone S.V. et al.: *Effect of stimulants on height and weight: a review of the literature.* Journal of the American Academy of Child and Adolescent Psychiatry. Band 47, Nummer 9, September 2008, S.994–1009

92 BÄK, S.32. *Stellungnahme zur „Aufmerksamkeitsdefizit-/Hyperaktivitätsstörung (ADHS)“.* Langfassung (PDF; 1,0 MB). Bundesärztekammer, 26. August 2005, abgerufen am 3. Februar 2013

93 Fachinformation des Arzneimittel-Kompendium der Schweiz: Ritalin®/- SR/- LA; Stand der Informationen: Oktober 2018

94 Zulauf C.H. et al.: *The complicated relationship*

between attention deficit/hyperactivity disorder and substance use disorders. Current psychiatry reports. Band 16, Nummer 3, März 2014, S.436

95 Bundesinstitut für Arzneimittel und Medizinprodukte: *Öffentlicher Bewertungsbericht zur Änderungsanzeige vom 14. Januar 2011* – Medikinet adult (Methylphenidathydrochlorid) 18. Juli 2011, abgerufen am 21. Dezember 2013

96 Miller G.M. et al: *The emerging role of trace amine-associated receptor 1 in the functional regulation of monoamine transporters and dopaminergic activity*. Journal of Neurochemistry. Band 116, Nr.2, Januar 2011, S.164–176

97 Bangs M.E. et al.: *Meta-analysis of suicide-related behavior or ideation in child, adolescent, and adult patients treated with atomoxetine*. Journal of child and adolescent psychopharmacology. Band 24, Nummer 8, Oktober 2014, S.426–434

98 Childress A.C.: *A critical appraisal of atomoxetine in the management of ADHD.* Therapeutics and clinical risk management. Band 12, 2016, S.27–39

99 Pringsheim T. et al.: *Pharmacological treatment for Attention Deficit Hyperactivity Disorder (ADHD) in children with comorbid tic disorders*. The Cochrane database of systematic reviews. Nummer 4, 2011

100 S3-Leitlinie ADHS bei Kindern, Jugendlichen und Erwachsenen. AWMF online (Stand 2017)

101 Pohl G.M. et al.: *A retrospective claims analysis of combination therapy in the treatment of adult attention-deficit/hyperactivity disorder (ADHD).* BMC health services research. Band 9, Juni 2009, S.95

102 Treuer T. et al.: *A systematic review of combination therapy with stimulants and atomoxetine for attention-deficit/hyperactivity disorder, including patient characteristics, treatment strategies, effectiveness, and tolerability.* Journal of child and adolescent psychopharmacology. Band 23, Nummer 3, April 2013, S.179–193

103 Verbeeck W. et al.: *Antidepressants in the treatment of adult attention-deficit hyperactivity disorder: a systematic review*. Advances in therapy. Band 26, Nummer 2, Februar 2009, S.170–184

104 Langosch N.: Schaden Psychopharmaka Kindern und Jugendlichen? Spektrum.de, 9. Oktober 2015, abgerufen am 16. Oktober 2015

105 Pfiffner L.J. et al.: *Behaviour management for school-aged children with ADHD*. Child and adolescent psychiatric clinics of North America. Band 23, Nummer 4, Oktober 2014, S.731–746

106 Kamp C.F. et al.: *Exercise reduces the symptoms of attention-deficit/hyperactivity disorder and improves social behaviour, motor skills, strength and neuropsychological parameters*. doi: 10.1111/apa.12628

107 Bueno V.F. et al.: *Mindfulness Meditation Improves Mood, Quality of Life, and Attention in Adults with Attention Deficit Hyperactivity Disorder*. doi: 10.1155/2015/96285

108 Arnold L.E.: *Alternative Treatments for Adults with Attention-Deficit Hyperactivity Disorder*. doi: 10.1111/j.1749-6632.2001.tb05788.x

109 Thekla J.: *Diät gegen ADHS*. Deutschlandfunk, 6. April 2011, abgerufen am 3. Februar 2013

110 Nigg J.T. et al.: *Restriction and elimination diets in ADHD treatment.* Child and adolescent psychiatric clinics of North America. Band 23, Nummer 4, Oktober 2014, S.937–953

111 Bloch M.H. et al.: *Nutritional supplements for the treatment of ADHD*. Child and adolescent psychiatric clinics of North America. Band 23, Nummer 4, Oktober 2014, S.883–897

112 Gröber U. et al.: *Magnesium in Prevention and Therapy*. Review Nutrients. 2015 Sep 23; 7 (9): 8199–226

113 Cassidy-Bushrow A.E. et al.: *Early-life gut microbiota and attention deficit hyperactivity disorder in preadolescents*. Pediatr Res 2022 Apr 20. doi: 10.1038/s41390-022-02051-6

114 Sukmajaya A.C. et al.: *Systematic review of gut microbiota and attention-deficit hyperactivity disorder (ADHD)*. Review Ann Gen Psychiatry 2021 Feb 16; 20 (1): 12. doi: 10.1186/s12991-021-00330-w

115 Szopienska-Tokov J. et al.: *Investigating the Gut Microbiota Composition of Individuals with Attention-Deficit/Hyperactivity Disorder and Association with Symptoms*. Microorganisms 2020 Mar 13; 8 (3): 406

116 https://graphene-flagship.eu/

117 Clemente Z. et al.: *Exploring the mechanisms of graphene oxide behavioral and morphological changes in zebrafish*. Environmental Science and Pollution Research volume 26, pages 30508–30523 (2019)

118 Perry R.J. et al.: *Cerebral venous thrombosis after vaccination against COVID-19 in the UK: a multi-*

centre cohort study. The Lancet, ARTICLES| VOLUME 398, ISSUE 10306, P1147–1156, SEPTEMBER 25, 2021

119 Center of disease control CDC: *Myocarditis and Pericarditis After mRNA COVID-19 Vaccination*. Updated July 14, 2022

120 Watson O.J. et al.: *Global impact of the first year of COVID-19 vaccination: a mathematical modelling study*. The Lancet, Articles, Published: June 23, 2022

121 Reporter ohne Grenzen: *Pressefreiheit in der Corona-Krise*. https://www.reporter-ohne-grenzen.de/themen/pressefreiheit-in-der-corona-krise/ueberblick

122 Clark D.N. et al.: *Hepatitis B Virus Reverse Transcriptase – Target of Current Antiviral Therapy and Future Drug Development*. Antiviral Res. 2015 Nov; 123: 132–137

123 Herbison A. et al.: *Estrogen and kisspeptin regulation of GnRH neurons at puberty*. Endocrine Abstracts. 2008, Band 16, S.29.3

124 Herbison A. et al.: *Estrogen and kisspeptin regulation of GnRH neurons at puberty.* Endocrine Abstracts. 2008, Band 16, S.29.3

125 Gore A.C. et al.: *EDC-2: The Endocrine Society's Second Scientific Statement on Endocrine-Disrupting Chemicals*. Endocrine Reviews. Band 36, Nr.6, Dezember 2015, S. E1–E150

126 WHO: *State of the science of endocrine disrupting chemicals.* 2012. Abgerufen am 5. November 2018

127 Bisphenol A – *Neubewertung durch ECHA und EFSA*, auf allum.de

128 Bircher-Benner M.O.: *Eine neue Ernährungslehre.* Wendepunkt Verlag Berlin, Leipzig, Zürich, 10.Auflage,1945

129 Bircher-Benner M.O.: *Grundzüge der Ernährungstherapie aufgrund der Energie-Spannung der Nahrung.* Verlag Otto Salle, Berlin, 1905 und 1905

130 Kasnacev V.P.: in Jezowska-Trzebiatovska B. et al.: Photon emission from biological systems, proceedings of the first international Symposium, Wroclav, Pland Jan. 1986

131 Bischof M.: *Biophotonen, das Licht in unseren Zellen.* ISBN 3-86150-095-7

132 Popp F.A.: *Biologie des Lichtes, Grundlagen der ultraschwachen Zellstrahlung.* Verlag Paul Parey, ISBN 3-489-61734-7

133 Popp F.A.: *Unsere Lebensmittel in neuer Sicht.* ISBN 3-596-11459-4

134 Van Vijck R. and E. Utrecht Univeriy: *An Introduction to Human Biophoton Emission.* Forsch Komplementärmed. Klass. Naturheilkd. 1005,12 S.77–83

135 Prigogine I. et al.: *Dialog mit der Natur.* Piper Verlag München, ISBN 3-492-11181-5

136 Pischinger A.: *Das System der Grundregulation, Grundlagen für eine ganzheitsbiologische Theorie der Medizin.* Huat-Verlag, Heidelberg, 1990. 8. erweiterte Auflage, ISBN 3-7760-1183-1

137 Jezowska-Trzebiatowska et al. Photon emission from biological systems, proceedings oft he first international Symposium, Wroclav, Pland Jan, in Popp. F.A.: Biologie des Lichtes, Grundlagen der ultraschwachen Zellstrahlung, Paul Parey-Verlag, ISBN 3-489 61734-7

138 Bischof M.: *Biophotonen: das Licht in unseren Zellen.* Verlag 2001, ISBN 3-86150-095-7

139 Van Vijck R. et al.: *An Introduction to Human Biophoton Emission.* Utrecht University Forsch. klass. Naturheilkunde. 1005, 12, S.77–83

140 Pischinger A.: *Das System der Grundregulation, Grundlagen für eine ganzheitsbiologische Theorie der Medizin,* Haug-Verlag Heidelberg, 1990, ISBN 3-7760-1183-1

141 Kollenbach D.: *Maximilian Oskar Bircher-Brenner (1867–1939),* Dissertation, Verlag der Medizinischen Fakultät der Universität Köln, 1974

142 Bircher-Benner M.O.: *Die Verhütung des Unheilbaren.* Wendepunkt-Verlag Zürich, Leipzig, Wien, 2.Auflage, S.58

143 Chang et al.: *Prospektive epidemiologische studie bei Vegetariern: Ergebnisse nach 10 Jahren Follow-up*. Deutsches Krebsforschungszentrum Heidelberg, 1991

144 Watzel B. et al.: *Bioaktive Substanzen in Lebensmitteln*. Hippokrates-Verlag, Stuttgart, ISBN 3-7773-1115-4, 1995

145 Trock et al.: *Dietary fiber, vegetables and colon cancer, critical review and meta-analysis of the epidemiologic evidence*. J. Natl Cancer Inst 82 (199): 650–61

146 Oynlola O. et al.: *Fruit and vegetable consumption and all cause cancer and CVD mortality: analysis of Health Survey for England data*. J. Epidemiol Community Health Published online first 19.4.2014 doi: 10.1136/jech-2013-203 500

147 Apiz-Castro R. et al.: *The anti-platelet principle of garlic synergistically potentiates the the antiaggre-*

gatory action of prostacyclin, forskolin, indomethacin and dipyridamole on human platelets. Thromb research 42 (1986) 303-11

148 Hertog M. G. I et al.: *Dietary antioxidant flavonoids and risk of coronary heart disease: The Tulphen elderly study.* Lancet 342 (1993 b) 1997–11

149 Andersen J.W. : *Plant fiber and blood pressure.* Ann internal Med 98 (1983) 842–6

150 Watzel B. und Leitzmann C.: *Bioaktive Substanzen in Lebensmitteln.* Hippokrates-Verlag, Stuttgart ISBN 3-7773-1115-4, 1995

151 Mölgard J. et al.: *Alfa-Alfa seeds lower low density Lipoproteid, Cholesterol and Apolipoprotein B concentrations in patients with Type II Lipoproteinemia.* Atherosklerosis 65 (1983) 863–71

152 Watzel B. Leitzmann C.: *Bioaktive Substanzen in Lebensmitteln.* Hippokrates-Verlag, Stuttgart, ISBN 3-7773-1115-4, 1995

153 Nicholson B. et al.: *Integrating Prolonged Field Care Into Rough Terrain and Mountain Warfare Training: The Mountain Critical Care Course.* J spec. Oper Med 2019 Spring; 19 (1): 66–69

154 Bier A.: *(IBCLC) für den Newsletter des Europäischen Instituts für Stillen und Laktation.* April 2018

155 Crenshaw J.T. et al.: *Effects of Skin-to-Skin Care During Cesareans: A Quasiexperimental Feasibility/Pilot Study.* Breastfeeding Medicine 2019 14: 10, 731–743

156 Chung I. S. et al. : *Breastfeeding and maternal and infant health outcomes in developed countries.* Evid Rep Technol Assess (Full Rep). 2007; 153: 1–186

157 Chung J. S. et al.: *Breastfeeding and maternal and infant health outcomes in developed countries.* Evid Rep Technol Assess (Full Rep). 2007; 153: 1–186

158 Chetwynd E. M. et al.: *Cumulative lactation and onset of hypertension in African American women.* Am J Epidemiol. 2017

159 Ziegler A. G. et al.: Long-Term Protective Effect of Lactation on the Development of Type 2 Diabetes in Women With Recent Gestational Diabetes Mellitus. Diabetes 2012 Dec; 61 (12): 3167–71

160 Eriksen K. G. et al.: Human milk composition and infant growth. Review Curr Opin Clin Nutr Metab Care 2018 May; 21 (3): 200–206

161 Hanna N. et al.: *Effect of storage on breast milk antioxidant activity.* Archives of Disease in Childhood Fetal and Neonatal Edition. Band 89, Nr. 6, 2004, ISSN 1359-2998, S. F518–F520,

162 Spitzer J. et al.: *Lagerung von Muttermilch – Verändertes Aroma.* HighChem hautnah – Aktuelles aus der Lebensmittelchemie. Band V, hrsg. von der Gesellschaft Deutscher Chemiker, 2010, ISBN 978-3-936028-64-5, S. 38–39

163 Lawrence R.: *Breastfeeding: A Guide for the Medical Profession.* 6. Auflage, 2005

164 Salpietro C. D. et al.: *The almond milk: a new approach to the management of cow-milk allergy/intolerance in infants.* Randomized Controlled Trial Minerva Pediatr 2005 Aug; 57 (4): 173–80

165 Isidra V.: *The nutritional limitations of plant-based beverages in infancy and childhood.* Nutr Hosp 2017 Oct 24; 34 (5): 1205–121

166 Rosa F. et al.: *Evaluation of the Safety of a Plant-Based Infant Formula Containing Almonds and Buckwheat in a Neonatal Piglet Model.* Nutrients 2022 Apr 2; 14 (7): 1499

167 Merck's Warenlexikon. 3. Aufl. 1884 ff., S. 338 f.

168 Bircher, Maximilian Edwin: *Säuglingsernährung mit Fruchtmilch.* Wendepunkt Verlag Zürich, 7. Auflage, 25. bis 26. Tausend,

169 Rummel C.: *Ragnar Berg. Leben und Werk des schwedischen Ernährungsforschers und Begründers der basischen Kost.* (Medizinische Dissertation Dresden 2001). Mit einem Vorwort von Gundolf Keil. Peter Land, Frankfurt am Main/Bern/Wien/Oxford/New York 2003 (= Europäische Hochschulschriften, Reihe VII, Abteilung B: Geschichte der Medizin. Band 10)

170 Omorogieva O. et al.: *The Effects of Almonds on Gut Microbiota, Glycometabolism, and Inflammatory Markers in Patients with Type 2 Diabetes: A Systematic Review and Meta-Analysis of Randomised Controlled Trials.* Nutrients 2021 Sep 26; 13 (10): 3377

171 Thiemisch M.: *Lehrbuch der Kinderheilkunde,* 5. Auflage, S. 38

172 Goto Y. et al.: Physical and Mental Effects of Bathing: A Randomized Intervention Study. Evid Based Complement Alternat Med. 2018; 2018: 9521086. PMID: 29977318

173 Blazickova S. et al.: Effect of hyperthermic water bath on parameters of cellular immunity. Int J Clin Pharmacol Res 2000; 20 (1–2): 41–6

174 Güllüoglu B.M. et al.: Immunologic influences of hyperthermia in a rat model of obstructive jaun-

dice. Comparative Study Dig Dis Sci 2001 Nov; 46 (11): 2378–84
175 Bühring L. et al.: Quantitative changes in peripheral T-lymphocytes during hyperthermia (author's transl. MMW Munch Med Wochenschr 1977 Dec 9; 119 (49): 1591–4

Stichwortverzeichnis